U0397766

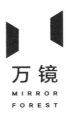

万 镜

MIRROR

FOREST

迎着光的方向

牙齿的困境

美国牙科问题纪实

TEETH:

The Story of Beauty,
Inequality, and the
Struggle for Oral Health in America

〔美〕玛丽·奥托
Mary Otto 著

陈璐 译

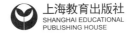

上海教育出版社
SHANGHAI EDUCATIONAL
PUBLISHING HOUSE

前　言

艾达·巴斯奈特（Aida Basnight）站在华盛顿特区市中心的一个寒冷的街角，她戴着一顶色彩明快的手工编织帽和一条围巾，穿着一件厚外套。她正在努力卖着一份由这个城市的流浪者编写的报纸。她那深色的眸子、高耸的颧骨以及光滑的肌肤有一种庄严的美，但她的嘴紧闭着，小心翼翼地微笑着。

她失去的那些牙齿证明了她生活的艰辛。

她首先失去的是臼齿，她30多岁在芝加哥当秘书时因一次感染失去了它们。她在可怕的疼痛中醒来，脸也肿了起来，臼齿被拔掉了。还有一些牙齿在她碰到其他困难时坏掉了。

当她50多岁的时候，她失去了一份使用计算机的稳定工作。于是她开始因交不起租金而流落街头。

她在公园的长椅上睡过一段时间。"在街上无家可归真的十分可怕。"她说。

vi 最终，她通过一个女性住房支持项目得到了帮助。然而这位常为自己的职业道德和技术感到自豪的巴斯奈特，尽管申请了很多职位，却找不到一份长期的工作。"如果你的牙齿间有那么多空隙，没人会招你的。"她年长的母亲告诫她。巴斯奈特也担心母亲说的是对的。"在面试时那些人让我感到不自在。我不能微笑，因为我没有牙。"

她说她一直希望能有更好的结果。但与此同时，她却依然拿着报纸站在寒风里，面对着衣着光鲜的上班族。他们匆匆从她身旁经过，走向高峰时段的火车。

在数百万缺乏牙科护理的美国人中，羞耻感是很常见的。根据2015年哈里斯机构代表美国牙科协会进行的一次民意调查，超过三分之一的低收入成人会避免微笑。[1]

美国的社会福利计划不断强调促进自身发展的重要性，但是由于缺乏牙科护理，穷人和穷忙族发现，改善自己的生活特别困难。在餐厅、零售柜台或前台等服务行业工作的竞争中，他们常常被忽略。"除非她们长得不错，否则你不会想要雇用他们。"牙医朱迪丝·艾伦（Judith Allen）观察到。她在俄亥俄州辛辛那提的城市卫生部门诊所工作，为穷人和没有保险的病人提供服务。

当患者找到艾伦的时候，往往都承受着病痛。他们的嘴唇甚至眼睛都因口腔感染而浮肿。他们的牙齿生病了，并且彻底坏掉。很多人太久没有进行牙科护理，拔牙是唯一的选择。"我们拔掉那些没有办法修补的，然后再去修复那些剩下的。"如果没有艾伦的帮助，他们仍将因为牙齿而被标记为不完整的人。从全美来看，仍有上百万人没有得到任何帮助，像艾伦工作的辛辛那提诊所这样的地方十分匮乏。

污名是一个古老的词汇，指一个屈从或者耻辱的铭牌或标记。龋齿使面部变形，从而使患者失去个性。他们承载着经济甚至道德上的污名。人们要对自己的牙齿状况负责，而无须以同样的方式对许多其他健康状况负责。

关于这一话题的社会学研究一直十分匮乏，不过一个由英国学者组成的团队研究了这一现象。"尽管龋齿和牙龈疾病涉及病变组织，但那些正在经历这些生理状态的人通常并不会被视为生病。"他们的研究中指出："在某种程度上，这或许是因为口腔健康问题被视为个人护理的失职，而非不幸。"

在研究中，那些因疾病和受伤而失去牙齿的人讨论了他们的感受。

"就好像我有假牙就意味着失败。"其中一个女人说。

"我不认为大家会这么看待置换膝盖的人，对吗？"研究者回应道。

"是的，并不会。"那个女人说。[2]

由于贫穷、孤立，缺乏私人医疗保险以及为穷人提供医疗服务的机构等原因，大约三分之一居住在美国的人在得到口腔护理上面临巨大障碍。当前覆盖了 7 200 万美国穷人的联邦医疗项目——医疗补助计划（Medicaid），将口腔护理当作可选的福利。是否为他们提供这方面援助由各州决定。在困难时期，即使是最基本的牙科手术，也往往会因州政府取消资助而被砍掉。

老人小孩也在受苦。根据联邦法律，超过 3 500 万贫困儿童有权享受医疗补助计划下的牙科福利，但是一半以上的儿童得不到服务。全美大约 15 万在职牙医中，不到一半的人参加了这项计划。只有一小部分牙医在联邦政府资助的安全网诊所中工作。约有 4 900 万美国人居住在联邦政府指定为牙科专业人员短缺地区的社区中。

联邦医疗保险计划（Medicare）目前覆盖超过 5 500 万老年人和残疾人，但其中从未包括常规的牙科保健服务。

17 世纪，法国哲学家勒内·笛卡尔（René Descares）提出了一项改变世界的理论，他将不可分割的人类精神思维与可分割的人体解剖学工作机制脱钩，从而将科学探索从宗教教条中解放出来。也可以说，他使头脑摆脱了身体。

在笛卡尔之后，越来越多的专业治疗师开始要求对身体的各个部位进行研究和治疗。几个世纪以来，除了剃须、剃发、水蛭吸血疗法和拔罐外，理发师还把拔牙列为他们可提供的深层个人服务。但是 18 世纪著名的外科医生皮埃尔·费查（Pierre Fauchard）坚持认为，值得对牙齿进行科学研究。他提出了牙科是外科独特而重要的分支的观点。

笛卡尔的二元论发挥了其作用，为生理学探索开辟了新的可能性。然而，与此同时，医学研究变得更加简化和机械性，缺乏私人性和整体性。现代医疗保健体系未能将医疗保健整合在一起，有些人则认为，笛卡尔的持续影响仍顽固地存在于其中。[3]也许，它还徘徊在头脑和身体之间的鸿沟，以及对口腔健康和整体健康的理解中。有人说，必须弥合这一鸿沟，才能为美国带来更全面的健康。"就像我们现在所了解的那样，先天与后天是密不可分的，并且身心都是我们人类生物学的表达，因此，我们也必须认识到，口腔健康和整体健康是不可分割的。"美国卫生部时任部长大卫·萨彻（David Satcher）在其具有里程碑意义的报告《美国的口腔健康》（发表于 2000 年）中宣称。[4]萨彻指出，牙齿、口腔和面部其他组织"代表了我们人类的本质"，将我们与世界联结，并让我们得以生存和表达自我。

全身的健康和疾病会反映在我们的唾液成分中。我们的第一颗恒磨牙记录着我们的出生时间。未经治疗的口腔问题会导致疼痛、功能丧失、严重疾病甚至死亡，并以一种痛苦而可怕的方式提醒我们：口腔是身体的一部分，口腔健康对整体健康至关重要。然而，美国这种独立的、有层层关卡的、在很大程度上由私人提供的牙科保健服务对于那些没有流动性、没有钱或没有足够的牙科保险的人来说，可能是非常难以获得的。

萨彻在报告中警告说，口腔疾病正在"无声地流行"。

本书的故事始于 2007 年，在这场流行病的中心马里兰州，一名学龄男孩死于未经治疗的牙齿感染所致的并发症。《华盛顿邮报》（*Washingtonton Post*）报道了 12 岁的迪蒙特·德里弗（Deamonte Driver）之死，从而激发了马里兰州和全美医疗补助牙科系统的改革。

但是，美国口腔疾病仍在无声地流行。

本书介绍了美国在牙科保健领域的孤立情况，并审视了所有美国人对牙科服务的需求与当前制度下数百万人缺乏相应服务之间的长期紧张关系。

本书从 1840 年在巴尔的摩开办的世界上第一所牙科学院（距迪蒙特去世的地方不远）开始，探讨了牙科发展与美国其他医疗体系隔绝的情况。这种叙述试图解释，为什么患者获得牙科服务可能需要走过一段他们绝不可能完成的旅程。

我的报道将我从佛罗里达带到了阿拉斯加，在旅途中，患者、口腔保健服务提供者、政策制定者、研究人员和公共卫生领导人都谈了自己的经历和心路历程。他们的故事时而令人痛苦，时而充满挑战，时而令人困惑，时而充满希望。他们描述了疾病带给身体原生疼痛以及对其深刻的理解，也解释了庞大政府计划的复杂性、微生物学的隐秘世界和诊断规则的多变。一些人骄傲地捍卫着美国目前的牙科保健服务系统。一些人则描述了一种改革后的口腔保健系统的愿景——鼓励预防重于钻孔治疗，这项改革利用新型团队帮助了目前尚未获得口腔保健服务的数百万人，这个系统使牙医花费更少的时间拔牙，同时治愈更多的患者，并使患者打破疾病、痛苦和牙齿缺失的恶性循环。

　　一些人还谈到了弥合口腔健康与整体健康之间的缺口，另外一些人则谈到要结束这场无声的流行病。

注释

1 American Dental Association Health Policy Institute，"The Oral Health System: A State-by-State Analysis，" 2015，www. ada. org/～/media/ADA/Science％ 20and％ 20Research/HPI/OralHealthCare-StateFacts/Oral-Health-Care-System-Full-Report. pdf.

2 Nikki Rousseau and others，"Your Whole Life Is Lived Through Your Teeth: Biographical Disruption and Experiences of Tooth Loss and Replacement，" *Sociology of Health and Illness* 36 no. 3（2014）：462 – 476.

3 Neeta Mehta，"Mind-Body Dualism: A Critique from a Health Perspective，" *Mens Sana Monographs* 9（January – December 2011）：202 – 209.

4 U.S. Department of Health and Human Services，*Oral Health in America: A Report of the Surgeon General*（Rockville，MD：U.S. Department of Health and Human Services，National Institute of Dental and Craniofacial Research，National Institutes of Health，2000），2.

目　录

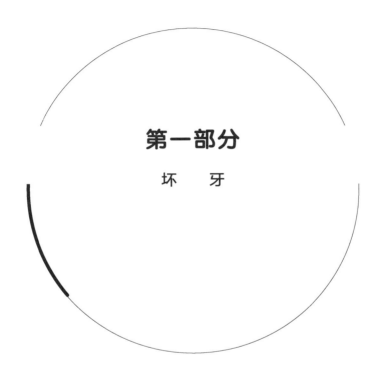

第一部分

坏　牙

第一章　美

口是一道门，一个入口，一个敏感的部位。　　

它是我们与世界最初和最后的连接。

自我表达的唇，它是呼吸的领域，是舌的洞穴。

牙的王国。

一半是动物，一半是矿物的牙。

牙，古玛雅人镶嵌玉石的牙，今日仍然令人神往。

牙，在农业诞生之初就开始腐烂和疼痛的牙，至今仍在折磨众人。

洁白整齐的牙。

被拔掉和丢弃的牙。

经得住火灾、洪水和时间考验的牙，比骨更加持久。

　　　　　散落在沙漠中、埋藏在洞穴中的牙，标识着我们的身份。
　　　　　牙釉质中封存着我们生活的记录。即便死后，也能辨齿寻人。

4　　　　所罗门说："你的头发如同山羊群，安卧在基列山旁。你的牙齿如新剪毛的一群母羊，洗净上来，个个都有双生，没有一只丧掉子的……你的两太阳在帕子内，如同一块石榴。"[1]

　　一个寒冷的夜晚，在一个乡下旅馆的舞厅里，79 个年轻的姑娘穿着细高跟鞋翩翩起舞。她们的黑色小礼服上斜挎着绶带，每个人的绶带上都印有一个马里兰州的地名：安纳波利斯、陶森、大学公园市、巴尔的摩。她们和着伊基·阿塞莉娅（Iggy Azalea）的曲子摇摆。

　　其中很多姑娘在选美舞台上经验丰富，步伐坚定，不过来自银泉的 23 岁参赛者玛梅·阿吉（Mamé Adjei）还是第一次参加选美大赛，她的皮肤黝黑，身材苗条。她努力试着让自己看起来不那么害羞。她没有神仙教母，父母都在远方。

　　她为最后一轮比赛准备的晚礼服是朋友缝制的。

　　阿吉就像在大学里完成作业一样来准备这场比赛，做研究，寻求建议。她阅读并且接受训练，学习如何像选美佳丽那样走路和说话。她练习了至关重要的选美微笑。她明白，这种微笑必须是闪亮的，光芒四射的。这种微笑决不能失去热情或者游移不定，也不能呆板僵硬或者疲惫不堪。即使感到强烈的紧张、饥饿或者厌倦，这种微笑也依然要传达阳光、魅力和无穷无尽的愉悦。于是阿吉锻炼她那张有异域风情的小脸上的肌肉。她的嘴唇提拉成一个迷人的弧度，并训练 1 分钟、5 分钟、10 分钟，甚至 20、40、60 分钟保持这样的笑容。那时她在华盛顿市中心工作，于是便挑战自己，在回家的火车上对车上的每一位乘客微笑，一直坚持到这条线路的最后一站，也就是她和家人居住的地方，一间装饰着神秘非洲布偶的公寓。

和她同车的乘客也报以同样的微笑。

阿吉是一位非洲外交官的女儿，儿时在加纳、瑞士和马里兰州度过。由于不停地搬家，她读小学时不得不复读一年。青少年时，她的父母决定让她和亲戚留在马里兰州的银泉市。从那以后，她几年没有见过父母。她解释说，自己好像是被电话养大的。在某种程度上，她感到自己被遗弃了。她努力使自己变得优秀。高中时她加入了田径队并成为啦啦队队长，但仍总是感到孤独。在选美的舞台上，在闪烁的灯光下，听着其他参赛者的亲友团的欢呼，她更加想念父母了。

大学毕业以后，她在华盛顿 K 街上的一家智库找到了实习岗位，做人权相关的工作，有时也想去学习法律。

但是她做过一些模特工作，最初是在她 6 岁的时候，曾为一本教堂的宣传册做模特。面对照相机、被人拍摄总是让她感到兴奋。

于是她决定参加美国马里兰州小姐选美比赛。她打算如果不幸落选，就去申请法学院。

选美比赛从周五开始，持续了两天多。到了周六，上法学院的前景仿佛近在眼前了。她的笑容让她几乎放弃。在关键时刻，她的面部肌肉出现了问题。她的嘴开始颤抖，上唇僵在洁白的门牙上。她忘记了选美最重要的一条规则：在门牙上涂抹凡士林。周日晚上，也是决胜之夜，她终于想起了凡士林。于是她再次深吸了一口气，走上前台，走进了灯光里。

再一次，她露出微笑。

一些参赛者被淘汰了。一些姑娘即使离开了舞台也仍然保持着勇敢的微笑；一些则垂着头，好像凋谢的花朵。阿吉与其他 15 位佳丽留下了，穿着高跟鞋昂首阔步。她黝黑的皮肤在白色泳衣的衬托下焕发出光芒，她洁白的牙齿也在红色嘴唇的映衬下闪闪发亮。她一边前行，一边微笑，当她转身的时候，则又换了另一种绵延不绝的微笑。9 位佳丽在泳装环节被淘汰了。现在台上只剩下了 5 位佳丽，其中一位便是阿吉。

穿着端庄的金色晚装，她在一个透明容器里抽出了一个问题。

她会给刚从外国来到美国的年轻姑娘什么建议？

"文化是一件美妙的东西，"她说，"你应该坚持。"

忽然之间，她就被加冕为美国马里兰州小姐。赛事主持人问她有没有词汇可以描述现在的心情。"我很高兴，并且非常幸运。"她说着便流下了眼泪。

阿吉戴着崭新的水钻王冠再次走上舞台，胸前抱着一大束暗红色的玫瑰，与金色的衣服相互辉映。她赢得了奖金、一年的睫毛嫁接服务、新珠宝和新礼服长裙。她还赢得了健身和私教课程，并且从大赛官方的"微笑赞助商"那里赢得了价值 1 万美元的"笑容提升"服务。这些奖励可以帮助她备战更高级别的赛事——美国小姐选美大赛。

"有一种方方面面都要完美的压力。"前费城小姐瑞恩·理查森（Ryann Richardson）解释说，这位高挑苗条的佳丽输给了阿吉。

"完美的头发，完美的皮肤，完美的身体，当然还有完美的笑容，而最终要靠完美的牙齿。"

几个晚上之后，玛梅·阿吉从华盛顿市区寒冷的黑暗中走进 K 街一家温暖的咖啡店。她像众多年轻的职业女性一样，戴着佩斯利纹围巾，穿着短外套、休闲裤和长靴子，在高峰时间回家。她安静而若有所思，带着一丝疲倦，仍在努力平衡她在智库的全职实习和美国马里兰州小姐的新职责。她要参加正式亮相并与她的选美赞助商见面，这些赞助商为她参加美国小姐比赛提供服装和训练，包括"微笑赞助商"。

她说她不记得上一次去看牙医是什么时候了，但肯定是在好几年前。她把矫正牙齿的机会看作成功的机会。人们期待冉冉升起的新星脸上带着一种特定的笑容。"这就好像通行证，一种通行仪式，"她解释道，"一旦你赚到钱，就好像在说：'我来了。我上来了。我有了属于我的笑容。'"

尽管如此，她仍在琢磨这个机会的含义。她说自己十分欣赏一位名叫 J. 科尔（J. Cole）的说唱新星的音乐，这位军人出身的大学毕业生的作品以其巧妙的押韵和所传达的社会信息而闻名。他有首歌叫作《扭曲的微笑》（"Crooked Smile"）。

在这首歌中，他谈到了他的牙齿，以及他在大红大紫后并不打算矫正牙齿的决定。科尔说他把留着"歪斜的牙齿"作为一种保持"真实"的方式。

这首歌质疑了整个社会对于"完美笑容"的执着，她沉思道。

"他说：'我经历了一生，带着我扭曲的微笑来到这里，所以完全没问题。'"阿吉解释道。"他在说唱中说得太对了。为什么我们总是觉得必须改变自己？"她觉得纳闷。"也许是我们需要改变对完美笑容的看法。"

尽管如此，她还是第一次预约了牙齿整形医生。在他们的网站上，琳达（Linda）和奇普·斯蒂尔（Chip Steel）医生提及了他们的患者可能会享受的回报。

> 美丽的笑容也许是生活中通往美好事物的门户……
> 找到理想的工作，
> 遇见完美的伴侣，
> 或者只是在照镜子时感觉良好。
> 有时，一切都始于灿烂的笑容！

8

你很容易就能找到他们的办公室，这个办公室位于马里兰州桑迪斯普林繁忙道路上的一座整洁朴素的砖房中，距离华盛顿特区一个小时的车程。门前的牌子上写着："后面停车。"办公室在房子后面地下一层的地下室里。门上有一个节日花环，屋里铺满紫红色地毯，咖啡桌上摆放着人造石榴。在接待台玻璃的后面，墙上挂着许多过去的马里兰州小姐和马里兰州少女光彩夺目的照片，而她们的笑容都是在这间办公室中变得完美的。

"哇哦！"阿吉看到她们的加冕照片时，小声惊叹道。接待员要走了她的表格，并问她的名字怎么发音。"玛——梅。"她说。她被领进去赴约。

在候诊室里，阅读材料中有一本书叫《10 亿美元的微笑》（Billion Dollar Smile）。封面是笑容满面的该书作者，比佛利山庄的美容牙医比尔·多夫曼（Bill Dorfman）。他是选美大赛的评委，也是有名的牙医，以在《改头换面》（Extreme Makeover）中进行牙龈再定位和牙齿贴面而著称，这是一档展示美国整容手术巨星的广受欢迎的电视节目。

"在读下一个词之前，请走到镜子前说'茄子'。您看到了什么？您的微笑是丑陋暗淡的？还是健康明亮的？"多夫曼在书中问道，"您只有买了彩票才有可能中奖。您必须参与。生活已足够艰苦，灿烂而美丽的笑容可以帮助您打开机会和心灵之门。"[2] 他承认"有批评人士认为整容手术十分肤浅"，但对此他有现成的回应："那又怎样！就是肤浅，可是我们生活中的许多事情也是如此，衣服、发型、房车不都是吗？如果您想对外观做点什么，可以的话就去做吧！"

一个小时后，当会面结束时，阿吉更加挑剔地观察了自己的牙齿。

回到车里，她拉下遮阳板，在镜子里审视它们。

她的牙齿已被检查和清洁过了，并且被判断为健康的。但医生告诉她，她有一些龅牙，并且有的牙齿之间有不均匀的小缝隙。她想到即将到来的选美大赛，那是个全国性的舞台。她说："我必须让牙齿保持整齐，这样它们才能看上去更好，做下美白，然后矫正吧。"

阿吉和牙医确定了包括隐适美牙套在内的治疗计划。她每两周将得到一套新的透明塑料器具，这将使她的牙齿状态不断改善。牙托同时有美白的效果。这副牙套还有可能重塑牙龈轮廓，使牙齿看起来更长。

"我们讨论过覆盖在牙釉质上的牙龈。尽管牙龈会随着时间的流逝而逐渐消退，牙套现在就可以把多余的牙龈刮掉，"她解释说，"我的牙齿就会看起来更长一些。我的牙齿看上去短，但实际上只是牙龈覆盖了我的牙釉质。"

戴完牙套后，她需要继续使用两年固定器。

她本人曾在电视节目中观看过微笑的改造。她曾想过微笑所具有的强大甚至神奇的力量。

"牙齿整形可以改变一个人的生活。"她说。

"这事关第一印象。你会得到尊重。仅仅当你修整了牙齿，人们就会给你更多的爱。更能展现自己，更加平易近人。因为如果满口龋齿或者缺少牙齿，很抱歉地说，你看起来很贫穷。你明白我的意思吗？"

她的一些朋友仍在上大学。一些人被政治激进主义吸引，参与了反对警方咄咄逼人策略的全国性抗议活动。12月初，她读到了有关校园示威活动的信息，学生在老校区附近游行和封锁道路，并策划诗歌朗诵会。有时，她怀念在大学期间攻读政治学和非洲裔美国

10　人研究专业的时光。与此同时，她试图专注于实习和作为美国马里兰州小姐的工作，她学会了在车上换衣服、化妆，以便保持自己在公开场合的形象。

圣诞节前后，她又去了一次牙科诊所。当她在办公室里等待时，她读了桑迪斯普林的历史，牙科诊所就位于这个社区——她得知，牧场和起伏的草坪曾经是种植园。

她读到一个奴隶的故事，这个奴隶花钱使自己获得了自由，还花钱让妻子和孩子得到了自由。这一次，当她被叫进去见牙医时，她需要咬着一盘石膏膏体，留下自己的牙印，以便制作牙模。牙医还从各个角度拍摄了她的脸部照片。

"他们希望看到所有东西的位置，看起来如何，"阿吉解释说，"微笑，侧脸，张开嘴巴，闭上嘴巴，并且记录了所有的进展。"

牙套将在假期后交付。"如果我真想看到最好和最快的结果，我必须确保每天戴牙套22个小时。因此，这真的需要我付出决心和时间。"

回家的道路光线昏暗，有一个历史标记写着这曾是一条地下铁道路线，奴隶从这些树林中逃跑。她说有些人不明白历史为什么重要。她打开收音机时，里面正在播放 J. 科尔的一首新歌。他写这首歌是为了纪念年轻的黑人迈克尔·布朗（Michael Brown），他在密苏里州弗格森市与警察发生冲突后丧生。

这首名为《自由》（"Be Free"）的新歌在黑暗的道路上回荡。

美国牙科协会年度会议上的贸易展是一个规模宏大、令人惊叹的展览，展现了一个年产值超过 1 100 亿美元的行业应有的面貌。展品包括：办公家具和 X 光机，一次性围兜和组织激光仪，实验室大褂和业务管理软件，拔牙钳和教学人偶，可摘卸假牙和珠光层压

贴面，成人牙套和医疗信用卡服务，可以在丛林村庄进行传教式护
理的便携式木椅，以及 5 分钟内可以使牙齿变白 4 度的漂白治疗
方案。

"25 年前，A1 表示洁白的牙齿，现在则代表棕褐色的牙齿。"
大卫·霍恩布鲁克（David Hornbook）指出。他是一位外表健美的
加利福尼亚牙医，他的美容技术非常有名。他准备在出席协会会议
的同行面前做现场牙齿贴面展示。霍恩布鲁克做展示的大房间被布
置得像一团漆黑的圆形剧院。在房间的中央，设置了一个灯火通明
的亭子，穿戴整齐的牙医助理坐在一把牙科椅旁边，一位穿着牛仔
裤的年轻女子正斜躺在上面。她正在等待最后的贴面治疗。

这位女子被称为切李希（Cherish）。她的 4 颗门牙已经在之前
的牙科预诊中做好准备工作——深度切割，咬合的边缘被缩短并重
新塑形，去除了一些牙釉质以适应新的瓷贴面。她接受了局部麻
醉，当麻醉剂生效的时候，霍恩布鲁克谈到了他在圣迭戈的牙科从
业经验，也谈到了他的可预测且有效实现"微笑设计"的系统。

"我们有机会以美丽的笑容来改变一个人的生活。"霍恩布鲁克
对众人说。

然后在椅子上，三个大屏幕显示了霍恩布鲁克削掉病人戴在切
齿上的临时贴面的过程。

成品瓷贴面需要蚀刻和粘贴。但首先，切李希有机会试贴。它
们对称、笔直且洁白无瑕。它们完美地贴合在原来的牙齿上，有点
像闪闪发光的水晶鞋。"给我一个大大的微笑。"牙医和切李希说，
她照做了。

这场牙科会议历时数天，厚厚的议程包括一些继续教育课程的
清单，其中有 22 个牙科美容项目。

目前很难找到有关美国牙医中有多少在做美容手术的确切统计

12　数据。服务范围从简单的漂白治疗到复杂的全面口腔修复。无论美国牙科协会，还是牙科贸易联盟、美国美容牙科学会等其他组织，均无法提供有关全国趋势的数据，但正如它们在20世纪80年代现代美容牙科行业爆发式增长开始时所做的那样，一些行业分析家继续估计，超过80％的牙科诊所多多少少会提供一些美容手术。[3]

在"非美容牙齿贴面"板块，从业人员沿着工作台排成一队，听取有关"现成的微笑"和"模板驱动的微笑修复"的讲座。

"按图索骥的牙科技术本质上是模板驱动的。"牙医兼讲师马丁·戈德斯坦（Martin Goldstein）解释说，他展示了一张悲伤小丑画作的幻灯片。对于牙医来说，模板可以避免为患者设计新的笑容而产生的怀疑。

此外，还有专门的服务来帮助牙医向患者推销它们的设计。位于马萨诸塞州牛顿市的影像公司微笑视觉将患者的术前照片转换为定制的术后照片，以模拟他们戴上新牙后的样子。有些医疗信用卡公司为牙齿美容手术提供分期付款计划。

"在我执业的地区，即康涅狄格州中部，经济不景气，人们试图寻求财务支持，"戈德斯坦说，"我们需要资助，而关爱贷款在这方面做得很好。"

仅贴面一项服务，每颗牙齿通常要花费1000美元，而涉及漂白、正畸、镶牙冠、种植或牙龈塑形等手术的大规模微笑改造可能要花费数千美元，但需求量很大。

"婚礼是刺激人们改造笑容的一种绝妙方式，因为他们希望在影集中看上去更棒，"戈德斯坦指出，"请记住这一点。"他建议所有牙医确保安排足够的时间来完成放置6块、8块甚至10块贴面的任务。"这是一个非常有利可图的早晨。"他笑着说。

13　石头做的牙齿以及其他器具被分发给牙医们用于练习。"这是一个磨除牙齿的指南，"戈登斯坦说，"你可以在做手术时将其放在准备好的牙齿上，以确保你磨除了足够的齿列，以适配陶瓷贴面。这非常重要。"

随后金刚砂钻也被分发下去，牙医将砂钻安装到机头上，随着嗡嗡声响起，他们弯下腰切割和塑造牙模，以适应贴面。

美国的美容牙科热潮始于 20 世纪 80 年代。行业研究表明，如今，美国人每年仅在牙齿美白产品上的花费就超过 10 亿美元。[4]现在，洁白闪耀的美国式笑容被推广到全球。

欧洲人仍然倾向于微整，以及看起来更自然的牙齿。有些甚至拿美国人"厕所般的"完美笑容开玩笑。

但是，像美国人一样，新兴经济体（中国、印度和巴西）的消费者在牙齿上花费了数十亿，希望获得电影明星般的笑容。他们热切地追求被称为"社交六齿"的闪亮白色门牙。做牙齿贴面已成为全球公认的成功徽章。

"你们知道，我把微笑称为极品珠宝。"俄亥俄州牙医丹·沃德（Dan Ward）在"微笑设计"课上说。"每年在哥伦布，我们都会举办大型珠宝展，"他说，"我看到这些人都在珠宝上花了钱。但是看到其中一些人的微笑，我想说：'你知道吗？如果您愿意把花在钻石上的这 50 000 美元用来整牙，您看上去可能会比要买的那件珠宝还要好看。'"

沃德说，曾经专注于填充和拔牙的牙医如今被视为美的提供者。病人们不再害怕看牙医，而是小心翼翼地如约与牙医见面，甚至抱着期待的心情。沃德指出，这种趋势使牙医的生活变得更加愉悦。

但是风险很高。

"想一想，"沃德说，"人们来找你是指望你通过整形手术改变他们的生活。这很沉重。这是非常重要的事。"

"你们中有多少人经历过'如果你能修复我的笑容，我就可以结婚了'？我受够了……它的确奏效。现在我所做的事情显然很重要。但是更重要的是，我让她自我感觉良好。你看，我们有时候忘了我们是心理学家。"

沃德提醒说，成功也许是甜蜜的，但失败可能意味着法律诉讼。

美容牙医赋予了六颗上门牙特殊的美学意义，这超出了它们的生物学上的重要性。成对的中切牙、侧切牙、弯曲的犬齿或尖齿在微笑的构造中具有特定的作用。

"中切牙是恒牙，"沃德对学生解释说，"侧切牙，也是我们所说的性别牙，这些牙齿因性别不同而往往有所不同。女性的侧切牙往往更圆润，而男性的侧切牙更扁平。最终，我们产生了个性。当然，这也体现在犬齿上。"像沃德这样的牙医，目标是在牙齿的相对大小和形状上实现和谐的平衡，但是他们在重新配置牙齿时采用的理想比例并未达成一致。许多人依赖黄金比例（这是在自然界中发现的，自古以来就被人们视为一种神秘的美丽配方），将其作为指南。

沃德上课时说："黄金比例体现在鹦鹉螺的贝壳上，被用于设计汽车。信用卡的长宽比非常接近黄金比例。"在与这个神秘而令人愉悦的比例相吻合的笑容中，相邻牙齿的宽度与希腊字母 Φ 所代表的比例是一致的。

其他牙医也开发出了各自相信能够展现更美好笑容的模板。沃德称其为可反复采用的美齿比例，他的研究使他确信，使用这种比例会突出微笑时露出的门牙，这正是美容顾客和牙医所青睐的。

这种微笑"不是自然生成的"，他解释说。在这一点上，他没什么歉意。"有人来付钱给我们，他们是想得到他们在自然界中看到的东西吗？还是他们宁愿拥有一些看起来更好的东西？"

以大胆、超白、明星品质的牙齿而闻名的好莱坞笑容（美国笑容）也许并非自然而然。但是在 20 世纪的大部分时间里，尤其是在过去的 30 年中，有助于实现这一目标的漂白、黏合和贴面材料已经随着需求的发展而发展。这一需求是由强大力量共同驱动的：时尚、大众媒体、宽松的信贷制度、市场营销，以及各种选择性手术的普及。

"那我们该如何诊断笑容呢？"沃德问参与课程的牙医们。参与者得到了分发的新数码相机，并被要求配对拍摄彼此的照片。"现在，我们已经拍摄了这张照片，我们将讨论如何使用照片评估笑容。"他解释说。照片可以抓取转瞬即逝的瑕疵。它们还能突显需要进行美容矫正的一些问题，如牙缝、不对称、污点和不齐。这些照片为在牙科实验室中制作贴面和牙冠成品提供了指南。沃德还指出，如果事与愿违，这些照片还可以保护牙医。

"万一你不幸被起诉，"他告诉他的牙医同行们，"法官说：'这位女士说你把她的牙齿弄坏了。让我看看她手术之前的照片。'"没有照片，"你就完蛋了，你会输了这场官司"。

"在我看来，没有照相机，你就无法进行可预测的美化或牙科美容，这是底线。"

"肉毒杆菌在牙科治疗中的运用"研讨会的参与者了解到，越来越多的牙医从事的美容工作不再仅仅局限于牙齿。根据这门课程的主讲、俄亥俄州牙医路易斯·马尔科马切（Louis Malcmacher）的说法，牙齿可以变得很完美，但是忽略面部其余部分的牙医并没有真正完成这项工作。

"这与试图从病人那里抢钱的除皱牙医没什么关系。"马尔科马切解释说。此时，上课的人正在休息，然后他们打开了为实践课购

16

买的肉毒杆菌毒素小瓶。

他说："这是真正的治疗，真正的评估，真正的检查。"

"肉毒杆菌仅仅是获得最佳美容和治疗效果的工具。这就是这一切的真正意义所在，并且是每位牙医都应采取的方式，就像他们执业的任何其他部分一样。"

每个价值 575 美元的小瓶中都装有一滴泪水大小的万能药。牙医们学会了用生理盐水稀释肉毒杆菌毒素，并用酒精擦拭志愿者的面部。志愿者大多是牙医助理、其他工作人员、夫妻。牙医们用笔标记了注射部位，然后用成排的针头注射到那些鱼尾纹、皱纹和皱眉纹上。

一张照片不仅仅是一面镜子。在面对死亡时，它为永恒的自我提供了希望。婚礼相册、全家福、屏幕及精美杂志上的明星和模特的形象都凝固在理想的状态，从时空中剥离。通过光影雕刻，摄影提供了一个平行的宇宙，一个完美的机会。摄影和专业牙科恰好是在历史的同一时刻诞生的，从那时起，两门学科之间就一直保持着复杂而协同的关系。两者都用各自的方式在微笑基础上建立了帝国。

1840 年，世界上第一所牙科学院在马里兰州的巴尔的摩成立。该校的联合创始人之一查平·哈里斯（Chapin Harris）十分关心牙科的临床医学问题，但他也是一位虔诚的牙齿崇拜者。

"在每个时代和每个国家，甚至在最粗鲁和最野蛮的国家中，这些有用而美丽的器官都引起了人们的关注，并被认为对于赋予面部美感和对称性至关重要。"哈里斯在《牙科技艺：口腔外科实用论》（*The Dental Art: A Practical Treatise on Dental Surgery*）一书中写道。这本书后来成为世界上第一本牙科学院的教科书。[5]

同样在 1840 年，相机获得了美国第一项专利。

这个设备是一个装有凹面反射镜和用来"照相"的感光板的木箱。

这项专利被授予亚历山大·S. 沃尔克特（Alexander S. Wolcott），他是一位牙医。[6]

就在同一年，威廉·亨利·福克斯·塔尔博特（William Henry Fox Talbot）发明了负片。他将他的图像命名为"calotypes"（卡罗法摄影），取自希腊词汇"kalos"，取其美丽的含义。

摄影提供了一种新的观察方式。

"我们学会透过照片来看自己：觉得自己有吸引力，恰恰是认定自己在照片里会很好看。"评论家苏珊·桑塔格（Susan Sontag）在《论摄影》（On Photography，上海译文出版社 2018 年译本）中写道。[7]

底片处理使图像得以再现。很快摄影就成为一种被广泛消费的商品。大量生产的照片催生了一种新的视角，使美标准化了。

快速移动的胶片，以及 19 世纪末出现的动态影像，提供了越来越真实的图像。后来，在 20 世纪初，第一部有声电影进入了美国的剧院。热切的观众注视着闪烁的银光，凝视着银幕上熠熠生辉的面孔。明星们张口说话了。

有些演员过去很穷，或者生活拮据，这都能从他们的牙齿上看出来。

影棚大门附近有棚户区，有抱负的表演者在那里安营扎寨，希望得到机会。导演金·维多（King Vidor）在洛杉矶的大街上为他的一部电影发掘了许多明星。

20 世纪 30 年代的大萧条也许给好莱坞带来了灾难。然而，电影业在这场危机中发挥了重要作用，捕捉了美国的恐惧和幻想，分散了人们的注意力，并提供了戏剧性的宣泄。即使在经济最萧条的时期，每周也有 6 000 万至 8 000 万美国人去看电影。

18　　　《我们的每日面包》（*Our Daily Bread*）这样的剧让观众激动，
而《1933 年淘金女郎》（*Gold Diggers of 1933*）之类华丽壮观的喜
剧则使他们捧腹大笑。

　　一个名叫查尔斯·平克斯（Charles Pincus）的年轻牙医也去看
电影了。当股票市场崩盘时，他刚刚在好莱坞与藤街的拐角处开设
了一个办公室。看着银幕上的演员，他意识到在这个梦幻工厂中也
有牙医的一席之地。"摄像机残酷地暴露了口腔中最小的瑕疵，"他
写道，"哪怕稍微歪斜一点的牙齿，也会在机器前投下阴影。"[8]平克
斯发明了一种粉末状塑料和瓷的混合物，他将其制成卡扣式的帽以
覆盖演员们有缺陷的牙齿。这种装置被称为"好莱坞贴面"。

　　有很多明星需要这位牙医的帮助。蒙哥马利·克利夫特
（Montgomery Clift）、范妮·布莱斯（Fanny Brice）、梅·韦斯特
（Mae West）、琼·克劳福德（Joan Crawford）和鲍勃·霍普（Bob
Hope）都是他的患者。詹姆斯·迪恩（James Dean）也是，他 24 岁
时在一次事故中去世。"他是个农场男孩，但他的所有后牙都掉光了。
他戴了假牙。"洛杉矶牙医蒂莫西·戈根（Timothy Gogan）回忆道，
他曾是平克斯的长期学生和门徒。"朱迪·嘉兰（Judy Garland）的
门牙之间有很大的缝隙。所以他（平克斯）做了这些牙套，在 50 年
代当她没钱时她就不再用贴面了，她有一些没用贴面的照片。"戈
根回忆说。还有秀兰·邓波儿（Shirley Temple），"你绝不会看到
秀兰·邓波儿不戴牙套的照片"。

　　这位童星在 6 岁时就与福克斯公司签约。同年，也就是 1934
年，她在电影《起立欢呼》（*Stand Up and Cheer*）中初露锋芒。在
高潮场景中，这个小女孩走在"摆脱债务"游行队伍的前面，成群
兴高采烈的工人涌上街头，庆祝国家经济恢复健康发展。这个孩子
到 12 岁时就参演了近 20 部载歌载舞的故事片。然而，美国人从未

见过她乳牙脱落时的样子。"在欧洲，他们认为她是个侏儒，因为侏儒不会掉牙。"戈根说。

那些精致的牙齿，就像是一套珍珠，是平克斯最引以为傲的成就。

平克斯在与其他牙医的谈话中借助女孩前后的照片来进行说明。他解释道："作为一个童星，秀兰·邓波儿是一个大问题。她的乳牙在拍摄期间脱落，需要进行许多不同类型的修复。"平克斯指出："所有这些都必须事先计划好，以免耽误拍摄进度，因为一天的延期就意味着影棚要多花费大约 1.5 万至 2 万美元。"[9]

邓波儿的数百万粉丝中包括总统富兰克林·德拉诺·罗斯福。他意识到，这位小小的女演员是艰难时期的一剂良药。

罗斯福说："美国人只需花 15 美分就能看一场电影，看着宝贝的笑脸就能忘却烦恼，这是件了不起的事情。"[10]

1938 年，罗斯福邀请秀兰·邓波儿访问白宫。总统瞥见了孩子的天然牙齿，既罕见又出乎意料。

多年后，在邓波儿的回忆录中，这位女演员回忆了她拜访罗斯福的经历。

"你为什么不笑?"他突然问道，"我以为你最出名的就数微笑了。"

"对总统笑笑。"之前一直没说话的母亲催促说。

"'原因是我掉了一颗牙。看到了吗?'我翻起上嘴唇继续描述牙是怎样在咬三明治时掉的。他仰着头大声笑了起来。"

不过，小女孩没有笑。她担心她的牙齿，因为她放在酒店梳妆台上的牙齿不见了，她本准备把那颗牙放到枕头下以获得牙仙的奖励。"我好像这辈子都要在掉牙了。"她回忆自己曾伤感地对罗斯福说，"'我们所有人都是这样。'总统说，看上去有点不安。"[11]

在交谈时，邓波儿和罗斯福的笑容是世上最上镜的笑容，他们的交流是对微笑在公共生活中日益流行的一种认可。

20　　历史学家约翰·F. 卡松（John F. Kasson）认为，这两人以开放的笑容展现了个性和乐观情绪的强大融合，给美国的民族性格留下了永久的印记。

"从那以后，他们的笑颜所引发的力量塑造了美国人的生活。"卡松写道。[12]

平克斯预测，牙医会向好莱坞学习。

他们会塑造美国人的微笑。

"展示出一排整齐、自然又闪亮的牙齿的迷人笑容，是实现所谓个性这种难以捉摸的主导特征的重要因素。"他向牙医同行提出了忠告。

"人们必须记住，我们正在处理一个器官，这个器官的改变可以影响一个人在视觉上带给他人的整体感受。很少有事情会让病人像整牙后那样兴奋……通过缩短牙龈和重新塑造，窄长的牙齿可以变得比例匀称。"[13]

第二次世界大战的结束给美国带来了巨大的变化。经济繁荣和科学发展为和平时期提供了新的潜能。在战争期间大量走上工作岗位的妇女正与从战争中返回的男性争夺工作。她们发现了新的角色和新的身份。流行的女性杂志重新定义了核时代的美。"告别丑陋"是其中一系列文章的标题。

"对于普通女孩来说，生活似乎陷入了无休止的尴尬、沮丧和痛苦中，直到她有一天决定……做整形手术。重新塑造的鼻子，圆润的下巴，可能会改变她的个性——和她的一生。"[14]

美容牙科也是这波浪潮的一部分。

1956 年 2 月号的《大都会》（Cosmopolitan）杂志封面上印着

一位戴着闪闪发光的钻石耳环、露出明媚笑容的电影明星。

　　然而这期杂志真正的明星却是一位职业妇女，一位被叫作简的27 岁秘书，她的牙科"奇迹"被记录在一篇题为《牙科美容：现在你的牙齿可以变漂亮》的文章中。 21

　　"简的生活一直受到牙齿问题的困扰。似乎没有什么能阻止新龋齿的产生。她及时处理了这些牙齿，但不计其数各种颜色、大小和形状的填充物使她的口腔成了一个难看的大杂烩。因此，简很少微笑，难以'遇见'合适的对象，也从未能够得到与她能力相匹配的好工作。现在她的朋友莎莉要结婚了，三周后她就会辞去简一直想要的那种工作。这是简的大好机会，于是她决定对她的牙齿做点什么——但必须要快！"

　　简听说了一种最近流行的治疗方法，"烤瓷牙冠"，文章解释说，这是"由黄金、瓷或树脂的混合物精心制成的牙套……曾经被视为浮夸的奢侈品，现在却能让牙医拯救残缺的牙齿"，并且"恢复健康的牙口以及健康的自我"。

　　她选择全口治疗。

　　镇静剂让她保持"放松并且恍惚了几个小时"，牙医"为她下颌的每颗牙齿都钻了孔并安牙冠塑形"。她戴上了临时牙冠，几天后，在她上颌的牙齿上也重复了同样的步骤。"想要戴上为她定制的永久性牙冠还需要另外三次简短的预约。从开始到结束的三周内，她嘴里的每一颗牙齿都戴上了美丽的牙冠，并可以预防未来的牙齿腐蚀。"报道中称。每颗牙冠的费用在 60 至 150 美元不等。

　　"贵吗？简可不这么认为，尽管她付账单的钱是借来的。她的新工作收入大幅增加的部分正好能够覆盖她花在牙齿上的钱。"

　　这篇长达四页的文章在结尾处的小方框里收录了纽约州牙科协会秘书查尔斯·A. 威尔基（Charles A. Wilkie）提出的一些关于美

容牙科的警句。"除了个别案例，牙科不赞成为了纯粹的美容效果而**牺牲健康的牙齿组织**。"威尔基指出。据他观察，镶牙冠与拔牙相比是更好的选择，但他在三段陈述的结尾处说道："今天，牙医在治疗时将病人视为一个完整的个体。病人的心理健康也很重要，而健康却没有吸引力的口腔可能无法满足病人迫切的心理需求。"

这些迫切的心理需求并没有消失。美容牙科成为和紧腹整形、抽脂同样的追求身体自我改善的一部分。创造完美的微笑也许始于大萧条时期的好莱坞梦幻工厂。但是，价值数十亿美元，让美国人的牙齿看起来更大、更齐、更亮、更白的美容牙科产业在 20 世纪80 年代才真正大获成功。从那时起，牙医似乎除了钻孔和补牙外，还需要找点其他事做。

1983 年的一期《纽约时报》（*New York Times*）上有《在不久的将来，大多数蛀牙即将消失》这样的标题。"二战"后开始实施的社区用水氟化项目，在 1.25 亿美国人（全美人口的一半以上）使用的城市供水中添加了预防龋齿的氟化物。专业应用的局部氟化物、保护性牙科密封剂和其他创新的日益普及都为减少蛀牙作出了贡献。"在人类历史上，我们第一次看到蛀牙的减少。"一位联邦卫生官员告诉该报。[15]

这样的消息传出后，牙医们热切地接受了美容手术。

到 1987 年，《纽约时报》也对这一趋势发表了意见。"进入 20世纪 80 年代，牙科行业似乎遇到了一些麻烦——具有讽刺意味的是，引起麻烦的却是它令人印象深刻的成就——在 20 年内使这个国家的蛀牙减少了 50%。"记者沃伦·伯杰（Warren Berger）写道，"但是，正当对传统牙科工作的需求下降时，美容牙科手术却开始蓬勃发展。"

"今天，在全美 13 万牙医中有超过 80％从事整容工作，许多人承认这是他们业务中增长最快的部分。"伯杰写道。

"研究表明，全国近一半的牙医都在安装烤瓷贴面。"[16]

正如伯杰所指出的那样，产品创新意味着牙医拥有了更好的材料，而其他一些因素也推动了这一趋势。

秀兰·邓波儿和富兰克林·德拉诺·罗斯福的微笑也许在大萧条和第二次世界大战的艰难时期成为美国团结的象征，但使 20 世纪 80 年代的魅力、炫耀性消费和个人主义熠熠生辉的却是罗纳德·里根总统的好莱坞式微笑。这十年也带来了包括牙科护理在内的医疗保健服务的商业环境的剧烈变化。1982 年美国最高法院作出判决后，对医疗广告的长期限制被解除。这一决定是联邦政府对有组织医学控制医疗手术市场的更大挑战的一个里程碑。

这项裁决不仅为市场竞争开辟了道路，而且为供应商向公众推销手术创造了途径。医疗手术，特别是美容手术的营销，开始重塑医患关系。劳里·艾西格（Laurie Essig）在《美国整形：丰胸、信用卡和我们对完美的追求》（*American Plastic: Boob Jobs，Credit Cards and Our Quest for Perfection*）一书中指出："广告改变了我们对整形手术的看法，从病人和外科医生之间的医疗关系，转变为消费者和服务提供商之间的商业关系。"[17] 在他们的广告中，供应商提供了美容改造的希望。前后对比的照片会让消费者想象下垂的下巴变得圆润，有皱纹的额头变得光滑，歪斜的笑容变得更加美观。

完美是要付出代价的。但是，20 世纪 80 年代和 90 年代银行业放松管制，产生了另一种催化剂，持续推动美容牙科在内的医疗美容业的发展，即医疗信用卡。这些卡片通常提供长期的递延利息资助，并且被营销为一种帮助消费者在需要的时候得到他们想要的治疗的方式。到 2013 年，79％的美国美容牙科学会成员在一项调查报告中回应说，他们为美容牙科患者提供了第三方外部资助服务。同样，79%的受访者表示，提供这种资助的方案提高了"病例接受度"，并"帮助患者作出了'同意'的决定"。

"有了关爱贷款，我不必等待就可以得到我需要的服务。这意味着我在明年的婚礼上将有美丽的笑容！"一位名叫帕梅拉·Z（Pamela Z.）的女士在一家行业领先的医疗信用卡公司的网站上声称。

然而，这些信用卡可能有潜在风险，消费者也并不总是了解其条款。2013 年，消费者监管机构认定关爱贷款公司及其服务提供商在没有充分说明条款的情况下招揽客户，联邦消费者金融保护局裁定这家公司须退回持卡者高达 3 410 万美元的费用。该机构发现："在全国各地的医生和牙医诊所中，消费者办理了他们认为无息的关爱信贷信用卡，但实际上如果在促销期结束时未支付全部余额，就会产生利息。"

联邦消费者金融保护局认定，有超过 100 万的消费者是这一误导行为的潜在受害者，其中许多人"背负了沉重的债务"。该机构无法提供具体数据说明有多少消费者为了新笑容而负债。

除了医疗费用外，一些牙医还对美容牙科治疗需求的潜在情绪力量及某些手术的生物学后果提出了警告。肯塔基州牙医、肯塔基大学牙科学院前教授克里斯·赫伦（Chris Herren）表示，在一些案例中，寻求好莱坞式笑容的病人的心理健康值得关注。

"您认为一些手术只是老生常谈，但您可能需要处理一些超越贴面或者牙齿美白的情感和精神问题，"赫伦说，"他们是带着自己所有的经历来看牙的。"

他职业生涯早期遇见的一位患者教会了他这一点，随后他发表了一篇被广泛引用的关于这种情况的论文。

"一名 27 岁的女性去牙医诊所漂白牙齿。她非常关注牙齿的色泽，"文章开头写道，"她同时使用处方和非处方的牙齿美白产品，以达成拥有'电影明星微笑'的目标。"后来，经过证实，这名患者患有一种名为"躯体变形障碍症"（BDD）的疾病。这种病症表现为害怕丑陋，沉溺于自己所认为的身体缺陷中。研究人员估计，多达15％的想做美容手术的患者患有躯体变形障碍症。尽管经历了多次牙齿美白手术，这位患者依然坚持认为自己的牙齿颜色太深了。最后，她告诉牙医，自己做牙齿美白已经走火入魔了。

"就好像闸门打开了一样，"赫伦回忆说，"我没有准备好面对情感上的反应。"这名患者被转诊到她的初级保健医生那里，医生诊断出她患有躯体变形障碍症，最终她接受了认知疗法和药物治疗。赫伦这篇发表在同行评议期刊上的论文提醒了其他牙医注意这个问题。

这篇论文警告说："随着选择性美容牙科手术数量的增加，牙医可能是最先注意到躯体变形障碍症并进行干预的卫生保健提供者。"[18]

尽管跟早期相比，技术和工艺已经进步，但是许多整容手术会永久性地改变牙齿。诸如牙齿贴面的治疗通常需要终身维护。有时也会治疗失败。这些都是患者和牙医需要坦诚讨论的问题。犹他州著名牙医兼讲师戈登·克里斯滕森（Gordon Christensen）在一篇线上社论中警告说："众所周知，患者在知道手术是可选的情况下，会选择对身体的各个部位进行激进的整容手术，但是在未经患者完全知情同意的情况下以美容牙科的名义对口腔进行过度治疗，主要是为了使牙医获得经济利益，这与最糟糕的欺骗行为无异，拔掉牙齿后你就无法再将它放回去了。"[19]

新年伊始，玛梅·阿吉离开了人权智库的实习岗位，她说自己觉得这对组织不公平，她需要请假去参加选美。她在一个朋友的美容公司找到了一份兼职工作，时间更加灵活，使她得以参加美国马里兰州小姐的舞台展示，并为参加全国比赛作准备。

到了 2 月，她已经感到疲惫不堪，压力重重。她需要为美国小姐选美比赛选择礼服并试穿，但她的体重似乎正在减轻。她在牙齿上的准备也没跟上，她因此而自责。她本应该每两周换一副新的隐适美牙套。"我犯了一个错误，我的第二副牙套戴了近三周，你不能偏离计划，否则进度就会倒退。"更糟糕的是，她承认她有时候晚上没有戴牙套。"但是我不能承担这样做的后果，因为竞争非常激烈。"如果牙医不能及时在选美比赛前用牙套为她缩小牙缝，阿吉说，琳达·斯蒂尔告诉她，他们可以使用其他方法。

"她告诉我，他们能够用黏合的方法让我的牙齿看起来尽可能完美。"她说，使用隐适美牙套的治疗方法比她预想的要难。她因为牙齿受压而头痛。美白方案也有些痛苦。"我没有意识到那些小的透明塑料牙托会造成这种情况，"她委婉地说，"敏感、牙齿移位和头痛纷至沓来。我现在没法忍受我自己的牙了。但是在拍摄官方头像之前，我需要让牙齿再白一些。"

她打算乘公交车去纽约市，为官方的选美节目拍张照片，但首先，她需要牙医暂时摘下矫正器上的细小钩子，这样它们就不会出现在照片中。

27　　牙科诊所外面的停车场周围树木茂密，鸟儿成群，啄木鸟敲得树干咚咚作响。

阿吉从牙科诊所出来，裹着外套和围巾，走过冰冷的停车场，背着牙医给她的东西。

它和她优美的手掌差不多大小。那是她牙齿的石膏模型。牙齿沿着上下牙弓弯曲，每颗都整齐有序，承担着特定的任务，包括门牙、犬齿、前磨牙和臼齿。她轻轻地打开它们，轻抚着它们细腻的尖端。

"太有趣了……小牙齿。"

她将上部和下部合在一起研究。这些牙齿也在含蓄地审视着她。"这是我最初的牙齿模型，没有看牙医之前的。"她解释说。是琳达·斯蒂尔制作的，"她在那里雕刻并除掉了一些部分，所以我可以看到我的龅牙以及牙齿之间的空隙……到选美之时，这一切都将得到解决。"

她欣赏模型的精致平滑，打算将模型摆在梳妆台上。她希望牙医在牙齿矫正完成后再给她做一个。"如果这不是标准程序，我会问她我是否可以留一个做纪念，纪念我当美国马里兰州小姐的那年。"现在，钩子已经拿掉了，她已经准备好为美国小姐选美宣传册拍摄官方肖像了。"是的，这是开始。"她平静而严肃地说。

她去了纽约。到了冬天，她得到了另一个需要暂时保密的机会。她被选中去洛杉矶参加电视系列节目《全美超级模特新秀大赛》(America's Next Top Model)。到了晚春，当她回到马里兰州时，她已经换到了隐适美的第十个牙托。在洛杉矶的逗留使她变得时髦而活跃。

6月初，她已经开始为美国小姐选美比赛做最后的冲刺。

一天早上，在巴尔的摩亮相后，她与牙医的见面迟到了一个小时。她穿着随意的深绿色休闲裤和夹克，头发像柔软的红木色鬃毛，明眸皓齿，看上去像迷人的森林女神。

但是她的牙齿还没有万事大吉。

在洛杉矶时她的隐适美疗程中断了两周。她没有告诉牙医。每次换新的牙套都很疼，她说："这些新的牙套……它们不完全贴合。但是我的牙齿会移动到牙托中，并在几天之内完美地与牙托贴合。"她动了动并蜷起长长的棕色手指，使它们像牙齿一样。

"牙齿永远不会一开始就完美地贴合。它们会缓慢地移动。那时候很疼。你还会头疼。"

选美比赛之前安排了更多的牙齿美白计划，还有激光牙龈塑形。

"因此，我和牙医的下一次见面定在下周二，他将在我的牙龈上剔掉一点，重塑牙龈轮廓。这样牙齿就可以露出更多的牙釉质，我也可以展现出更大的笑容，就是在笑的时候会露出更多的牙齿，因为我有所谓的'小鸡牙'。他们想要拉长我的牙齿和笑容。我不清楚。但我不想拥有马一样的牙齿。我不想看起来像一匹马。但是……只是剔掉一点牙龈。他们说大概只有几毫米的样子。不会很明显……仅仅是这样。在参加美国小姐选美之前，我要继续漂白牙齿。"

一周后，她又回到了牙医诊所。见过牙医之后，她并没有显得多么兴高采烈。"他们剔了我的牙龈，看得到吗？"她说着抬起嘴唇露出被剔过的部分，颜色有些暗淡。

她在汽车的遮阳镜和后视镜中审视自己。

她重新涂了唇彩和唇线，继续观察自己。

她说："他只是从我的牙龈上剔掉了两毫米，这样看起来就更长了。"

她说："我真的不需要它，因为我也不怎么那样大笑。"

"当我微笑时，就像……"她露出了那种表情，那种将她的眼睛、脸颊、嘴巴排列成美丽与宁静轮廓的笑容。但是，这种容光焕发却笼罩在忧虑和困惑的阴霾中。

她累了，她想起了手术中灼烧的气味，牙医给了她维生素 E 来擦牙龈，以帮助恢复。她说，她需要去见正在等她的朋友们。

"哦，天啊。今天我有很多事情要做。我必须去找服装赞助商，挑选礼服。我没想到我的嘴会变成这样。"

她沉重地说："上帝啊，我希望我的嘴唇不会因此而被毁掉。"

　　"我要疯了，我的牙龈被剔掉了。我就像是一个艺术项目。我希望我的牙齿能够痊愈。它们只是露出了更多的牙釉质。我认为我不需要。我的牙齿真的很短。我不介意我身上的一些微小的特别之处。现在我的牙齿看起来和其他人一样了。"

注释

1 *Holy Bible New Revised Standard Version*（New York：Oxford University Press，1989），693.

2 Bill Dorfman，*Billion Dollar Smile*（Nashville：Rutledge Hill Press），2 - 3.

3 Wells Fargo Bank，"Industry Perspective：US Dental Practices，" 2011，www. burkhartdental. com/sites/default/files/files/news/dental _ offices _ 9 _ 2011. pdf. 亦参见 "Cosmetic Dentistry Roundtable，" *Dental Economics* 92（January 2002）and "Cosmetic Dentistry Roundtable，" *Dental Economics* 92（April 2002）.

4 National Institute of Teeth Whitening，"Teeth Whitening Industry's Annual Revenue in 2015 Totals ＄11 Billion，" niotw. com/teeth-whitening-industrys-annual-revenue-in-2015-totals-11-billion.

5 Chapin A. Harris，*The Dental Art：A Practical Treatise on Dental Surgery*（Baltimore：Armstrong & Berry，1839），26.

6 Richard A. Glenner，Audrey B. Davis，and Stanley B. Burns，*The American Dentist：A Pictorial History with a Presentation of Early Dental Photography in America*（Missoula，MT：Pictorial Histories Publishing Co，1990），viii.

7 Susan Sontag，*On Photography*（New York：Farrar，Straus and Giroux，1973），85.

8 Charles Pincus，"Building Mouth Personality，" *Alpha Omegan* 42（October 1948）：163 - 167.

9 Ibid.

10 Claudia Levy，"Shirley Temple Black，Actress and Diplomat，Dies at 85，" *Washington Post*，February 11，2014.

11 Shirley Temple Black，*Child Star：An Autobiography*（New York：McGraw Hill，1988），233.

12 John F. Kasson，*The Little Girl Who Fought the Great Depression：Shirley*

Temple and 1930s America (New York: W. W. Norton and Company, 2014), 6.

13 Charles Pincus, "Cosmetics—The Psychologic Fourth Dimension in Full Mouth Rehabilitation," *Dental Clinics of North America* 11 (March 1967): 71 - 88.

14 Elizabeth Haiken, *Venus Envy: A History of Cosmetic Surgery* (Baltimore and London: Johns Hopkins University Press, 1997), 146.

15 Richard D. Lyons, "End of Most Tooth Decay Predicted for Near Future," *New York Times*, December 20, 1983.

16 Warren Berger, "What's New in Cosmetic Dentistry," *New York Times*, October 11, 1987.

17 Laurie Essig, *American Plastic: Boob Jobs, Credit Cards and Our Quest for Perfection* (Boston: Beacon Press, 2010), 36.

18 Chris Herren, Tim Armentrout, and Mark Higgins, "Body Dysmorphic Disorder: Diagnosis and Treatment," *General Dentistry* 51 (March - April 2003): 164 - 166.

19 Gordon Christensen, "I Have Had Enough!" dentaltown. com, September 2003, www.dentaltown.com/Dentaltown/Article.aspx?aid=455&i=25&st= I%20have%20had%20enough.

第二章　痛苦

秋天的一个星期五早晨，阳光轻柔地抚慰着这 个小镇：农夫和矿工银行，挂着手写糖果招牌的杂货店，低矮的黄砖县政府大楼。这里是琼斯维尔，李县的县城。从许多方面来看，琼斯维尔都是弗吉尼亚州最贫穷的县，也是阿巴拉契亚最偏远的地方。这一天，人们的注意力都集中在郊区的一个小型机场，一个将在周末开放的免费医疗诊所正在做准备工作。

再过几个小时，第一批患者就要来了。他们会从普通公路和高速公路来，从附近的城镇或者稍远的山谷来，从弗吉尼亚西南部和肯塔基州以及更远的地方来。一些人甚至没有足够的钱加油来琼斯维尔。一名妇女戴着破损的眼镜从田纳西州开车过来。

装有胸部 X 光检查机的卡车已经停在跑道的一端。当天空更晴朗一些的时候，一架旧飞机会飞越群山，从诺克斯维尔运来折叠牙科椅和医疗设备，以及成箱的外科手术纱布和手套。

这家免费诊所由偏远地区医疗志愿者团创办，这个非营利性组织自 1985 年成立以来，已经组织了上百次出诊，并且将医疗援助输送到地球上一些最穷的地方。这次是偏远地区医疗志愿者团首次造访琼斯维尔。但在阿巴拉契亚山区这个小地方，癌症、糖尿病、关节损伤等健康问题并不是什么新鲜事。龋齿也不是什么新鲜事。牙痛更不是什么新鲜事。在偏远、隔绝、贫穷的李县，各种医疗服务的短缺一直是个长期问题。这里没有足够的初级卫生保健和精神卫生保健工作者，牙科医生的短缺最为严重。[1]

根据联邦政府的估计，大约有 4 900 万美国人生活在被判定为牙科专业人员短缺地区的社区中，李县就是其中之一。[2]

像李县这样的地方，如果牙医短缺，那么人们通常也没有足够的钱看病。"这些人不是被遗忘，"偏远地区医疗志愿者团牙科主任、来自诺克斯维尔的牙医约翰·奥斯本（John Osborn）解释说，"是系统把他们放弃了。"

在这些免费的周末诊所里，有时会有成百上千颗疼痛的牙齿被拔掉。

因疾病而失去牙齿可能预示着生活质量上的其他损失。就口腔健康而言，牙齿脱落或牙齿缺失被称为"疾病负担的最终标志"。[3]拔牙是治疗失败的象征。拔掉的牙齿不会长出来。但是，如果长期推迟常规护理，或者无法进行更复杂的手术时，拔牙将满足缓解感染和减轻疼痛的迫切需求。

偏远地区医疗志愿者团诊所计划到李县的消息成了当地报纸的头条新闻，人们在教堂、加油站和 58 号公路旁的咖啡店里谈论了好几天。这个周五，在机场，志愿者们用帐篷和折叠桌搭建了一个类似野战医院的地方，空气中弥漫着兴奋的气息。志愿者医生、护士、牙医和卫生员从"外地"赶来。一位在卡车保险杠上贴着"煤炭之友"标签的男子送来了比萨。李县将军高中橄榄球队的成员穿着红色编号球衣等着帮飞机卸货，他们在跑道外不声不响、狼吞虎咽地吃着比萨。随后传来一阵低沉的吼声，所有人抬头望向苍茫的天空。

"飞机来啦！"有人喊道。

"二战"时的老式 C‐47 货运飞机平稳降落，在山脚下狭窄的起落跑道上闪闪发亮。偏远地区医疗志愿者团的创始人斯坦·布洛克（Stan Brock）是一位身材瘦削、富有魅力的英国裔冒险家，他平和、严肃地向人群致意。他的皮肤像往常一样黝黑，穿着卡其色的衬衫和裤子。

20 世纪 60 年代，布洛克以在电视节目《奥马哈野生王国》（*Mutual of Omaha's Wild Kingdom*）中与巨蟒搏斗而闻名。当他创办偏远地区医疗志愿者团时，他最初的目标是为生活在遥远第三世界地区的人们提供医疗保健，他在旅行中曾到访过这些地方。但是当他发现美国也有急需帮助的人时，他开始在离家更近的地方组织诊所。

布洛克告诉橄榄球队员们，他们看到的这架飞机曾用于诺曼底登陆，1944 年 6 月 6 日，一些和他年龄相仿的年轻人从这架飞机上跳伞。"很多年轻人都没能回来。"他讲解道，橄榄球运动员们羞涩而全神贯注地听着。随后便到了工作时间。布洛克多年来打磨出来的行动具有一种军事上的精确性，有助于传达它们的紧迫感。在布洛克的指挥下，队员们开始小心翼翼地将一箱箱的物资运下飞机。

慢慢地，有条不紊地，周末医院初具雏形了。医学检验和检查区域被开辟出来。护目镜将会免费提供。机场候机室被改造成了一个有 6 把椅子的牙科诊所。当夜晚的寒意降临山上时，轿车和皮卡车已经在去机场的路上排成一排。在周六黎明前的黑暗中，大约有400 人在等待。筋疲力尽的矿工、年迈的农民、疲惫的家庭主妇、失业的工人裹在大衣和毯子里，在大门口取他们的号码。患有震颤和慢性阻塞性肺病的退休建筑总监查尔顿·斯特德（Charlton Strader）表示，他过去享受过牙科福利，但后来没有了。他说他的牙齿已经开始"咔嚓断裂"。"有一颗牙一直困扰着我。"他说。

兰迪·彼得斯（Randy Peters）曾是一名矿工，也做过床垫厂的工人，患有多发性硬化症，也为牙病困扰。"我有几颗残缺不全的牙，还有几颗糟糕的蛀牙，"他说，"它们简直让我吃不下东西了。"

残疾矿工欧内斯特·霍德韦（Ernest Holdway）说他是来拔牙的。"现在看还没有什么大碍，但以后会成为大麻烦。"他预测说。他的牙科保险在他不得不离开煤矿时就终止了。现在他的牙齿开始不听使唤了。"我的牙在吃治关节炎的药之前一直都很好，"他解释说，"没人想掉牙。我听说那会折寿。"他说，他刚还清了因拔掉三颗坏臼齿而欠下的 1 500 美元，医生告诉他要在膝盖手术前拔掉这些牙。他仍然在努力保住他的腿。他展示了自己的腿，它肿得可怕。

"我是一个好人，但我确实经过了考验。"他说。

到太阳完全升起时，琼斯维尔不大的市中心已经空无一人。咖啡店的女服务员说："每个人都去偏远地区医疗志愿者团那里拔牙了。"

一整天，当患者从牙科诊所出来时，剩余的牙齿间都塞着纱布。他们坐在帐篷下的折叠椅上休息，或者等待仍在接受服务的朋友和亲戚。"我拔了两颗牙，"失业的护士艾玛·马赛（Emma Marsee）说，"一颗牙的填充物下面有感染。"马赛的女儿是一名服务员，她也在帐篷里等待治疗。她的经济保障全赖于她的微笑。"一切都取

决于外貌。"马赛说，她是一个引人注目的女人，拥有金红色头发与 34
金色的眼睛。谁会想要一个牙齿不好的女服务员来服务呢？"如果你
不是一个看起来健康的人，你都不希望像你这样的人为你服务。"

那个大帐篷里的每个人都在挣扎。

"这一带很困难，因为没有工作机会。"马赛说。

甚至当人们坐在折叠椅上时，一些人的行为就暗示了宿命论和
疲倦的自我毁灭：牙齿严重腐烂的女孩又在喝可乐；一个婴儿在憔
悴的母亲怀里啜饮着一杯甜果汁，等着看牙医；那个发出刺耳咳嗽
声的女人吸了一口烟。

西南弗吉尼亚州研究生医学教育联合会的研究发现，"神经紧
张"是这个地区的常见的问题。

研究这个问题的作者发现："导致神经紧张的一个经常被提及
的原因是问题太多，而解决方案太少。"该协会的结论是：当地居民
自杀的可能性比该州其他地方的人高 70%。[4]

马赛也非常了解这黑暗的一面。"这个地区的药品滥用情况很
可怕。"她说。这表现在一些无望的、被药物染黑的牙齿上。

当地长期贫困，但是人们不愿意搬走。"你的根都在这里，"马
赛说，"很难离开。"这里有薄雾缭绕的群山和郁郁葱葱的树林，营造
出一种古朴的美。有来自家庭的爱，以及来自邻居和陌生人的善意。

人死后牙齿的疼痛也烟消云散，这是一种非常古老的疼痛。

人类化石记录提供了无声的证词：出土的古埃及木乃伊的下巴
上有填充物。阿拉斯加人的门牙表明，在公元 1300 年至 1700 年间
的某个时期，人们用一种简单的工具在牙上钻孔，显然是为了缓解
脓肿。一颗中世纪丹麦人的牙齿牙洞中镶嵌着一颗念珠。[5]

龋齿是一种会逐渐加重的疾病，如果不加以控制，就会导致剧 35

烈的疼痛和牙齿脱落。许多因素都会产生影响，饮食起着主要作用。在很久以前，当精制食物还比较稀少的时候，牙痛是一种特权的诅咒。当糖变得更便宜后，导致牙疼的主要原因——龋齿就变得更加普遍了。啜饮甜汽水的习惯脱不了干系。持续的"糖浴"使牙齿永远无法修复和再矿化。

如今，数百万美国人服用的数百种常见非处方药和处方药也使牙齿更容易患病。

它们的副作用之一是口干，这种情况会减少清洁和缓冲牙齿的唾液的自然流动，而自然流动的唾液本有助于保护牙齿免受龋坏。如果没有氟化物来强健牙齿，没有足够的日常家庭照护，没有及时的专业护理，牙病就会加剧。

牙齿剧痛并不罕见。数百万美国人有牙痛的经历。

美国牙科协会的一项研究发现，经济因素是美国人推迟所需专业牙科护理的主要原因。[6]

私人甚至公共牙科福利可以帮助支付服务治疗费用。

但在 2014 年，估计有 1.14 亿美国人完全没有享受到这种福利。虽然 2010 年签署成为法律的国家医疗改革方案采取了重大举措来扩大儿童获得牙科服务的机会，但它在解决成人制度的不完善方面做得较少。即使是许多拥有私人医疗保险的在职成人也缺乏充分的牙科护理保障。虽然常规预防性检查可能在承保范围内，但受益人通常需要支付一定比例的手术费用，例如填充物、牙冠、根管和植入物，费用可能高达数百至数千美元。一项 2015 年的调查发现，在无力支付医疗费的美国成人中，12％的人表示，牙科账单在他们难以支付的账单中占比最大。"保险不是解决这些问题的万灵药。"研究人员总结道。[7]

此外，大多数有牙科福利的人退休后都会失去这些福利。美国的医疗保健计划——联邦医疗保险计划覆盖了大约 5 500 万老年人和残疾人，但未包括常规的牙科服务。

在美国超过 100 万的养老院居民中，许多人的牙齿问题尤为严重。自 1987 年联邦法律为接受医疗保险计划和医疗补助计划资助的机构设定了新标准以来，疗养院就被要求提供牙科保健服务。然而，在卧床和残疾患者的日常清洗、翻身和更换床上用品的日常服务中，简单的刷牙和假牙护理通常被忽略。一项调查的作者指出："大多数对疗养院居民的临床研究表明，他们的口腔卫生普遍不佳，并伴有牙齿、牙龈和牙周问题。疗养院几乎统一提供医疗和护理服务，但很少提供牙齿和精神卫生服务。"[8]

在许多机构中，牙科专业人员也很少到访。路易斯安那州的牙医格里高利·福尔斯（Gregory Folse）表示，许多他探访的疗养院病人多年来都没有得到护理。当他检查患者的口腔时，对所发现的腐烂、大面积感染、牙齿残缺甚至口腔癌毫不感到惊讶。他担任疗养院的牙科医生，并获得一笔津贴。大多数患者都享受医疗补助计划，但该州的成人牙科福利非常少。福尔斯估计，他所提供的服务的价值高于医疗补助计划向他支付的费用。他说他每年要在偏僻的树林和河口穿行四五万英里，开着皮卡车，带着便携式工具和仪器，在疗养院的活动室和美容院里修补假牙、拔牙。"有 900 名患者有严重的牙龈疾病或脓肿，这占我患者中的一半。我为每个有脓肿的患者治疗。每个人都痛苦不堪。每个人都有松动的牙齿。我会尽力帮助他们。有资助也好，没有资助也好。患者的家人支付一些费用，养老院支付一些费用。有时没人付钱我也提供服务。"

一些患者患有痴呆症，让他们张嘴说话是一种挑战。他说，这项工作同样是有意义的。"我有一个坐在轮椅上的病人。她中风了。她很高兴能安假牙。她伸手抓起钱包，在里面摸索了一番，发现了

37

一片面包。'医生，拿着。'我不想拿走她的最后一片面包，"福尔斯笑着说，"不知道这片面包在她的钱包里放了多久。我们不得不割舍赚大钱的念头。这是穷苦的她唯一能给我的东西了。"[9]

牙病的患病率是一种残忍的经济指标。

穷人更容易遭受牙痛折磨，他们的口腔健康状况更糟，很难找到为他们提供治疗的牙医。没有钱付治疗费用是一个主要的障碍：大约五分之一的美国人被纳入医疗补助计划，这是一项针对穷人的大规模联邦和州医疗保健计划。但是，保险覆盖率并不能保证人们得到治疗，因为只有少数牙医为医疗补助患者提供治疗。

儿童有权享受联邦医疗补助计划的牙科护理，但通常在获得服务时会遇到困难。美国政府问责局 2010 年的一项研究显示，在大多数州，不到一半的牙医为医疗补助计划患者提供过服务。[10]

美国牙科协会在 2016 年进行的一项研究发现，美国 42% 的牙医已在该计划的"马上为孩子买保险"数据库中注册为医疗补助提供者，但这个百分比未必能反映实际参与这项计划的牙医的比例。"这并不意味着你正在为享受医疗补助计划的儿童提供服务。这并不意味着你开放了预约服务，"推动领导这项研究的经济学家马尔科·武吉契奇（Marko Vujicic）说，"接受现实吧。这是我们最好的数据了。"[11]

对于医疗补助计划的成年受益人而言，情况更加困难。成人牙科福利是州医疗补助计划的可选部分。在财政紧缩时期，它们是第一批被砍掉预算的项目。

牙痛会破坏睡眠，它使进食变得痛苦，让工作和养育子女变得难以承受。穷人最有可能向天堂祈求救赎。他们求助药品和毒品，以及一些民间偏方。无奈之下，有些人甚至拔掉了自己的牙齿。

在免费诊所里，塔比莎·海（Tabitha Hay）混在一群坚忍的山区居民中，她有着秀丽的面孔和涂着深色睫毛膏的眼睛，看起来像是一只被暴风雨吹离航线的迷途热带鸟。她和她的婆婆、丈夫从佛罗里达州贝尔维尤驱车 13 个小时赶到诊所，他们是自由职业者，为富裕的退休人员打扫房屋，照顾宠物。周五晚上下班后，他们开了一整夜车来到琼斯维尔。三个人都需要治疗，但是 26 岁的塔比莎最为迫切。她被一颗臼齿折磨，那颗牙的填充物下面腐烂了。

她说："我感觉我的下巴被压碎了。有时候压力就像要爆炸了一样。当我饿的时候却吃不下东西。为了睡觉，我会在下巴那放一个加热垫，但没法让疼痛消失。"停工一周后，她试图在看牙的前一天回到工作岗位。

"我试着工作。但我什么也做不了。我在后座上哭了。"

她说，佛罗里达的一位牙医告诉她，拔牙要花 500 美元，她没有这笔钱。她周六来得太晚了，没赶上免费诊所的治疗，被告知需要等到周日。夜幕降临，她和她的丈夫、婆婆躺在红色起亚汽车里，熬过又一个痛苦的夜晚。

研究人员找到了几个词汇来形容牙痛——剧烈的，跳动的，刺痛的。受到影响的牙齿上的热量和压力会导致阵发性疼痛。随着睡意的到来，毛细血管扩张似乎加剧了痛苦。

作家们反思了牙痛在黑暗中作用于大脑的方式。"我曾经读到过这样的句子，'由于牙痛，我整夜躺着，无法入睡，脑里一夜绕着牙痛和失眠这两件事打转'。"C. S. 刘易斯（C. S. Lewis）在《卿卿如晤》（*A Grief Observed*，华东师范大学出版社 2007 年译本）中写道。[12]

"可以说，痛苦的一部分是痛苦的阴影或反射：事实是，您不仅在遭受痛苦，还要继续想着你在受苦这事本身。"

恐惧加剧了疼痛。根据联邦统计，恐惧是数百万（十分之一）

的美国成人不去看牙医解决口腔健康问题的原因。[13]

研究人员罗伯特·波利基（Robert Pawlicki）写道："疼痛、焦虑和恐惧一直是牙科学的重要组成部分。"[14]然而，我们需要更好地理解上述因素。牙科恐惧症是一个成熟的研究领域，尤其是在疼痛本身定义不断演变的情况下。

波利基指出："疼痛不再被视为一种感觉，而被理解为一种知觉。"

一些牙科患者会感到恐慌，他们躺在椅子上，牙医站在上方，处于一种掌握权力的位置。而对另一些患者来说，这是开放私密区域，将其送交检查和诊断，这才激发了恐惧。单向的对话、尖锐的器械、牙科诊所的声音和气味会引起其他人的恐惧。有些患者呕吐，有些患者坐立不安，有些患者推迟治疗致使病情发展到了非常严重的地步。然后，治疗带来的折磨造成了进一步的恐惧和回避。[15]波利基发现，害怕牙医的人错过预约的可能性是不害怕牙医的人的三倍以上。

当患者错过预约时，牙医会亏钱，他们往往会责备患者。经常有人错过预约是牙医不参加医疗补助计划的主要原因之一。

有人说，牙科学校在培训牙医解决病人的恐惧方面做得不够。在私人诊所，许多人依靠麻醉来治疗极度恐惧的病人。但是麻醉有其自身的成本和风险。

研究牙科恐惧的专家建议牙医尝试逐渐建立信心，在牙科椅之外的环境中与受惊吓的患者会面，与他们讨论他们需要的护理。但这需要长期的关系，这种服务由医疗政策专家所谓的"牙科之家"提供。在免费诊所，只有好心的陌生人和紧迫的痛苦。

周日凌晨，塔比莎·海的小脸变得非常苍白。她的妆容消失了。她穿着皱巴巴的衣服，裹着印花海盗羊毛毯，上面印着骷髅和交叉骨，脚上穿着黑色橡胶人字拖。

当她拍完 X 光片，到了看牙队伍的最前面时，她的脸色更加苍白了。

她站在机场候机室的门口，那里摆放着六把便携式牙科椅，牙医们在工作。她在靠墙的那排塑料座椅前停了下来，排队的病人坐在那里等着被叫号。

环境中有一种强烈而持久的牙科诊所的气味，是丁香油浓郁的味道，伴有牙齿粉尘的矿物质尾调。

"是那股味道。"她喃喃道。

然后她听到钻孔的声音，瞄到托盘上闪闪发光的器械。她说："我不喜欢针，我吓坏了。"

轮到海的时候，她"爬"上折叠牙科椅，然后抓紧扶手，抽泣起来。"你会好起来的，"帝国山社区学院护理系学生，志愿者达娜·威廉姆斯（Dana Williams）轻声告诉她，"如果你太情绪化，他们就没法为你治疗了。"这意味着从佛罗里达出发的 13 小时的旅程就白费了，也意味着要在痛苦中开车回家。

"冷静一下。深吸一口气。"志愿牙医迈克尔·皮格纳托（Michael Pignato）说。威廉姆斯握住海的手，喃喃地说着安慰的话。皮格纳托给她注射了一剂麻醉剂，然后又注射了一剂。海在椅子上扭动着。她说她还能感到疼痛，就像焦虑的人经常做的那样。她呻吟着，终于鼓起勇气让牙医用他的器具——牙挺和拔牙钳开始工作。她的脚趾蜷了起来，橡胶鞋掉在了地板上。

牙医花了一番功夫，那颗牙终于拔下来了。皮格纳托将它放在托盘上，牙齿躺在那里，红色的长牙根闪闪发光。海变得平静多了。

皮格纳托从纽约州罗切斯特飞过来，在诊所里帮忙。

时间还很早，但他也显得苍白又疲惫。他提醒海，她的另一颗牙齿也需要注意，并建议不妨继续解决这颗牙的问题。

他对她说："我要告诉你，你可让我少活了几年。"

他们继续进行治疗。

皮格纳托后来说，他在向需要治疗的人提供志愿服务的过程中找到了满足感。"我有点像蓝领工人，"他说，"我心肠很软，如果有人需要我做些事情，我就会为他们做。"作为一个有 30 年工作经验的牙医，他在纽约州北部的诊所中仍然有一些最初的病人。"他们的牙齿还在。"他说。

通过满足他们的需求，他赢得了信任。"我可以提供牙科服务，"他说，"但是我不推销，我只是做人们需要我做的事情。"这个行业对美容手术的日渐重视，让人们更难找到愿意提供基本护理的牙医。"没有人愿意做低端的工作。"

其他人观察到，在采矿业萎缩之前，在这些阿巴拉契亚社区更容易找到牙科护理。牙医克里斯·赫伦（Chris Herren）表示："这里有美国钢铁公司，也有了更好的福利。"他不是在免费诊所，而是在他山上的办公室接受了电话采访，这里距离肯塔基州伦敦镇的琼斯维尔有 90 英里。

"我所在的城镇有高薪工作。虽然那儿没有煤矿，但有配套的企业。随着采矿业的衰落，配套企业也随之减少。这里发生了巨大的转变。"没有什么能取代煤矿、薪水和福利的了。现在让牙医留在这样的地方很难。他说，如今进入这个行业的人们有更高的期望。"仅仅做某些手术、补牙，做一些基本的事情不再是光彩照人的了，"赫伦说，"很多年轻的牙医正在离开。我的圈子里有些牙医想要卖掉自己的诊所。"

同样，新牙医也可能在沉重的债务中开始他们的职业生涯。据美国牙科教育协会估计，2014年每名牙科学校毕业生的平均教育债务为247 227美元。

如果他们想像大多数人一样选择私人执业，就需要购买设备并雇用员工。"牙科也是一门生意。"赫伦说。

医疗补助计划支付给牙医的费用不像私人保险支付的那样高，也比不上自费做选择性手术的患者支付的费用。各州的费率各不相同，但根据美国牙医协会的说法，平均而言，医疗补助计划支付的费用约为私人牙科保险为儿童牙科护理所支付的一半。[16]

在免费诊所，牙科协调员约翰·奥斯本说，牙科行业的运作不利于照顾穷人。"我有一个儿子在梅哈里（牙科学院）上学。那也是我毕业的地方。他们说服我们去帮助人们。他将背负30万到40万美元的学生债务。他要接受享受田纳西州医疗补助计划的患者还是出去帮助别人呢？"奥斯本说，如果儿子选择帮助别人，他仍需要想办法还贷款。"他需要做点别的来填补学生债务的缺口。"

利益驱使很多牙医在富裕的地方开诊所并迎合富人的需求。弗吉尼亚州福尔斯彻奇社区位于华盛顿特区的郊外，也是美国最富有的地方之一，那里有超多牙医——2015年，每350名居民就拥有一名牙医。与此同时，与李县相邻的弗吉尼亚州狄金森县，每15 486名居民只拥有一名牙医。[17]阿拉斯加的大片土地以及堪萨斯州的许多县一个牙医都没有。全美各地挣扎在困境中的城市和农村地区都缺乏牙医。

因此，贫困地区拥有自己的牙科"考古学"，如琼斯维尔周围的孤山那般特别，又如华盛顿特区以外一些犯罪猖狂的社区中破败的学校和倒塌的铁门那样截然不同。

到成年时，许多穷人都将牙痛视为生活中无法改变的事实。研究表明，数百万美国儿童正遭受着牙痛的困扰。这种痛苦影响了他们生活的各个方面。根据 2007 年和 2008 年收集的大量联邦数据，一项研究得出结论称，有近 11％的美国儿童——其中 6 至 12 岁儿童占 14％——在 6 个月内经历过牙痛，总共约有 750 万名儿童。报告发现，贫穷家庭和低收入少数族裔儿童以及有特殊需要的儿童，比富裕家庭的儿童患牙痛的可能性要高得多。[18]"直到 20 世纪初，牙痛仍非常普遍，很少有人能幸免，"作者写道，"随着氟化物的广泛使用和牙科保健的发展，幸运的是，牙痛不再普遍。即便如此，本研究的结果表明，牙痛还远未被根除。现在的区别是，牙痛对弱势群体（贫困的少数族裔儿童和有特殊需要的儿童）造成了更严重的影响，并进一步加剧了他们面临的其他挑战。"

另一项研究发现，口腔健康状况不佳的孩子因牙痛而缺勤的可能性是同龄人的近三倍。[19]

在马里兰州郊区贫困学校巡诊的流动牙科诊所中，牙医黑兹尔·哈珀（Hazel Harper）在椅子旁的灯柄上贴上了新的蓝色隔离带，为接诊下一个孩子作准备。哈珀曾是一名牙科学校的教授，也是一位长期的专业领袖。在 2007 年当地一名学童因蛀牙未得到治疗而死于并发症后，她召集牙科的学生和同事组织了这个流动诊所项目。

面包车开始了它的旅程，为原本可能没有机会享受牙科服务的孩子提供这方面的服务。他们有的痛苦不堪，有的已经对牙科治疗产生恐惧，而有的两者皆是。

44

"你要做什么？"小奥利维亚·戴维斯（Olivia Davis）爬上牙科椅时问道。她穿着的运动鞋看起来就像被洒了彩虹色的闪光粉。

"看到你的鞋子是怎样闪闪发光的了吗？我们也要让你的牙齿闪闪发光，"哈珀对她说，"我们要数数你的牙齿。"

但是，奥利维亚脸上的忧虑却加深了。

"别害怕，"哈珀说，"我们不会做任何伤害你的事情。"

无声的大泪珠开始从女孩的棕色脸颊上滚落下来。

"你为什么要哭？"哈珀友好地问，凝视着孩子的口腔。

牙医在奥利维亚的牙弓上找到了答案。大约 5 岁，还没长出成人的臼齿，但她的牙齿已经留下了病痛的印记。一颗乳牙或婴儿臼齿不见了，还少了一颗犬齿，被拔掉了。另外三颗乳牙也龋坏了。

"你的牙疼吗？"哈珀问奥利维亚。孩子不说话，只是在抽泣。

哈珀给了她一只紫色的毛绒狮子抱着。这个露齿大笑的玩偶被用来教孩子养成良好的刷牙习惯。"抱住勇气先生。"哈珀在向前推进时说道。当小奥利维亚抓着玩具时，哈珀拿出她的电动牙科工具，并向奥利维亚展示了她用来清洁牙齿的彩色一次性动物形刷子。

"你想要哪个？企鹅还是斑马？"

在治疗过程中，她记下了发现的蛀牙。她在病历上写道，小女孩需要尽快去牙医诊所就诊。她需要治疗，否则蛀牙只会变得越来越严重。

在马里兰州，在 12 岁的迪蒙特·德里弗死亡的 2007 年之前的几年里，州立牙科学校的研究人员就发出了有关牙痛及其对该州穷人生活影响的警告，而该州还是美国最富有的州之一。他们谴责人们对这个问题缺乏关注。"据父母或监护人报告，马里兰州近 12％的学龄儿童至少有过一次牙痛发作。此外，将近三分之一有龋齿病史的儿童也有过牙痛。"公共卫生牙医兼研究员克莱门西亚·瓦格斯（Clemencia Vargas）及其来自马里兰大学牙科学院的团队在 2005 年的论文中称。"其他任何影响到某个社会群体近三分之一的人的可预防性疼痛都将得到广泛研究。不幸的是，许多人却认为牙痛是一种常见现象，因此与其他不太普遍的健康问题相比，不太可能得到重点研究。"研究人员表示，许多受害者如此逆来顺受，他们甚至没有抱怨。

他们写道："许多孩子很可能学会了忍受疼痛，将疼痛作为他们正常生活的一部分，这与几个世纪前对牙痛的看法相似。"[20]

对于马里兰州的贫困成人来说，牙痛也十分常见。

黎明前，在马里兰州劳雷尔的一家免费诊所，曼迪·利奎（Mandy LeQuay）在排队等候拔下 11 颗牙齿。她将疼痛描述为一种令人麻木的、无能为力的生活现实。她说："这影响了我成为一个好家长的能力。"她解释说，自己曾因口腔感染而暂时住院，但随后被送回了家。她有时不惜切掉牙龈上感染的病灶，试图减轻病痛带来的压力。

马里兰大学牙科学院的一个研究小组研究了牙痛在马里兰州贫困成人生活中的影响及其应对策略。近一半的受访者表示，在过去五年中遭受了五次以上的牙痛。研究人员写道："最近一次牙痛的强度不容忽视。近一半（45.1%）人表示，疼痛可能已达到最高程度。"更多的受访者求助于非处方药和家庭疗法，而不是专业帮助。绝大多数人求助于更高级别的救济力量。"绝大多数（75.4%）的受访者使用了祈祷的方式，其中黑人使用这种方式的比例最高（85.4%）。"[21]

其他州的受访者也在祈祷。

"我不断祈祷。"格雷戈里·富尔顿（Gregory Fulton）说，他有着一口不整齐、严重受损的残牙。有时它们引发的疼痛无法描述，他说。

"我在心中祈祷。我一直在祈祷。"他重重地坐在佛罗里达州坦帕市的一堵矮墙上，手里拿着拐杖。他戴着迪尔牌帽子，蓄着不规则的胡须。

他在三一咖啡馆享用美味免费午餐的人群中广为人知。

"你有票吗，老爹？"一位志愿者问道，他的脖子上戴着一枚大号的十字勋章。富尔顿点头表示肯定。他数出了 30 美分的零钱，递给了另一个人。"买根烟，我们可以一起抽。"

在富尔顿的圈子中，他被称为"行走的圣经"。他说他从头到尾读了四十遍《圣经》。他今年 55 岁，但看上去很老。他过得十分艰辛，有一段时间染上了可卡因瘾；还曾身陷囹圄，他把监狱里的日子比作约拿在鲸腹中的时光，也经历过信仰的重生。他患有 2 型糖尿病。

他说他希望能安假牙，但首先需要拔牙。他表示他正在寻求县里的帮助以完成手术。

牙齿上的感染导致他的口腔间歇性地发炎，脸部肿胀。抗生素只能暂时起作用，然后肿胀卷土重来。

牙齿由坚固的材质构成。在坟墓中，它们可以抵御洪水、大火，甚至历经几个世纪都安然无恙，但牙齿却无法应付贫穷生活带来的潜移默化的灾难，贫困带来了负担、分心、疾病、匮乏、低期望、暂时性以及以高利贷提供暂时缓释的成瘾性解药。

其他在三一咖啡厅等着吃午餐的人也对这种疼痛深有同感。戴维·希尔（David Hill）有着蜷曲的头发和金色的睫毛，看上去像麻烦缠身的查尔斯·林德伯格（Charles Lindbergh）[①] 一样。他的蓝眼睛里闪着狂野的光芒，动不动就哭。

他的牙齿根部颜色很深。他指着一颗灰色的下门牙，它已经裂开了。

有时，他说痛苦是如此深切，以至于变得像一个伴侣。"真的，经过一段时间后，痛苦几乎会让人感觉不错。牙髓控制着一切，而

---

① 美国飞行员，航空史上最著名的人物之一，因 1927 年首次从纽约直飞巴黎，横跨大西洋而闻名。——编者注

你可以轻松地应付它。"在其他时候，他是疼痛的奴隶。他说："我很痛苦，但对此我无能为力。我不求人，不借钱，也不偷东西。朝我的头部开枪吧。如果你能让我摆脱痛苦，那事情就容易多了。"

唐纳德·所罗门（Donald Solomon）用一根粗壮的竹棍当拐杖，他缺了一颗门牙。"我不会撒谎。我喝了几杯啤酒，然后自己拔了，"他说，"我再也不疼了。"那是十多年前，他从自行车上摔下来之后。还有一次，他凑够了钱找专业人士拔了一颗智齿。"那颗牙里面有一个大洞。"他说，它被感染了。他知道要拔掉这颗牙。他听说数年前坦帕市一个 17 岁的年轻人死于类似的感染。

他平静地说："它进入了血液，会杀死你。所以我才把它拔了。这就是为什么唐纳德先生还活着。这就是我的故事，我还在忍受着。"

斯蒂芬妮·奥利瓦（Stephanie Oliva）在等待午餐时推着婴儿车，里面睡着她年幼的儿子。

"我的牙齿后面疼。"她说。"我可能有颗蛀牙。"她耸了耸肩补充道。

午餐时间到了，富尔顿让队伍里的其他人走在他前面。"在前的将要在后，在后的将要在前。"他在阳光下徘徊着，温柔地说。一番折腾后，他终于进了令人愉悦的餐厅，餐厅里装饰着一棵圣诞树，两名志愿者演奏着墨西哥流浪乐队的音乐活跃气氛。餐厅供应了猪排、通心粉、青豆和沙拉。富尔顿开始感到胸痛。救护车被叫来了，他被抬上轮床，在一片灯光和警笛声中消失了。

48

在圣彼得斯堡长长的蓝色堤道对面，一家非营利性诊所（这个国家最古老的免费诊所之一）一直在努力为工作的贫困患者提供牙科护理，这些人在城市光鲜的饭店和酒店里打工，他们建造和清洁房屋，照顾病人和老人。

"这真让我惊讶,有那么多成人甚至是老年人都说这是他们第一次看牙医。"圣彼得斯堡免费诊所健康中心主任苏珊·伊斯特(Susan Easter)说。"我们早上看了一对夫妇。他们在发抖,因为这是他们第一次看牙医。"2010年美国医疗改革法通过后,一些长期客户能够获得私人医疗保险,他们便不再需要免费诊所的医疗服务,伊斯特说。但对牙科护理的需求似乎只增不减。

这个免费诊所没有自己的牙科椅,因此只能在下班后在附近县卫生诊所借来的空间提供牙科服务。在大多数情况下,患者所需的治疗已推迟了很长时间。

诊所的牙科项目主管克劳迪娅·罗萨斯(Claudia Rosas)说:"不管您信不信,他们中的大多数已经十年没看过牙医,或者从未看过牙医。"罗萨斯说,她曾在自己的祖国哥伦比亚当过牙医,但要在美国执业,她需要再次去牙科学校学习,所以她在移民后接受了牙科保健师的培训。在免费诊所,她的团队只有一名牙科助理。罗萨斯工作的一个主要部分是劝说当地牙医自愿一次为几个病人看病。有些病人在染上瘾症后正试图重建自己的生活。

罗萨斯说:"他们的牙齿都软化了。"

拔出牙齿后,罗萨斯试图帮病人找到假牙,以便他们能回去工作。罗萨斯希望打破疾病和痛苦的循环,但她知道有关口腔健康的信息常常来得太晚了,父母需要教孩子们"你的牙齿就是珍珠,你应该好好保护它们"。

在一次活动中,罗萨斯和她的同事们设法获得了5 000美元的捐款,以经营一天的牙科诊所。这笔钱来自一个致力于纪念小马丁·路德·金的慈善组织。2015年的一天,诊所安排了50多名患者接受治疗,并安排了三名志愿牙医为他们看病。

其中一位患者是莱克西亚·加瑟斯(Lakecia Gathers),她是个

49

高挑的女人，她经营度假房租赁。她已经带着肿胀的嘴工作了几个月，她的牙龈感染了。一个月前她拔掉了一颗坏牙。

在马丁·路德·金纪念日诊所，志愿牙医和诊所董事会成员西拉斯·丹尼尔（Silas Daniel）研究了加瑟斯的 X 光片，以解决余下的问题。影像看起来像是有两根刺扎在她的下腭中，周围是灰色阴影，这是一颗断裂臼齿的两个感染的牙根，牙龈内有一个囊肿。

"牙科中的疼痛是一种压力，"丹尼尔解释说，"你的牙齿就像被摇晃过的可乐瓶。压力在不断增加。"牙医在做手术时，加瑟斯的双手一直交叠在膝盖上。牙根很难拔。当她看到围兜上有血迹时，她表现出了担心。"我要晕过去了。"她警告说。丹尼尔向她保证，除掉烂掉的牙根以后她会感觉好多了。牙医说："感染不断加重就会扰乱您的血压、白细胞和血糖。"

她的身体卸下了一个负担。他告诉她："您将成为一个全新的人。"

唐娜·约翰逊·阿盖特（Donna Johnson Agate）也是其中一位患者，她是一名失业的持证护士助理，对牙医的恐惧加剧了她的痛苦。她说，在去诊所的前一晚，她太害怕了，感到恶心，甚至无法入睡，躺在床上不停地胡思乱想。

"我小时候有过一次非常糟糕的看牙医经历。"

当叫到她的名字时，她试图安坐到牙科椅上，但还是不停地跳起来。最后，来自皮内拉斯技术学院的两名学生牙医助理合力让她平静下来，身材修长的年轻助理埃姆拉·库克（Emrah Kuc）提醒她呼吸。像祖母一样的康妮·伦纳德（Connie Leonard）则牵着她的手。他们帮她渡过了难关。"只是知道他们在那里就很不一样了。"阿盖特离开的时候感激不已。

当天的最后一位病人是肖恩·库菲（Sean Cuffie），他已经牙痛了几个月。

极度的痛苦使他几次去了附近的圣安东尼医院的急诊室，但是医生给他的药物只能带来暂时的缓解。他是一个高大英俊的男人，留着长长的雷鬼辫，有一双精致而修长的手。库菲说，在成年初的一段漂泊经历之后，他回到学校攻读商学学位。他的志愿牙医约翰·西（John Thee）看着他的 X 光片摇了摇头。除了严重的龋齿外，库菲还患有晚期牙龈疾病，最终可能使他失去所有的牙齿，他警告说。

库菲喃喃地说，他已经为坏消息做好了准备。

牙医给他打了一针局部麻醉剂，然后开始工作。他拔掉了两颗牙齿，这两颗牙似乎是库菲大部分痛苦的根源。第一颗牙齿花了很长时间才拔出来。第二颗牙齿的侧面有一个大洞。两颗龋齿躺在椅子边的托盘上，牙根和牙尖上的血迹已经凝固。

库菲感谢了牙医和他的助理，然后消失在午后佛罗里达州的茫茫人海中。他的牙齿则留在那里，等着被当作医疗废物扔进垃圾箱。

注释

1 Robert Wood Johnson Foundation and University of Wisconsin Population Health Institute, "2015 County Health Rankings Virginia," www. countyhealthrankings.org.

2 Health Resources and Services Administration Data Warehouse, datawarehouse. hrsa.gov/ GeoAdvisrr/ShortageDesignationAdvisor.aspx.

3 Elham Emami and others, "The Impact of Edentulism on Oral and General Health," *International Journal of Dentistry*, published online May 8, 2013, doi: 10.1155/2013/498305.

4 Southwest Virginia Graduate Medical Education Consortium, "Report to the Virginia State Assembly," January 2008.

5 Andrew D. Wade and others, "Early Dental Intervention in the Redpath Ptolemaic Theban Male," *International Journal of Paleopathology* 2 (December 2012): 217-222; Jeffrey H. Schwartz, Jaymie Brauer, and Penny

Gordon-Iarsen, "Tigaran (Point Hope, Alaska) Tooth Drilling," *American Journal of Physical Anthropology* 97 (May 1995): 77 – 82; Charlotte Robert and Keith Manchester, *Archeology of Disease* (Ithaca, New York: Cornell University Press, 2005), 82.

6 American Dental Association Health Policy Institute, "Fewer Americans Forgoing Dental Care Due to Cost," October 2014, www.ada.org/~/media/ADA/Science%20and%20Research/HPI/Files/HPIBrief _ 1014 _ 6.ashx.

7 Liz Hamel and others, "The Burden of Medical Debt: Results from the Kaiser Family Foundation/New York Times Medical Bills Survey," January 5, 2016, kff.org/health-costs/report/the-burden-of-medical-debt-results-from-the-kaiser-family-foundationnew-york-times-medical-bills-survey.

8 Teresa A. Dolan and others, "Access to Dental Care Among Older Adults in the United States," *Journal of Dental Education* 69 (September 2005): 961 – 974.

9 Mary Otto, "Dentist of the Back Roads," *Washington Post*, February 23, 2008.

10 U.S. Government Accountability Office, *Oral Health: Efforts Underway to Improve Children's Access to Dental Services, but Sustained Attention Needed to Address Ongoing Concerns*, Washington, D.C., November 2010.

11 American Dental Association Health Policy Institute, "The Oral Health Care System: A State-by-State Analysis," December 9, 2015.

12 C. S. Lewis, *A Grief Observed* (New York: HarperCollins, 1994), 9.

13 Barbara Bloom and others, "Oral Health Status and Access to Oral Health Care for U.S. Adults Aged 18 – 64: National Health Interview Survey, 2008," *Vital Health Statistics* 10, no. 253 (July 2012), 1 – 22.

14 Robert E. Pawlicki, "Psychological / Behavioral Techniques in Managing Pain and Anxiety in the Dental Patients," *Anesthesia Progress* 38 (July – October 1991): 120 – 127.

15 Ilana Eli, *Oral Psychophysiology: Stress, Pain and Behavior in Dental Care* (Boca Raton, Florida: CRC Press, 1992).

16 American Dental Association Health Policy Institute "The Oral Health Care System: A State-by-State Analysis," December 9, 2015.

17 Robert Wood Johnson Foundation and University of Wisconsin Population Health Institute, "2015 County Health Rankings Virginia," www.

countyhealthrankings.org.

18 Charlotte Lewis and James Stout, "Toothache in US Children," *Archives of Pediatrics and Adolescent Medicine* 164 (November 2010): 1059 – 1063.

19 Stephanie L. Jackson and others, "Impact of Poor Oral Health on Children's School Attendance and Performance," *American Journal of Public Health* 101 (October 2011): 1900 – 1906.

20 Clemencia Vargas and others, "Dental Pain in Maryland School Children," *Journal of Public Health Dentistry* 65 (Winter 2005): 3 – 6.

21 Leonard Cohen and others, "Toothache Pain: Behavioral Impact and Self Care Strategies," *Special Care Dentistry* 29 (July 2009): 85 – 94.

第三章　急诊

美国医疗保健系统的设置似乎把嘴和身体割裂了。一多个世纪以来，运作方式一贯如此，但几乎每一个因牙痛而去急诊室就诊的人都对这种安排提出了挑战。每年都有数十万牙痛的人出现在急诊室，这些诊治每年需要花费数亿美元，但仍然很难满足患者的需求。

2011 年 8 月 23 日，一个温暖晴朗的周二上午，凯尔·威利斯（Kyle Willis）前往位于俄亥俄州巴达维亚的社区医院——恩慈医院的急诊室。这家医院距威利斯居住的小镇阿米莉亚以北几英里。他 24 岁，在离他长大的地方不远的四车道俄亥俄州高速公路上租了一间拖车房。他在 10 英里外的一家快餐店工作，上班途中会经过自助洗衣店、支票兑现商店和五金店，那里离辛辛那提市更近。他正在抚养自己 6 岁的女儿凯莉。

他没有保险，也没有多少钱，他有颗智齿疼。根据医院的记录，他在急诊室被诊断出患有某种未明确的牙齿疾病。他的姑妈帕蒂·威利斯·柯林斯（Patti Willis Collins）回忆道，医生给他开了止痛药和抗生素的处方，便把他打发走了。

"止痛药好像是 4 美元，而另一种药要花 26 美元，"柯林斯说，"所以他只拿了 4 美元的药。他说：'好吧，我很疼。'于是，他在取药单子上填了止疼药。"然而，他没有拿处方上更昂贵的药物——抗生素。

智齿化脓了，感染更加严重了。

柯林斯说，当时她不知道她看着出生且疼爱的侄子正在遭受痛苦。她只是事后才拼凑出了事情的细节。她说，当她第一次了解到侄子的问题时，她正在从洛杉矶旅行回来的途中。在机场，她接到了母亲，也就是凯尔的祖母打来的电话。

"我妈妈说：'凯尔真的牙疼得厉害，帕蒂。'我说：'等我到家我会给我的牙医还有凯尔打电话，看看凯尔是否想去我的牙医那儿看看。'"帕蒂·柯林斯回忆道。

但是她未能有机会为她的侄子安排与牙医的会面。

柯林斯说，在第二天（8 月 30 日星期二）黎明前，凯尔·威利斯回到了恩慈医院，这次他是被救护车送过去的。

他的脸肿起来了，医院记录显示，这次他入院的诊断是可能的过敏反应，但后来发现肿胀原来是眼眶蜂窝织炎引起的，这表明他的智齿感染已经扩散到了面部组织。随后，威利斯患上了蛛网膜下腔出血，医生断定是脑内膜出血。牙痛已升级为系统性危机。

"他那时已经在抽搐了，"柯林斯说，"他失去了意识。"那天上午晚些时候，另一辆救护车匆忙将威利斯从安静的巴达维亚郊区医院送到了 20 英里外的辛辛那提市中心的大学医院神经外科。"当在救护车上被送往大学时，"柯林斯说，"他已经进入昏迷状态了。"

"14 点 42 分，病人被宣布脑死亡，"大学医院的记录上仔细地写着，"告知家人……为病人接上呼吸机。"

"我的女儿给我打电话：'妈妈。你得来啊。我们现在马上就要走了。'"柯林斯说不敢相信她所听到的一切。家里面没人能接受这个消息。"有两个医生说：'我们用仪器维持他的生命，但你们需要做出决定，因为他活不了。'"

他们都在祈祷。"上帝啊，把我们的凯尔还给我们吧。这是怎么回事？为什么会这样？"但是一切都结束了。"我们进去看了看他。我想确认一下。他们说看他的眼睛就知道了。他的眼睛里什么都没有。他的瞳孔，什么都没有。我走上前去看着他。我只是说'凯尔，你能看见我吗？'什么反应都没有。"

帕蒂·柯林斯的哥哥，也就是凯尔·威利斯的父亲让医生们停掉生命维持系统。"然后他们就把它拔掉了。大约 20 分钟后，一切都恢复了平静，"她说，"就是这样。"记录显示，死亡原因是牙周脓肿引起的脑水肿。

凯尔·威利斯的葬礼在新里士满的一座简陋的白色煤渣砖砌成的教堂里举行，教堂所在的俄亥俄河小城是他长大的地方。他被葬在城外树木繁茂的陡峭山坡上，那里有一片古老的墓地。柯林斯说，凯尔的女儿凯莉怀念与父亲交谈的时光。这个孩子将由祖父抚养长大。

帕蒂·柯林斯讲述这个故事的那天有点寒冷。她穿着深褐色的衣服，戴着一顶帽子，帽子上柔软的棕色和白色羽毛衬托着她优雅的脸庞。她曾是辛辛那提猛虎队的啦啦队长，她的丈夫是著名而又张扬的放克贝斯手布西·柯林斯（Bootsy Collins），他曾与詹姆斯·布朗（James Brown）以及国会乐队（Parliament）一起演奏。她在教健美操课时遇到了他。在他们结婚后，她继续运营他的音乐和慈善工作，在辛辛那提市，两项事业都享有很高的声誉。

侄子去世后，这对夫妇开始公开谈论牙科保健的重要性。他们两出席了一次市议会会议，会议的重点是凯尔·威利斯的去世以及辛辛那提及周边社区远未得到满足的广泛牙科需求。市政官员们讨论了避免更多此类悲剧的方法。辛辛那提市区的一家城市诊所延长了工作时间，以帮助更多有需要的人得到及时的治疗。在通向牙科椅的狭窄走廊中，有一块纪念凯尔·威利斯的牌匾。

在有一次拜访诊所时，柯林斯研究了侄子肖像上生动的笑容。"看看那张笑脸，瞧瞧那些牙，"她说，"他有一颗坏牙。"

根据基层组织"现在就去看牙医"的数据，在 2011 年，即凯尔·威利斯逝世的那一年，有超过 8.4 万名享受公共保险或未投保的俄亥俄人因牙齿问题去医院看急诊。"俄亥俄人看急诊的一个原因可能是他们无法在社区中找到负担得起的牙科护理服务。俄亥俄州有 84 个联邦认定的牙科保健专业人员短缺地区。"该组织在 2014 年的一份报告中指出。[1]

威利斯居住的半农村的克莱蒙县就是其中之一。

在痛苦的时候，急诊科的门会无声无息地自动打开。患者不需要口袋里有一美元，也不需要预约，甚至不需要身份证，就可以到服务台前寻求帮助。无论前来就诊的人法律地位、公民身份和支付能力如何，任何接受医疗补助计划和医疗保险计划的医院都必须对其进行检查，使其病情稳定。红十字标志给了人们希望，至少是某种形式的暂时解脱的希望。

这些急诊室的诊疗费用对整个医疗系统来说都是非常昂贵的。它们很少能满足患者的需求，因为如果没有牙科护理，问题只会变得更糟。在极少数情况下，急诊室中的牙科病人会以死亡告终，就像以前没有抗生素的时候一样。牙科急诊对任何人——痛苦的病人、不堪重负的急诊科或纳税人——都没有什么好处。

2000 年至 2010 年的十年间，牙科急诊就诊人数几乎翻了一番。2008 年至 2010 年经济衰退的三年里，因蛀牙、口腔病变、脓肿、牙龈感染及相关症状去看急诊的超过 400 万人次。根据 2014 年的一项重要研究，这些就诊的费用总计 27 亿美元。研究人员总结道，患者很少在就诊时接受实际的牙科护理，只会得到处方药。在这十年中，共有 101 名患者死于急诊室。[2]

根据从全国医院急诊部门数据库中收集到的数据，研究人员指出，总体而言，通过常规的专业和家庭护理，这数百万次就诊中的问题大多数可以成本更低、更有效的方式解决，或者完全避免。但论文作者指出，保险或医疗费用支付手段的缺乏、定期预防服务的缺乏、地域隔离、不良饮食和不良口腔卫生，都持续导致人们出现口腔疾病，来到急诊室。因各种疼痛、发烧和损伤过度而看急诊是一个全国性的问题。但研究显示，因牙齿问题就诊的患者人数增长速度超过了因其他需求就诊的人数增长。2015 年的一项研究显示，如今超过 2% 的急诊科就诊与非创伤性牙科疾病有关。[3]

专家发现，从医学角度来说，如果有其他一些现成的医疗资源来关注这些问题，那么导致人们去看急诊的各种健康问题中，有一半以上不需要住院治疗。《纽约时报》健康专栏作家简·布罗迪（Jane Brody）在一篇关于这场危机的专栏文章中指出，当医生办公室关门时，人们经常会因为这类问题去急诊室。她写道："医生不再每天 24 小时接诊或接听电话，医疗行业迄今也无法弥补这一空白。"[4]

　　许多因牙科问题去看急诊的人并不是因为他们的牙医诊所关门了，而是因为他们没有牙医。"大多数人去看急诊是在许多牙医诊所都开放的工作日，"明尼苏达大学一项研究的作者写道，"近75％的就诊时间是在工作日，其中约四分之三的就诊时间是在上午8点至晚上8点之间。因此，这些就诊者中的大多数，他们并非因为牙医诊所已经关门才去的医院……换句话说，急诊室的使用通常与下班后的护理需求无关。"他们花了一年，对明尼阿波利斯-圣保罗地区的五个大医院系统中10 000多次问诊进行了研究。这些就诊费用达到近500万美元。大多数患者没有私人保险。他们的费用由医疗补助计划和其他公共资助项目承担，所以是纳税人为未能满足患者需求的治疗费用买了单。因为他们由公共资助项目承保，所以他们面临牙医的短缺，这是一个全国性的普遍医疗难关。作者写道："不到一半的牙医参加了公共牙科保险计划，即使是这些参加项目的牙医，他们服务的人数也是有限的。"[5]

　　2010年《患者保护和平价医疗法案》（Patient Protection and Affordable Care Act）扩大了医疗补助计划，为数百万新受益人带来了医疗保险。但是长期的个人牙科服务对许多人来说仍很难得，并且难以找到。一个研究团队在2015年的一篇论文中总结道，在许多州，新参保的成人可能仍然得不到牙科保健，并将继续求助于急诊室。"大量患者因在门诊就能得到治疗的牙科疾病而去急诊室就诊，这表明我们的医疗体系对待牙科护理不同于其他预防性护理，而事实上，牙科护理应被视为一个人整体健康和福祉的一部分。"首席研究员玛丽亚·拉文（Maria Raven）指出，她是加州大学旧金山分校急诊室医学副教授。[6]这项研究调查了29个州的非创伤性牙科问题的县级急诊室就诊率，发现在绝大多数牙科急诊发生的城市地区，医疗补助牙科保险似乎并未减少急诊室就诊的人数。研究者发现，为医疗补助计划提供牙科服务的人员匮乏使得受益人仍去急诊室就诊。

作者认为，采取措施帮助患者弥合医疗保健和牙科护理之间的长期鸿沟有助于解决这个问题。他们建议在急诊室设立现场牙科诊所，并雇用中级牙科服务人员，类似于数十年来让执业护士为服务不足的社区提供医疗服务。他们还建议向医疗服务提供者和医疗保险公司提供激励措施，让他们推荐患者进行预防性牙科检查，类似于医生和保险公司常规推荐患者进行结肠癌和宫颈癌筛查。拉文和她的团队并不是第一批研究牙科急诊的人，也不是最早认识到牙科急诊反映了牙科保健系统和更大的医疗保健系统之间存在脱节的人。他们不是第一批提出这些建议的人。多年来，医疗政策专家一直在观察这一分歧，并提出弥补的办法。

"医院和药房的牙科服务一直在发展，但迄今为止仍普遍存在不足，"威廉·J. 吉斯（William J. Gies）在 1926 年发表的一篇关于牙科系统的重要评论中写道，"医院对牙科实习生的需求是显而易见的。"[7]

最近，为应对危机，州和社区层面采取了一些措施。由牙科和公共卫生团体组织的急诊室分流计划旨在将患者从急诊室转移到牙科诊所。公共和私人的非营利社区卫生中心在 2014 年为约 470 万名牙科患者提供了护理，由联邦财政拨款，用于在其服务的贫困和农村社区创建或扩大口腔健康项目。[8]少数州和部落地区正在尝试培训和雇用费用比牙医低的中级牙科服务人员，但此举却遭到牙医团体的强烈反对。然而，缩小牙科保健和更大的医疗保健系统之间的差距仍面临挑战。这两种体系在很大程度上已经分离很久了。

两个世纪前，边界还没有被明确地界定。距离凯尔·威利斯居住的拖车停车场东北方向一小时车程的地方，是俄亥俄州的班布里奇镇。此地有一座现在作为博物馆保存的小房子，19世纪20年代，当地一位名叫约翰·哈里斯（John Harris）的医生曾在这里为有抱负的医生开设课程，帮助他们为进入医学院作准备。那时没有正规的牙科学校。牙科被广泛地视为一项交易而不是一种治疗技艺。但是根据一些说法，哈里斯也向一些感兴趣的人讲授牙科知识。一本插图美国牙科史的作者提道："他让病人躺在摇椅上，并用酒精当麻醉剂。"[9]约翰·哈里斯的弟弟查平可能从他那里学到了一些牙科知识。随后查平·哈里斯自己出门闯荡。在那些年里，他曾在俄亥俄州做过一段时间牙医。根据对他早年生活的描述，1828年，他在格林菲尔德"拔牙、清洁牙齿和补牙"，后来又搬到俄亥俄州的布卢姆菲尔德，在那里从事了两三年"牙科、医学和外科"的工作。[10]

19世纪30年代，查平·哈里斯在巴尔的摩定居时，他应该已经发现了一种类似于杀死凯尔·威利斯的感染。在旅行中，他一直在观察自己的病例，并从其他执业医生那里收集病历。牙齿脓肿、伴随的疼痛以及由此产生的恶果，在他收集的病历中占有很大比重。有时感染会扩散到大脑，其他时间会堵住喉咙。无论哪种方式，结果都很糟糕。"我的朋友，来自弗雷德里克的L医生——去问诊了一位年轻的绅士，年轻人因脸和下颌骨剧痛而苦恼，"哈里斯写道，"他的痛苦源自他一颗白齿的根部。"

感染进一步恶化，哈里斯报告："炎症，尽管经过了医生娴熟的处理，仍在迅速加重；高烧和顽固性发热接踵而至……几天后，他死了。"[11]

研究人员很快注意到，在美国，死于牙齿脓肿的人比那时要少得多。这些感染是可以预防和治疗的。然而，仍有患者因这类感染而住院治疗。死亡事件不断发生。《牙髓学杂志》（*Journal of*

Endodontics）上发表的一项大型研究的作者指出："近 200 年前，根管系统感染导致的牙脓肿被视为死刑判决，以及通常导致死亡的主因。"[12]

"随着牙科科学的进步，根尖周脓肿已成为一种可预防、可治疗的疾病，通常在牙科诊室环境中治疗成功率较高。"研究人员观察到，"如果不及时治疗，根尖周脓肿会有严重的后果，可能会导致住院治疗。"2000 年至 2009 年的九年间，全国共有 61 439 例住院主要归因于根尖周脓肿。经通货膨胀率调整后的住院费用为 8.589 亿美元。研究作者写道，平均每位患者住院近三天，共有 66 名患者死亡。"没有牙科保险就很难获得牙科护理，加上政府援助的牙科治疗覆盖面有限，寻求预防性和常规护理的人可能更少，而这些护理最终可以避免因根尖周炎脓肿住院。"近 44% 的患者是公共资助的医疗保险计划和医疗补助计划的受益人，因此是纳税人在负担他们的费用。

杀死凯尔·威利斯的是一颗被感染的智齿。然而，对于许多年轻人来说，拔智齿是一种成人礼，特别是对那些有牙科福利并能够支付医疗费用的人而言。根据 2014 年 4 月发表在《美国公共卫生杂志》（*American Journal of Public Health*）上的一项研究，美国人每年花费约 30 亿美元拔除智齿。这项研究的结论是，接受手术最重要的预测因素是"是否有保险"。据《洛杉矶时报》（*Los Angeles Times*）2015 年一篇关于拔除智齿的报道，即使买了很多医疗保险的人，也可能需要自己承担 20% 的费用，或高达 500 美元以拔除四颗智齿。正如这篇文章所观察到的，一些专家对"预防性"拔除尚无致病倾向的智齿的必要性提出了质疑。[13]

与此同时，贫困、未投保以及没有公共保险的成人往往得不到必要的护理，尤其是在财政困难时期。

研究表明，在经济衰退期间，当更多的人需要医疗补助时，州政府常常决定削减医疗补助计划下的成人牙科福利，导致到急诊科看牙的人数增加。但是，根据皮尤慈善信托基金的分支机构皮尤美国中心发布的一项研究，同样是这些财政紧张的州及其纳税人，最终还要承担因延迟牙科护理而导致的紧急治疗龋齿、脓肿和其他牙科疾病的昂贵费用。这家慈善组织得出结论，仅在 2009 年经济衰退期间，在医院急诊室被诊断为可预防的牙科疾病就有 830 590 人次，比 2006 年衰退前增加了 16%。"各州通过医疗补助计划和其他公共项目承担了部分费用。特别是当严重的龋齿相关问题需要医院使用全身麻醉时，会产生数额巨大的账单。"这家慈善机构在其报告《昂贵的牙科目的地：医院护理意味着国家付出高昂的代价》（"A Costly Dental Destination：Hospital Care Means States Pay Dearly"）中指出。皮尤研究中心得出结论，各州可以通过投资扩大社区用水氟化项目，让目前无法用上氟化水的 25% 的美国人受益，从而减少医院就诊次数，强化口腔健康，并降低成本。这家慈善机构建议让覆盖面更广的医疗保健系统参与进来，以在服务不足地区增加获得预防性牙科保健的机会——跨越牙科保健和医疗保健之间的鸿沟。"医疗专业人员应该在预防中发挥更大的作用。"这个组织写道。儿科医生、执业护士和其他医疗服务提供者可以进行口腔检查，并向年轻患者提供预防性涂氟。他们可以把孩子转给牙医进行额外的护理。研究指出："让医疗服务提供者参与进来是很重要的，因为小孩子看这些医生的时间比看牙医更早、更频繁。"[14]

大学医院是一个位于新泽西州纽瓦克市中心的大规模一级创伤中心。除了可怕的创伤、猖獗的感染和严重的心脏病，这家医院还治疗牙痛。这家医院被纳入 2014 年新泽西州贫困地区牙科问题急诊科就诊研究项目。罗格斯大学医疗保健政策中心和罗格斯大学牙科医学院的研究人员称，年轻人，尤其是那些没有保险或未参与医疗补助计划的年轻人，是最主要的使用者。"对急诊室牙科治疗的依赖揭示了一个更大的问题：公众在牙科护理不足的严重后果方面极度无知，而且医疗体系拒绝承认口腔健康是整体医疗健康的一个重要方面。"罗格斯大学牙科医学院院长塞西莉亚·A. 费尔德曼（Cecile A. Feldman）在这项研究发表后写道。她在纽瓦克《明星纪事报》（*Star-Ledger*）的特约评论中指出："许多人仍有一种误解，认为牙科护理是一种奢侈品，主要是一种有助于确保牙齿洁白整齐的美容手术。"费尔德曼还指责这个系统导致了牙科问题急诊室使用率的上升。"对许多人来说，"她补充道，"看牙医是负担不起的，也是不可能的。"私人牙科诊所的大门可能仍然对他们关闭，但是急诊室的大门总是开着的。

62　　　这一天，大学医院急诊部的每个隔间里都挤满了瘫倒在地、血流不止、蜷缩着身子的人，牙痛患者沙蒂娅·贾尔斯（Shatiyna Giles）已经被转移到了一个特殊的区域，她正在那里等护士。这位 26 岁的社区大学生蜷缩在病床上，穿着便服，身上盖着床单。她说她为自己忽视牙齿而感到很难过，尤其是给她带来最大痛苦的上臼齿。

　　"它的味道真恶心。它已经腐烂了，"她说，"我很惭愧让事情变成这样。"她的脸看起来肿了。"我哭了一整夜，"她说，"我的头感觉就要爆炸了。"

　　　她得到治疗的机会比凯尔·威利斯的要好。像大学医院这样的大型教学医院有资源来处理许多社区医院无法处理的牙科急诊。有牙周脓肿危险的人可以在这里做引流手术，急诊科首席住院医师戴夫·伍德科奇（Dave Woodkotch）表示。大学医院通常有牙科住院医师轮班或可随叫随到进行会诊。这家医院位于罗格斯牙科医学院的隔壁，该校经营着几家牙科诊所，其中一家就在医院大厅旁边。

带着牙齿问题来到急诊科的患者通常会选择贾尔斯一样的路线，急诊科服务主管格雷戈里·苏加尔斯基（Gregory Sugalski）解释道。他是一位精力充沛的年轻医生，有军人的风度。"他们大多数都是通过我们的快速通道接受执业护士诊治的，"苏加尔斯基说，"如果他们有面部蜂窝织炎或脓肿，我们可能会从牙科叫人来为病人提供检查。"通常情况下，患者就诊后不仅会得到抗生素和止痛处方，还会被转诊至牙科诊所。苏加尔斯基说，为这个贫穷城市社区服务的医护人员仍需关注药品费用和患者在成功解决健康问题时面临的其他障碍。

"只要可能，当我们知道患者没有保险或资源时，我们会尽量看看沃尔玛的清单①，确保给他们开出 5 美元的处方药或其他便宜的药品。我们不会给他们开无法配药的处方。"即便如此，苏加尔斯基表示，他很清楚如果患者只能负担得起一种药物，他们会选择购买哪种药物。患者很可能会像凯尔·威利斯那样。"如果可以选择，他们可能会选择止痛药而不是抗生素。"

苏加尔斯基说，后续的实际牙齿护理至关重要。然而，医院里的牙科诊所每天早上都很快人满为患。在那里接受必要的治疗可能需要回访。"在这个社区，我最大的忧虑是确保我的病人得到后续治疗。"苏加尔斯基说。

苏加尔斯基听到过关于更好地协调牙科和医学领域的讨论。尽管如此，他表示，他很难想象有一天急诊部门不会在解决牙痛方面发挥作用。"如果我在凌晨两点钟牙痛，而唯一开放的就是急诊室，

① 自 2006 年起，沃尔玛推出"处方计划"，以极低的价格为消费者提供上百种常见的药品。——编者注

你可以做你想做的所有协调工作。你还是要去急诊室。"你很可能仍然需要从那里进入另一个系统，即牙科系统，然后得到治疗。

在那条把牙齿和美国现代 2.9 万亿美元的医疗体系隔开的鸿沟中，仍然有一种近乎禁忌的神秘感。即使是经验丰富的急诊室医生，也很难谈论这个问题。在大学医院做住院医师期间，戴夫·伍德科奇说，他学会了如何应对各种可以想象得到的紧急情况。他甚至在医院的口腔颌面外科待了两周，在那里他学会了拔牙。"我们的主要目标是学习麻醉。但是那里有一个拔牙诊所，每个人都在那里拔牙，所以当我们在那里轮岗时，我们也给人拔牙。"他目睹了各种可怕的创伤，但是拔牙仍然让他感到不安。

"出于某种原因，我不适合做牙医，"他解释道，"我 22 岁时有了第一颗蛀牙……这是我一生中最糟糕的经历。我不喜欢有人在我嘴里钻孔……我猜如果你不习惯的话……这是让我很不舒服的事情之一。我不喜欢给人拔牙，或者处理严重的眼部损伤。"

苏加尔斯基静静地听着，然后说他明白了。"我不认为戴夫是个特例。我认为我们大多数人就是不习惯给人拔牙。"

他无法解释这种感觉的来源。在苏加尔斯基来大学医院管理急诊室之前，他是一名军医。他在伊拉克和阿富汗服过役，为那些被地雷击中和炸伤的士兵服务。从那以后，他经历了更多的创伤。"我们在胸部插管。我们打开人们的胸腔，诸如此类的事情，并没有让我感到困扰，但我说不清楚。拔一颗牙，出于某种原因……也许更私人一些。我说不清楚。"

注释

1　Dental Access Now，"It's an Emergency! Too Many Ohioans Go to Emergency Rooms for Oral Health Care Needs，"September 2014，uhcanohio.org/sites/

default/files/DAN%20Emergency%20 Report%20-%20FINAL.pdf.

2 Veerasathpurush Allareddy and others, "Hospital-Based Emergency Department Visits Involving Dental Conditions," *Journal of the American Dental Association* 145 (April 2014): 331 – 337.

3 Kathryn R. Fingar and others, "Medicaid Dental Coverage Alone May Not Lower Rates of Dental Emergency Department Visits," *Health Affairs* 34 (August 2015): 1349 – 1357.

4 Jane Brody, "Avoiding Emergency Rooms," *New York Times*, April 15, 2013.

5 Elizabeth E. Davis, Amos Deinard, and Eugenie W. H. Maiga, "Doctor, My Tooth Hurts: The Cost of Incomplete Dental Care in the Emergency Room," *Journal of Public Health Dentistry* 70 (Summer 2010): 205 – 210.

6 Stanford Medicine New Center, August 3, 2015, med.stanford.edu/news/all-news/2015/08/medicaid-dental-coverage-may-not-prevent-tooth-related-er-visits.html.

7 William J. Gies, *Dental Education in the United States and Canada: A Report to the Carnegie Foundation for the Advancement of Teaching* (New York: Carnegie Foundation for the Advancement of Teaching, 1926), 137.

8 Mary Otto, "Safety-net Clinics in Your Community May Benefit from New Federal Dental Care Grants," *Association of Health Care Journalists blog*, July 13, 2016, healthjournalism.org/blog/2016/07/safety-net-clinics-in-your-community-may-benefit-from-new-federal-dental-care-grants.

9 Richard A. Glenner, Audrey B. Davis, and Stanley B. Burns, *The American Dentist: A Pictorial History with a Presentation of Early Dental Photography in America* (Missoula, MT: Pictorial Histories Publishing Co, 1990), 71.

10 Burton Lee Thorpe, "A Biographical Review of the Careers of Hayden and Harris," *The Dental Cosmos* 47 (September 1905): 1047 – 1057.

11 Chapin A. Harris, *The Dental Art: A Practical Treatise on Dental Surgery* (Baltimore: Armstrong & Berry, 1839), 52.

12 Andrea C. Shah and others, "Outcomes of Hospitalizations Attributed to Periapical Abscess from 2000 to 2008: A Longitudinal Trend Analysis," *Journal of Endodontics* 39 (September 2013): 1104 – 1110.

13 Joana Cunha-Cruz and others, "Recommendations for Third Molar Removal: A Practice-Based Cohort Study," *American Journal of Public Health* 104

（April 2014）：735 - 743；Elise Oberliesen，"Dentists Debate Need to Extract Wisdom Teeth," *Los Angeles Times*，January 2，2015.

14 Pew Center on the States，"A Costly Dental Destination：Hospital Care Means States Pay Dearly," February 2012，www. pewtrusts. org/en/research-and-analysis/reports/2012/02/28/a-costly-dental-destination.

第四章　鼻子以下的世界

伟大的博物学家乔治·居维叶（Georges Cuvier）　
曾说："让我看看你的牙齿，我会告诉你你是谁。"
他确信，一颗牙齿可以讲述一个人生故事。居维叶
在 18 世纪末到 19 世纪初的法国工作时，把每一种
动物都看作一个精心组织的整体。他发现在骆驼的
门牙和跗骨之间、在叫作麝香鹿的小鹿的犬齿和腓
骨之间，有某种"恒定和谐"。居维叶观察到，食肉
动物的牙齿与其眼睛、腿、肠、大脑以及食肉本能
相适应。从一颗牙齿，他推断出这种生物及其在世
界上的位置。革命、剧变、灾难可能会使整个物种
灭绝。居维叶对灭绝的真相是有把握的。他在灭绝
动物的牙齿和骨骼中找到了证据。然而，在他看来，
身体是一个封闭的系统，他没有发现可发生重大变

化和适应的地方。[1]

66　　　这位古生物学之父在 1832 年去世的时候拒绝相信进化的可能性。他的得意门生路易斯·阿加西（Louis Agassiz）也是如此，即使当查尔斯·达尔文的工作震撼了科学界之时他也未改变看法。尽管如此，在整个过程中，阿加西仍然是坚定的收藏爱好者。阿加西斯在探索过程中获得的许多宝藏最终都被送到了哈佛，他在 1848 年接受了那里的教授职位。

马萨诸塞州剑桥市神街上砖砌的皮博迪考古与民族学博物馆收藏了大量的骨头、水晶和文物，保留了维多利亚时代收藏柜的奇特魅力。这一天，在去皮博迪办公室的路上，哈佛大学古人类学家坦尼娅·史密斯（Tanya Smith）在一个陈列柜前停下来，欣赏一件古老的手工艺品，这是一根部落战争用的木棒。棍子上镶嵌着长长的、弯曲的牙齿，它们白色条纹状的牙釉质在玻璃后面闪闪发光。

史密斯也可以挑出一颗牙，给你讲一个人生故事。但是，史密斯远没有把牙齿看作封闭系统的证据，她在牙齿中发现了发育里程碑和环境变化的记录。对史密斯来说，一颗牙齿就是一颗时间胶囊。在科技的帮助下，她能够读懂肉眼看不见的故事情节，以及储存在牙科显微解剖学中的深层生命记录。

"我们口腔里有个靠谱的时钟。"她解释道。我们牙齿的发育早在出生前就已经开始了，那时我们还是一个胚胎，只有豆子那么大，只有几周大。牙芽在后来成为我们颌骨的褶皱中成熟，牙釉质的棱柱状物质每天都在分泌。随着我们的成长，时间的节律、创伤产生的中断和转变都记录在牙釉质的条纹中。牙齿包含了每日生长的矿化纪年。随着出生而发生的生理变化的记录被作为"新生儿线"嵌入我们的乳牙和第一恒磨牙的牙釉质中，这些恒磨牙在我们大约 6 岁时长出，正是我们准备读一年级的时候。

史密斯说，人们得知自己的牙齿上带着出生证明时，往往会大吃一惊。"每个人都知道树木的年轮，但是没有人知道牙齿上的时间线。为什么会这样？"她想知道，"它们更加私人化。"

从这个角度来看，牙齿是更加私密的。除个体历史之外，牙齿还是重建进化过程的有力工具，有助于构成我们的集体历史。史密斯说，纵观所有灵长类动物，牙齿发育与大脑大小、繁殖能力和断奶年龄等属性密切相关。出于这个原因，牙齿化石掌握了进化路径的线索。对它们的显微解剖提供了对发育阶段的更深层次的观察，这可能为使我们成为人类的关键进化转变开辟了道路。人们认为，向更长、更慢的童年的转变为我们的早期祖先提供了大脑发育和学习的额外时间，而这是建立更复杂的生存技能和更复杂、更易识别的人类社会所必需的。但是，史密斯和她的同事们想知道，从一种短命早夭的生存方式到一个更长、更慢的童年的转变是什么时候开始的？

他们向古老的牙齿寻求答案。

当史密斯开始做她的研究时，读取牙釉质上的线条需要对化石进行切片。获得切割这些珍宝的许可是极其困难的。随后，一台位于法国格勒诺布尔的欧洲同步辐射中心的"超级显微镜"给了史密斯和她的团队一个非侵入性的选择。利用高能 X 射线，同步加速器可以产生一系列化石的图像，这些图像被软件转换成横截面视图。这一过程使史密斯及其团队能够研究和比较一些出土的最罕见幼年化石的牙釉质中无比微小的条纹。这些图像揭示了这些古代儿童日常生长的节律。在摩洛哥一个洞穴中发现的石器时代 8 岁儿童的牙齿残骸中，史密斯和她的同事们找到了最早的记录现代童年的证据。他们确定，生活在 16 万年前的年轻原始人，其发育速度与今天一个 8 岁小孩的发育速度相同。[2]

68　　　　对古代牙齿的显微解剖检查质疑了之前对著名幼年化石的年龄评估，包括 1924 年在南非一个矿井中发现的神秘"汤恩幼儿"。这个由解剖学家雷蒙德·达特（Raymond Dart）发现的小南方古猿头骨上有一副完整的乳牙，第一磨牙刚刚开始长出。基于这一发育证据，科学家们长期认为原始人在 6 岁时就已经死亡。但是对牙釉质"年轮"更深入的观察显示，汤恩幼儿长第一颗白齿时只有 3 岁半左右。在 100 万到 200 万年前汤恩幼儿生存的时代，童年过得要快得多。

　　　　这样的发现使人类祖先纪年这项复杂而激动人心的工作变得更复杂。史密斯承认，如果叙述简单一点，事情就容易多了。"人们在寻找这样的故事。"她说。但是科学不是这样运作的。

　　　　牙齿化石中还封着更多的线索。史密斯说她渴望继续探究。

　　　　"对我来说，研究生物节律真的令人满足，"她说，"观察一个人的一生有一种亲密感。"

　　　　几千年来，牙齿中所含的化学痕迹有其自身的故事。

　　　　例如，钡元素在古代和现代灵长类中都是母乳喂养的生物标志物，使史密斯及其同事能够记录下旧石器时代的哺乳和断奶情况。通过研究史前牙齿的钡构成模式和生长线，他们得出结论：一名年轻的尼安德特人（其遗骸在比利时斯莱恩的一个洞穴中被发现）接受母乳喂养到 7 个月大。[3]

　　　　最近，史密斯一直在扫描野生黑猩猩的牙齿，以寻找压力、疾病周期和降雨量的证据。目前还没有结论，但她仍继续进行着错综复杂的生命研究。"这就是生物学，"她带着一丝叹息说道，"变化太多了。"

69　　　　数千年来，治疗师从环境的角度来理解身体。他们用体液理论解释疼痛和瘟疫的原因，体液理论是一种被描述为"人类生态学"的宏大系统。[4]与其他身体疾病一样，牙齿问题也被归因于体液质量的变化：热与冷，干与湿，火、水、土、气等元素之间的不平衡。希波克拉底有句格言："冷对骨骼、牙齿、神经、大脑和脊髓都不好，热对这些组织有好处。"春天的来临预示着肺病、发烧和口腔疾病的暴发。"有些人病得很重，喉咙肿胀，舌头发炎，牙齿有脓肿。"这是《流行病学（第三部）》（*Epidemics III*）中报告的一个病史。有时，一颗病牙似乎会使全身发炎。相传一个古老的风湿病病例是通过拔牙治愈的。不过据说希波克拉底一直对拔牙持怀疑态度。

人类观察到微小的微生物则晚得多。荷兰布料商人安东尼·范·列文虎克（Anton van Leeuwenhoek）是第一个对人类口腔中微生物不寻常的多样性感到惊奇的人。17世纪，他凝视着自己手工制作的显微镜，对在自己的牙菌斑和唾液中发现的生物产生了敬畏。"我……看到了，无比惊奇……有许多非常小的微生物，非常非常动人。"1683年9月，他用优美的圆体字写道，"最大的那种……动作非常迅猛，就像梭鱼一样在水（或者说唾液）中穿梭。"其他的则"像陀螺一样旋转"。还有一些"盘旋在一起，你可能会把它们想象成一大群蚊蚋或苍蝇，彼此间飞来飞去"。[5]这些镜头所揭示的迷人世界最终改变了人们对健康和疾病的理解。但是，研究人员花了两个多世纪才开始将微生物与龋齿等口腔疾病联系起来。

蛀牙和牙痛将继续被视为生活中不可避免的部分，牙齿护理被普遍视为一个机械的问题。

17世纪，一位外科理发师①为普利茅斯殖民地的牙科需求服务。18世纪，美国独立战争的英雄——金匠、象牙匠保罗·里维尔（Paul Revere）在波士顿制造出了假牙。[6]

到19世纪初，科学和专业化改变着西医的许多方面。对临床观

70

---

①　中世纪时的一种职业，提供理发、剃须、拔牙、放血等服务。——编者注

察的日益重视和越来越多的仪器——听诊器、支气管镜、喉镜、内窥镜——使疾病研究的焦点更加清晰和有限。内科医生和外科医生间的合作越来越频繁，共同开发出新的方法来治疗心脏、肺、喉、胃和肠等部位的特定疾病。

他们把牙齿的问题留给了商人。

不过，以巡回牙科医生身份开始职业生涯的查平·哈里斯，努力将他的行业提升为一种职业。在 1839 年至 1840 年的一年时间里，哈里斯与包括巴尔的摩的同事霍勒斯·海登（Horace Hayden）在内的一小群人合作，创办了第一本牙科科学期刊、一个全国性的牙科组织，以及世界上第一所牙科学院。巴尔的摩口腔外科学院于 1840 年开学后的前两名毕业生，由于之前接受过教育而获得学分，仅在 5 个月内就获得了学位。"这一天，牙科执业在世界历史上第一次被公认为一种职业，你们是第一批被公共权力授以口腔外科医生头衔的人，"医生兼该校牙科解剖学和生理学教授托马斯·邦德（Thomas Bond）告诉他们，"先生们，我祝你们前程似锦！"[7]

第二所牙科学院于 1845 年在辛辛那提开办。

到 1870 年，牙科学院增长到十所。

牙科专业的学生学习了钻孔、补牙和制作假牙的技术。他们学会了拔牙。然后他们奔赴这个不断发展的国家的乡村、城镇和城市执业。

在世界上第一所牙科学院成立时，古老的体液病理学说仍然占据主导地位。查平·哈里斯自己的研究表明，牙痛的原因和疼痛的类型一样多种多样。其中一些原因包括由"酸性体液的直接接触"以及冷热食物等"刺激性因素"引发的"炎症""机械性暴力""牙龈肿胀""含汞药物""不当的牙科手术""感冒、严重的疾病、对牙齿的撞击"。上述只是部分原因，在其他一些情况下，牙痛的起源似乎更神秘。"我们经常会遇到牙痛的情况，却不是由刚刚列举的任何原因导致的，"哈里斯表示，"这些都是由于牙齿和身体其他部位的病态共鸣引起的。神经质的人和怀孕的女性特别容易患这种牙痛，有时牙痛是胃部紊乱的症状。"[8]

由于牙痛的病因似乎如此难以捉摸，其症状只能由牙医来治疗。在牙齿保持相对完整的情况下，在牙龈上吸附两三条水蛭或涂抹"舒缓收敛剂"有时能缓解炎症和疼痛。通常这些举措对疼痛没什么疗效，拔牙被视为唯一的治疗方法。

直到查平·哈里斯去世后，瘴气和酸性体液的说法才被搁置一边，取而代之的是细菌理论。细菌理论在 19 世纪末彻底改变了临床和公共卫生医学。它催生了从城市卫生到医院设计再到刷牙习惯等方方面面的新方法。

对传染、治疗和预防的新认识将拯救无数生命。但有一段时间，对细菌的新恐惧将牙科笼罩在另一种瘴气中。

1880 年，出生于俄亥俄州的美国牙医威洛比·D. 米勒（Willoughby D. Miller）来到德国，在医生兼科学家罗伯特·科赫（Robert Koch）的实验室工作。德国当时是一个伟大的医学研究中心，吸引了许多热切而好奇的美国医生。到米勒到达时，科赫已经将炭疽病的病因追溯到一种特定细菌。两年后，他将展示他有关结核病致病微生物的发现，这是导致数百万人死亡的杀手。科赫在讲座中解释了他关于结核病的发现，并展示了他的显微镜载玻片和组织样本，这场讲座至今仍被视为医学史上最重要的讲座之一。科赫通过他的方法推进了疾病研究的变革。他发明了培养细菌和为细菌染色的技术。他还提出了一组条件，即所谓的"科赫法则"，需要满足这些条件才能在特定细菌和特定疾病之间建立因果关系。1905 年，他被授予诺贝尔奖。

72

　　与此同时，威洛比·米勒研究了口腔细菌。他将他在病人、狗，甚至帮他跑腿的男孩牙齿和牙龈中发现的念珠状和螺旋状的微生物分门别类。"他（男孩）的右下臼齿中有一处严重的龋齿，上面覆盖着牙垢和沉积物，周围的牙龈轻微发炎。"在他的著作（包括一本具有里程碑意义的书）中，他提供了一份19世纪末的人类口腔实践指南。他还对龋齿的原因提出了开创性的想法。他把他在龋齿中发现的微生物归类为寄生虫，至少其中一些具有破坏力。它们依靠人类宿主食用的食物中所含的碳水化合物生存。米勒观察到细菌从食物中发酵糖并产生酸。这些酸能够攻击和破坏牙釉质。米勒总结道："龋坏过程中牙釉质发生的破坏本质上可视为一个寄生化学过程。"他写道："牙釉质棱柱的松动是由酸引起的，其来源是毫无疑问的；它们通过碳水化合物在口腔中发酵而产生。"

　　对龋齿病变的样本进行切片后，他在显微镜镜头下观察了破败的景象。"在细菌学家和病理学家看来，被成功染色的龋齿牙本质切口不仅非常美丽，而且还清楚地表明微生物对牙本质的强烈作用。毫无疑问，托马斯如果可以看到它们，就会大胆地否认它们的重要性，"米勒写道，"牙本质完全被大量的杆菌和丝状菌弄得千疮百孔。"一旦穿过牙本质层，感染就会到达牙髓，使重要神经发炎。米勒将这种情况归类为牙髓坏疽，这颗牙齿的悲剧命运就注定了。

　　在这里，在微观的层面上，米勒目睹了困扰人类数代人的疾病的进程。正如米勒所宣称的，牙齿感染夺去了许多人的生命。在发现抗生素之前的日子里，如果感染蔓延到喉咙或大脑，后果往往是致命的。

　　米勒相信口腔细菌的感染力，并宣扬卫生习惯的重要性。对于患者，他建议使用强力漱口水来对抗潜伏在唾液中的病原体。对他的牙医同行，他强调要认真洗手并对器械进行消毒。

米勒进一步阐述了他的观点。事实上，他开始把口腔看作人类所有痛苦的载体。他在 1891 年的一篇具有里程碑意义的论文《人类口腔是感染的焦点》（"The Human Mouth as a Focus of Infection"）中警告他的牙医同行们注意这种危险，这篇论文发表在当时的主要牙科杂志《牙科世界》（*Dental Cosmos*）上。"在过去的几年里，内科医生和牙医越来越相信，人的口腔是各种致病菌的聚集地和培养皿，这些细菌很大程度上导致了身体的各种疾病，如果对许多种源神秘的疾病溯源，就会发现它们起源于口腔。"米勒写道。[9]

细菌通过口腔侵入人和动物的身体，引发霍乱和炭疽等致命流行病。但口腔不仅仅是疾病的被动入口。米勒将其视为疾病的宿主，一个黑暗潮湿的培养皿，致命的病原体能够在那里繁殖。

米勒于 1907 年死于阑尾破裂引起的并发症。[10]他对口腔细菌工作原理的着迷并没有得到牙医同行的普遍接受。他们中的许多人仍然专注于强度大、体力要求高的钻孔、补牙和拔牙工作。口腔疾病病因的研究不是美国牙科教育的重点。但是，随着人们对口腔细菌危害的猜测越来越多，医学界开始对口腔产生某种不同寻常的强烈兴趣。1910 年 10 月，英国医生威廉·亨特（William Hunter）在蒙特利尔麦吉尔大学医学院发表演讲，并在英国医学杂志《柳叶刀》（*The Lancet*）上再次发表相关论文，引发了轩然大波。亨特认为，口腔是人类疾病的主要病灶。他的演讲激发了医生和公众的想象力。他所阐述的观点将影响未来 30 年人们对牙科以及口腔健康和疾病的态度。

亨特在开场时简短地赞美了消毒手术的神圣性。然后，他谈到了他的主要议题：口腔脓毒症和"病灶感染理论"。亨特用耸人听闻的语言描述了口腔疾病的肆虐状况。他描述了穷人被忽视的牙齿："患脓毒症的牙根赤裸裸地暴露在外，被牙垢包围，周围可能是臭

74

气熏天、污秽不堪的牙龈。"但亨特认为，更糟的是在富人的嘴里发现腐化物。

亨特争辩说，应该受到责备的是牙医。

他断言："可能没有人比我更有理由钦佩牙科医生不断展现出的纯粹的独创性和机械技能。也没有人比我更有理由去欣赏他们错位的聪明才智造成的口腔败血症的可怕悲剧。黄金填充物、金牙冠、金牙桥、金牙套、固定假牙，安装在患病的牙齿内、牙齿上和牙周，在一大堆脓毒上形成名副其实的黄金陵墓，在整个医学或外科领域中都没有类似的东西。"[11]脓毒感染了整个系统，表现为一系列疾病，包括结肠炎、贫血、肾炎、溃疡和猩红热，亨特警告说。

自从 70 年前牙科专业出现以来，牙医可以指出他们对治疗所做的贡献。牙医霍勒斯·威尔斯（Horace Wells）和埃德蒙·凯尔斯（Edmund Kells）因其在早期麻醉和 X 射线技术方面的开创性工作而受到称赞。到 20 世纪初，日益先进的电动钻头和局部麻醉剂正在减轻牙科治疗的疼痛。美国的修复材料和技术赢得了国际声誉。美国牙医认为，自巡回拔牙者的时代以来，他们已经走了很长一段路。亨特的控诉给了牙科医学一记重拳。

其他医学领袖很快就发出了警报。在一系列引人注目的演讲和论文中，美国和英国的顶尖医生们一致认为：人类的口腔是一个名副其实的污水池。疼痛的牙齿和发炎的扁桃体充斥着新发现的细菌。牙齿修复是危险的，咬伤也是如此。牙齿是武器，唾液是有毒的。

英国研究人员 F. 圣约翰·斯特德曼（F. St. John Steadman）将牙龈感染与口腔癌、结肠癌、胃癌、肛门癌和直肠癌联系起来。"我的观点是，口腔脓毒症是迄今为止最常见的恶性疾病的诱因。"他写道。他报告了一例类风湿性关节炎病例，不止一次，而是"两次通过拔除患脓毒症的牙齿被治愈"。[12]

为了治疗从打嗝到发疯的各种疾病——关节炎、心绞痛、癌症、心内膜炎、胰腺炎、抑郁症、恐惧症、失眠、高血压、霍奇金病、脊髓灰质炎、溃疡、痴呆和流感，内科医生们要求拔牙，切除扁桃体以及其他可疑器官。

疫苗有时是与拔牙结合使用的，因为人们相信它们能抵消从牙根中释放出来的细菌的影响。[13]

英国作家弗吉尼亚·伍尔夫（Virginia Woolf）在 1922 年 5 月写信给她的朋友珍妮特·凯斯（Janet Case）时，正准备迎接这样一场磨难。她写道："现在医生认为，我的流感病菌可能已经积聚在 3 颗牙齿的根部了。所以我要把它们拔掉，为了准备摆脱细菌，他们每天要往我的手臂里注射 6 500 万个死亡的细菌。我觉得这听起来太模糊了，没什么希望——但我想，人们必须照他们说的去做。"[14] 1925 年在一次聚会上晕倒后，伍尔夫写了一篇题为《论生病》的文章，开头叙述了拔牙后她在牙科诊所醒来的情形。她将这种感觉比作一种死后体验："我们拔掉一颗牙，坐在牙医的扶手椅上，我把他的'漱口——漱口'和在天堂的地板上弯下腰欢迎我们的神的问候混淆了。"[15] 尽管采取了这些措施，她还是经历了精神和身体上的疾病，16 年后，她以自杀了结了生命。

与此同时，在美国，明尼苏达州罗切斯特市梅奥基金会的医生查尔斯·梅奥（Charles Mayo）阐述了病灶感染理论的重要性。"我一直对牙医有一种兄弟般的感觉，"他在向纽约州牙科协会发表的一次演讲中这样说道，"几年前，我曾经喜欢自己'拔'牙。除此之外，无论有什么疾病，我总是觉得如果我能把老毛病从嘴里弄出来，就会完成部分治疗。"

梅奥承认，他的一些病人抱怨过自己失去了牙齿，但他确信口腔是大多数疾病的根源。"在儿童中，扁桃体和口腔可能携带 80％ 的传染性疾病，这些疾病会在以后的生活中造成如此多的麻烦。" 他在讲话中指出。随后，"大量的幻灯片显示了牙周的感染病灶，这些病灶是导致系统性紊乱和疾病的原因"。[16]

"完全清除"，即拔掉所有牙齿，仍然被广泛推荐。

新泽西州特伦顿州立医院的院长亨利·科顿（Henry Cotton）深信，牙齿感染是他的病人遭受精神疾病折磨的罪魁祸首。"早在 1916 年，科顿就已经开始处理并切除最明显的感染部位，即牙齿：未萌出的和阻生的牙齿、牙根感染和脓肿的牙齿、龋坏的牙齿、表面健康但有牙周炎的牙齿、填充不良的牙齿、硬化的牙齿、装有牙冠的牙齿。当他的许多病人没有好转时，他没有被吓倒，反倒加倍努力寻找他认为肯定存在的潜在局灶性脓毒症。扁桃体和鼻窦很快与脾脏和胃联系起来。"精神病史学家安德鲁·斯卡尔（Andrew Scull）写道。他写过一本关于科顿的书。斯卡尔观察到，尽管科顿坚持要拔掉两个儿子的牙齿以预防局灶性脓毒症，但后来他的儿子还是自杀了。[17]

面对大量的拔牙手术，牙医兼牙科 X 射线发明者 C. 埃德蒙·凯尔斯（C. Edmund Kells）站出来支持牙齿保护。1920 年，在家乡新奥尔良举行的全国牙科会议之前，凯尔斯在演讲中称病灶感染理论为"时代的罪行"，并谴责这是"在无知的祭坛上"牺牲牙齿。他展示了他的 X 光机在检查牙齿方面的用处，以及它赋予牙医的提供第二意见和拒绝医生不必要拔牙命令的权力。凯尔斯敦促"拔牙医师拒绝按照内科医生的指示进行手术"。他争辩说："现在是时候了，每个医学院都应该在其教职员工中配备一名正规的牙医毕业生来教授学生其应该了解的口腔知识。"[18]

然而，牙医很难违抗内科医生的要求。这两种职业不仅互不信任，而且生活在不同的世界里。这种紧张关系和缺乏沟通伤害了患者，受人尊敬的生物化学家威廉·J. 吉斯（William J. Gies）在他1926 年为卡内基基金会撰写的关于美国和加拿大牙科教育的重要报告中总结道。吉斯认为，许多内科医生对牙医的轻视，以及这两种职业的培训方式不同，都加剧了这个问题。

为了撰写报告，吉斯走访并评论了北美的每一所牙科学院；当时仅在美国就有 43 所牙科学院。他发现许多牙科机构不过是经营不善的职业学校。"由于缺乏对医学科学教育和对口腔医学的要求，许多牙医对生物学一无所知，这往往导致内科医生不尊重牙医的意见，并常常使牙医对患者健康咨询的意见显得不可靠。"[19]吉斯还对他在医学专业人士中发现的对牙科根深蒂固的蔑视感到不安。"即使在重要的医学院，牙科领域的研究也被认为是低劣的东西。"吉斯写道。他本人曾在哥伦比亚大学深入研究口腔疾病。

吉斯坚信，牙科应被视为医疗体系的重要组成部分。他呼吁改革牙科教育，加强牙科和医学院之间以及两种职业之间的联系。

"牙医和内科医生应该能够密切有效地合作——他们应该站在知识平等的层面上，"吉斯在对美国牙科协会的演讲中指出，"牙科不能再被视为单纯的牙齿技术。"[20]

还有人质疑病灶感染理论学家们会在多大程度上采取极端方法来对抗疾病。"如果这种暴力清除的热潮继续下去，我们将会成为没有内脏、没有腺体、没有牙齿的人，而且我不确定，我们是否会由于错误的心理学和外科学而成为一个无知的种族。"一名发言者在费城医学协会的一次会议上警告说。[21]

大规模的拔牙和手术持续到了 20 世纪 30 年代。然而，随着微生物学的发展，病灶感染理论背后的研究被搁置，以进行更仔细的审查。该理论的支持者缺乏对照临床研究的证据来支撑他们的说法。试图复制他们发现的尝试失败了。在目睹了多年的拔牙和扁桃体切除术后，纽约医生拉塞尔·L. 塞西尔（Russell L. Cecil）和默里·安格文（Murray Angevine）用他们的研究驳斥了拔牙和扁桃体切除术可以治愈类风湿性关节炎的说法。"在私人诊所中，无论是正常还是患病的扁桃体都很难见到。牙齿和牙龈得到了多么精心的呵护啊！发现一个被忽视的鼻窦炎病例是多么不寻常啊！然而我们仍然摆脱不了类风湿性关节炎。"[22]

数以百万计的牙齿被拔除，而本想通过拔牙治愈的疾病依然存在。

病灶感染理论的时代随着演讲和论文的出现而结束，与其兴起时的情形如出一辙。20 世纪 40 年代，抗生素的日益普及提供了对抗感染的新工具。吉斯的报告引发了牙科教育系统的改革。不合格的牙科学校被关闭，另一些学校则有所改善。

但是吉斯在牙科学校和医学院之间建立更紧密联系的呼吁遇到了阻力。许多牙医拒绝接受这个想法。1945 年，在吉斯自己任职的机构哥伦比亚大学，整合牙科和医学院的尝试遭到了牙科学院的强烈反对。牙医的反抗行为得到了《美国牙科协会杂志》（*Journal of the American Dental Association*）编辑的赞扬。他们写道："在自主权问题上，我们不能误解美国大多数牙医的观点。几十年来，这个行业一直在争取、确保并维护其在教育和执业方面的自主权，现在不再屈从于任何团体的专制统治和扩张主义。"[23]

如今，几乎所有的美国牙科学校和医学院在组织上仍然是分离的。

一些牙科领导者认为，即使在第二次世界大战的紧迫情况下，也没有理由将牙科与医学结合起来。当美国国防部将军队牙科官员置于医疗官员的指挥之下时，一些牙科医生表示强烈反对。"任何在公众眼中贬低牙科的行为都会影响每一位牙医的生活。如果陆军和海军的牙医无权管理自己部队的事务，而被医疗队支配，那么士兵和水手很快就会观察并意识到这一事实，"《口腔卫生》（*Oral Hygiene*）杂志上的一篇社论指出，"牙科队的许多官员都表示，除非美国牙科协会能够进行适当的调整，赋予牙科队自主权，否则该协会的未来将岌岌可危。"[24]

1940 年，牙科行业在巴尔的摩召开了全国会议，庆祝其创设 100 周年。会上展示了查平·哈里斯和他的同事霍勒斯·海登的照片，以及世界上第一所牙科学院的纪念品。其中有一尊带光环、手持镊子的阿波罗尼亚雕像，她是牙医和牙痛患者的守护神。（据说这位 3 世纪的殉道者在被烧死之前遭受过酷刑。）

这次会议得到了媒体的广泛报道。但是关于美国口腔健康状况的消息不容乐观。"这个国家超过 90％的儿童患有人类最常见的疾病。"美国牙科协会主席亚瑟·梅里特（Arthur Merritt）在全国广播公司播出的一档节目中告诉电台听众。在成人中，牙龈疾病也很猖獗。"忽视是口腔健康的最大威胁。"梅里特警告说。他敦促人们去看牙医。"没有什么情况会糟糕到让现代牙科科学无能为力。"

但不是每个人都能得到牙科科学的帮助，公共卫生牙医阿贝尔·沃尔曼（Abel Wolman）在会上提交的一篇论文中指出。

他指出："今天，这个国家不到 20％的人口在专业指导下得到了充分的牙齿护理。"许多美国人负担不起医疗费用，尤其是三分之一年收入低于 1 000 美元的家庭。他说，由政府补贴的医疗体系会有所帮助。加强疾病预防工作同样有效。但沃尔曼断言，牙科在很大程度上仍专注于完善手术技能。"在实现机械完善的过程中，牙医当然为美国提供了更卓越的牙科保健，尽管由于这种不平衡，牙科在公共卫生保护中更广泛的应用即使没被阻碍，也已被大大延迟。"[25]

当时的牙科领导者承认，数百万美国人缺乏牙科治疗。但他们坚决反对联邦提出的满足广泛需求的提案。他们努力争取维护自己职业的自主权。

"二战"后，当国会议员开始讨论将牙科福利纳入国家医疗保健计划的想法时，美国牙科协会的一个代表团前往国会山做证，反对这项计划。《美国牙科协会杂志》编辑哈罗德·希伦布兰德（Harold Hillenbrand）告诉议员们，这是难以实现和不切实际的。没有足够的牙医为所有美国人提供医疗服务，也没有足够的钱来支付医疗费用。"尽管可能听起来很残酷，但目前让所有成人都得到他们需要的所有牙科治疗是不可能的……很多家庭几代人都忽视了牙齿问题。我们觉得，与其为这样的成人承担不可能完成的任务，不如开展预防和控制儿童牙齿疾病这样更可能实现的计划。"[26]

牙科组织仍将坚决反对全民医疗保健。他们将继续反对扩大牙科保健的尝试，为我们今天仍然存在的私人诊所系统提供强有力的辩护。

病灶感染理论在科学会议上被视作一个警示故事。尽管如此，威洛比·米勒关于蛀牙的"化学寄生"理论确实为这种被称为龋齿的疾病提供了新的线索。有人认为，他对牙菌斑的研究启发了现代牙刷的发明，他的工作促成了一场运动，曾一度将口腔卫生课程和服务引入公立学校。全国各地的孩子都将学习刷牙。他们会记住"干净的牙齿永不腐烂"的口号。[27]

口腔是一个充满奇迹的暗箱。它包含了多种多样的环境，被愈合液清洗，衬以闪亮的紫色黏膜。这里栖息的生物和地球上的居民一样多。那里生活着 600 多种细菌，有些尚未命名。口腔维持着生命。消化过程从那里开始。它的腺体和导管产生抵抗疾病的唾液和淋巴。

科学家们正在思索牙齿的谜团、口腔的奥秘、口腔健康与整体健康之间的对应关系。被称为人体的超级有机体中居住着 100 万亿个微生物。其中，口腔有其自身复杂的生态位：牙床、牙菌斑、颊壁、舌面、硬腭、软腭、扁桃体和唾液。这些栖息地富含微生物群，它们通过微妙的机制繁衍生息，合作与竞争，甚至旅行，人们只是刚刚才开始了解这些微妙的机制。

就像在范·列文虎克的时代一样，人们看到这些微生物会感到兴奋和眼花缭乱。2015 年，在波士顿举行的一次著名的国际牙科研究人员聚会上，加里·鲍里西（Gary Borisy）在屏幕上展示了微生物的新面貌。光谱成像技术揭示了黑暗中生动的形态：带有紫色尖刺的刺猬状半球、充满缠结的纱线的超现实编织篮。这些实际上是口腔常见菌群——链球菌和棒状杆菌、卟啉单胞菌和梭杆菌、嗜二氧化碳噬细胞菌和钩端螺旋体——的集群，它们都生活在群落中。[28]

它们有一些水生生物的特征，让人想到它们潮湿的荒野栖息地。这些特殊的微生物是从马萨诸塞州伍兹霍尔海洋生物实验室的健康年轻工人的牙齿上刮下来的，这并不是巧合。在来到弗里斯研究所之前，鲍里西本人就在海洋实验室工作。弗里斯研究所是马萨诸塞州剑桥市的一家杰出的独立口腔健康研究所。他也将研究海洋生态系统的见解和方法带到了人类口腔微生物群的探索中。

"微生物结成伙伴关系。它们交换营养。它们需要氧气，需要安身之所，"鲍里西解释道，"如果我们想了解群落是如何运作的，我们就不能只看单个有机体……我们需要知道谁在谁旁边，谁在什么旁边。"

82

得益于影像学、基因图谱和信息学方面的突破，一幅更加复杂的关于微生物因素在健康和疾病中起作用的图景正在显现。

在系统规模上，这些发现正在重塑从抗生素使用到分娩的一切观念。它们也影响着关于蛀牙和牙龈疾病的看法。现在人们认为蛀牙和牙周病不是由单一病原体引起的，而是由主要研究人员所描述的"生物膜中的微生物群落"引起的。[29] 在健康情况下，口腔微生物群可在生物膜（如牙菌斑）内保持"动态平衡"状态。否则这种平衡可能会改变，给了机会主义细菌占据主导地位的可乘之机。它们的增长是以损害与健康牙齿和牙龈相关的其他菌群为代价的。这种失衡可能会导致微生物的灾难。

"牙科疾病是生态灾难的例子吗？"英国研究员马什（Marsh）在 2001 年的国际微生物学家会议上发表获奖演讲时问道。就口腔健康而言，这个问题反映了更适合 21 世纪的思维方式。[30]

口腔是一个生态系统，像珊瑚礁一样重要和脆弱，这一观点一直获得人们的认可。许多因素都会影响口腔环境。数百种常用药物会减少唾液流量，从而使牙齿丧失防蛀牙保护。糖的摄入有利于嗜酸和导致腐烂的细菌滋生。不良的口腔卫生习惯会促进有害微生物的过度生长。当父母共用勺子或试图将掉落的安抚奶嘴放在自己的嘴里清洗时，可能会无意中将致龋菌传播给他们的宝宝。荷兰研究人员在收集夏日午后参观皇家阿提斯动物园的人类夫妇的唾液样本时发现，在十秒钟的法式热吻中，伴侣间平均交换了 8 000 万个细菌。[31]

口腔与身体的其他部分相连——然而这种联系还没有被完全理解。细菌与牙龈疾病有关，但科学家不确定它们是与疾病有因果关系，还是由于其他原因导致组织分解而在牙床中生长。[32]

牙龈疾病本身会使人虚弱，研究表明，它可能与给数百万美人带来负担的口腔以外的疾病有关。然而，这些联系还远未被完全理解。全身性疾病表现在口腔黏膜病变和唾液的抗体中。

口腔微生物已经出现在心血管、胃肠系统以及关节中。但是这些微生物旅行的意义尚不清楚。科学家们继续争论它们在这些遥远的地方出现是否表明这些生物体与关节炎、糖尿病、心血管疾病和肥胖等全身性疾病有着因果联系。

20 世纪初期旧的病灶感染理论风潮可能已经平息，但是口腔疾病与全身性疾病的关系之谜尚未解开。

这些问题导致了激烈的辩论。至少在一些情况下，它们也打破了医学和牙科研究之间长期制度化的界限。

牙周病和类风湿性关节炎之间是否存在联系？这个问题让研究人员杰弗里·佩恩（Jeffrey Payne）和泰德·米克尔斯（Ted Mikuls）走到了一起，不然他们可能不会有交集。虽然两人都在内布拉斯加大学教书，但他们工作的校区相距 60 英里。使他们隔绝的不只是距离，还有历史原因和各自接受的训练。

佩恩是一名专攻牙周病和牙龈疾病的牙科医生，在位于林肯的大学牙科学院工作。米克尔斯是一名专攻风湿病、软组织和关节疾病的医生，在大学医疗中心和距离奥马哈一小时车程的退伍军人医院工作。两人是在 2004 年由一位同事介绍认识的。这是一次持续十多年的合作，为两种疾病之间可能存在的关联提供了新的见解。虽然这两种疾病通常被分开研究，但二者有许多共同的特征和受害者。

牙周炎和类风湿性关节炎都是慢性炎症性疾病。牙周炎会破坏牙齿周围的软硬组织，而类风湿性关节炎则会对关节中的软骨和骨骼产生类似的损害。当面临感染时，身体的免疫系统会以炎症增强蛋白质的形式动员防御。这些蛋白质在抗击疾病过程中至关重要。

但炎症反应可能是一把双刃剑。当炎症变成慢性时，它会破坏组织和骨骼，并引发所谓的一连串的下游效应。佩恩和米克尔斯均怀疑牙龈疾病和类风湿性关节炎可能通过炎症机制相互引发或加重。要证明治疗牙周疾病有助于减轻或预防类风湿性关节炎造成的痛苦，研究人员还有很长的路要走。但佩恩表示，这种专业间的合作有望探索口腔与系统的联系。佩恩说："目前的趋势是将口腔与身体的其他部分分开，但当你想到减少炎症和潜在的全身风险时，这两个领域都应该关注，更好地整合为患者提供的护理。"

然而，在照顾病人和进行研究方面，跨越专业界限的工作仍面临挑战。尽管人们的兴趣不断增长，但当前的临床系统尚未为整合护理的尝试提供太多支持。

口腔可能是身体的一部分，但医生们接受的训练都忽略了牙齿和牙龈检查。佩恩注意到："医学训练基本上是从扁桃体以下部分开始的。"米克尔斯欣然同意，他指出："我是一名风湿病学家，我和病人有 15 分钟的时间交流。我的办公室里没有牙科椅。我不打算开始做全面的牙周检查。我开这个玩笑的意思是，这样做需要很多资源，而且这不是标准做法。尽管这可能是我们所需要的，但要做到这一点还需要迈出一大步。"

在过去研究的基础上，这两种职业之间的另一个脱节——牙科在疾病诊断领域落后于其他医学的事实——也使研究变得复杂。尽管类风湿性关节炎的诊断标准从 20 世纪 80 年代时起就被接受，但多年来研究人员对牙周炎使用了许多不同的定义。更重要的是：牙科历来缺乏一个被普遍接受的诊断术语体系。"我们所有的编码都是程序性的。"佩恩指出。一些研究人员说，长期以来治疗编码一直被用于牙科计费和保存患者记录，但标准化牙科疾病诊断编码系统的长期缺乏，阻碍了对口腔疾病运作的理解。

"我们已经落后其他医学很多了。"加州大学旧金山分校牙科学院的应用牙科科学家兼教授乔尔·怀特（Joel White）说。

"在腺鼠疫流行的时代，医学就查明了人们死亡的原因。我们现在还没有查明牙齿死亡的原因。我们落后了几个世纪。"标准化的诊断术语词汇有助于牙医提供护理和跟踪临床表现，怀特说，他是致力于试行此类系统的国际工作组成员。

出生于荷兰的加州大学旧金山分校牙医艾尔斯贝思·卡伦德里安（Elsbeth Kalenderian）说，一个统一的、被普遍接受的诊断编码系统将代表牙科关注点的重大转变，"从以治疗为中心转向以诊断为中心"的护理。当她还是哈佛大学教授时，她率先发起了一项牙科编码倡议。[33]目前她正在努力将这样一个系统付诸实施。这个系统将融合从卡伦德里安模型、世界卫生组织的国际疾病分类（ICD）和美国牙科协会开发的系统中借鉴的特征。

随着布法罗大学的罗伯特·根科（Robert Genco）等研究人员继续开展工作，其他医疗和牙科记录的整合将变得越来越重要。在过去的 30 年里，根科一直关注牙周病及其与更广泛健康状况的关系。他的研究始于 20 世纪 80 年代初，在亚利桑那吉拉河印第安社区的一个拖车诊所里，他研究了两种在当地肆虐的疾病：牙周病和 2 型糖尿病。"如果人们患有糖尿病，他们是否更容易患牙周疾病？"根科和他的同事们在追踪了 3 600 名皮马人后问自己。"答案绝对是肯定的。"根科总结其发现说。他们的结论是，牙周病是糖尿病的并发症，这已经被许多其他研究证实。这个想法正在慢慢成为主流。一些保险公司已经开始得出结论，对于应对糖尿病等疾病的患者，牙周护理可以降低他们患病的风险和医疗费用。[34]

与此同时，根科继续推进对疾病口腔系统运作的更多研究。他认为，皮马人中牙龈疾病和糖尿病的流行都源于肥胖，战后人们采用现代饮食方式后，肥胖就开始困扰这个部落。"为了在沙漠中生存，他们的节约基因似乎已经进化到可以在干旱和饥荒时期小心地保存脂肪，"根科在《科学美国人》（*Scientific American*）特刊的一篇文章中解释道，"第二次世界大战后，当部落从传统饮食转变为美式饮食时，他们的脂肪摄入量从大约 15％卡路里增加到高达40％——他们的基因进化起到了负面作用。"

多年的研究使根科和他的团队意识到，肥胖、牙周病和糖尿病都与炎症"共同"相关。其他研究人员的评估则更为保守。这些疾病非常复杂。不过根科预测，生物学的线索最终将把口腔健康纳入对健康更广泛的理解中，并将牙科保健纳入更广泛的医疗保健系统中。他在一次采访中表示，口腔保健提供者和医疗保健提供者之间的差距需要弥合。"我们所依托的基础科学相同。我们都以类似的方式接受培训。但这两种职业仍然是分开的。我们不会过多地关注身体的其他部位，而其他科医生也不会看口腔。"科学已经成为整合的主导力量，根科解释道："它让我们把病人看成一个整体。尤其是在糖尿病方面，互动如此亲密。糖尿病患者有患牙周病的风险。一旦糖尿病患者患有牙周病，他们的糖尿病就会恶化。所以这是一个双向的问题。因此，其他科医生和牙医必须整合他们对患者的管理，从而将两种职业结合在一起，让身口合一。"

对 19 世纪的德国病理学家鲁道夫·魏尔啸（Rudolf Virchow）来说，细菌理论似乎始终不足以解释广泛传播的疾病。在流行病的核心，他不仅发现了细菌，还发现了贫困和政治。"医学是一门社会科学，而政治只不过是更大规模的医学。"社会医学之父魏尔啸写道。

经过几个世纪的宗教和科学的洗礼，口腔一直保持着它的特殊性。令人恐惧，受人尊敬，是身份、生存、传染和权力的所在地，口腔至今仍是一个有争议的话题。2000 年，美国最高公共卫生官员、美国卫生部长将牙科疾病重新定义为口腔疾病，并将口腔疾病定性为公共卫生危机。

大卫·萨彻用一本普通的绿皮书传达了他的信息，书的封面上印着美国公共卫生局的印章——锚和蛇杖。在这本《美国的口腔健康：卫生部长的报告》（*Oral Health in America: A Report of the Surgeon General*）中，萨彻警告说，从蛀牙、牙龈疾病到口腔癌，一场"无声的流行病"正在美国肆虐。

他的报告指出："口腔健康状况最差的群体是各个年龄段的穷人，其中美国贫困儿童和贫困老年人尤其脆弱。少数族裔群体的成员中存在口腔健康问题的比例也过高。"该报告调查了口腔健康和疾病的生物学以及更广泛的决定因素：环境和遗传因素、健康行为、经济和社会因素。萨彻在报告中总结道，牙齿保险和支付牙科护理资金的缺乏、不良的饮食习惯、烟草的使用、贫困地区执业牙医的短缺，以及健康教育的短缺都是导致危机的原因，这是政府首次对国家口腔健康状况进行全面研究。萨彻强调："口腔健康不仅仅意味着健康的牙齿。"他称口腔为"健康和疾病的镜子""哨兵或早期预警系统""研究其他组织和器官的可及模型"，以及"影响其他系统和器官的潜在病理来源"。

《美国的口腔健康》结尾处发出了行动呼吁：呼吁加强研究，消除护理障碍，提高普通公民、立法者和医疗保健提供者对口腔健康重要性的认识，以及建立一个"满足所有美国人口腔健康需求，并有效地将口腔健康纳入整体健康"的美国医疗系统。口腔健康倡导者将这份报告作为论据。他们接着强调了牙齿问题导致的死亡案例，并挑起了关于使用牙科辅助设备来扩大护理的长期斗争。这些倡导者中有一些是牙医，但不是全部。他们的方法给牙医团体带来了新的挑战。对口腔健康的生物学和政治学的理解一直在不断演变。

与此同时，在我们鼻子以下的世界里，口腔微生物茁壮成长，它们挣扎着，漫无目的地游荡着。牙齿无声地见证着我们人类的状况。它们掉落了，又被找回来。它们诉说着我们的阅历、我们的苦难、我们的创造、我们的生活。

在一个可能有 8 万多年历史的中国洞穴中，人们发现了 47 颗人类牙齿，这一发现提供了新的证据，证明智人离开非洲的时间比以前认为的要早数万年。这些早期移民的牙齿携带着关于他们的饮食、疾病、文化，他们与同时代的尼安德特人可能的相遇，以及他们向欧洲扩散路线的证据。[35]研究人员最近宣布，在意大利北部发现的一颗 14 000 年前的龋齿中，他们发现了已知最早的牙科证据。这颗有蛀洞的第三磨牙属于一个生活在旧石器时代晚期的年轻男子，那个时期人们开始在洞穴岩壁上作画，并开发出早期工具。使用光谱显微镜获得的蛀牙病灶内部图像显现出一个明显由小石镐造成的修整印记。[36]

注释

1　Georges Cuvier, *Discourse on the Revolutionary Upheavals on the Surface of the Earth* (Arlington, Virginia: Richer Resources Publications, 2009), 59.

2　Tanya M. Smith and others, "Earliest Evidence of Modern Human Life History in North African Early Homo Sapiens," *Proceedings of the National Academy of Sciences* 104 (April 10, 2007): 6128 - 6133.

3　Christine Austin, Tanya Smith, and others, "Barium Distributions in Teeth Reveal Early-Life Dietary Transitions in Primates," Nature, published online May 22, 2013, doi: 10.1038 / nature12169. Published in final edited form in *Nature* 498, no. 7453 (June 13, 2013): 216 - 219.

4　James M. Byers, *From Hippocrates to Virchow: Reflections on Human*

Disease (Chicago: ASCP 〔American Society of Clinical Pathologists〕 Press, 1988): 34.

5 Clifford Dobell, *Anthony van Leeuwenhoek and His "Little Animals"* (New York: Dover Publications, 1960), 239.

6 William John Gies and Henry S. Pritchett, *Dental Education in the United States and Canada* (New York: Carnegie Foundation for the Advancement of Teaching, 1926), 28 – 29.

7 Thomas Bond, "To the Graduates of the Baltimore College of Dental Surgery, delivered at the Commencement, March 9, 1841," *American Journal of Dental Science* 1, nos. 11 and 12 (1841): 241 – 257.

8 Chapin A. Harris, *The Dental Art: A Practical Treatise on Dental Surgery* (Baltimore: Armstrong & Berry, 1839): 167 – 168.

9 Willoughby D. Miller, "The Human Mouth as a Focus of Infection," *Dental Cosmos* 33 (September 1891), 689 – 713.

10 Malvin E. Ring, *Dentistry: An Illustrated History* (New York: Harry N. Abrams, 1985), 271 – 272.

11 William Hunter, "The Role of Sepsis and Antisepsis in Medicine," *Dental Cosmos* 60 (July 1918): 585 – 602.

12 F. St. John Steadman, "A Case of Rheumatoid Arthritis Twice Cured by the Removal of Septic Teeth," *Journal of the Royal Society of Medicine* 7 (June 1914): 21 – 28.

13 R. A. Hughes, "Focal Infection Revisited," *British Journal of Rheumatology* 33 (April 1994): 370 – 377.

14 Nigel Nicholson and Joanne Trautmann, *The Letters of Virginia Woolf, Volume 2, 1912 – 1922* (New York and London: Harcourt Brace Jovanovich, 1976), 529.

15 Virginia Woolf, *On Being Ill: With Notes from Sickrooms by Julia Stephen* (Ashfield, Massachusetts: Paris Press, 2012), 3.

16 Charles H. Mayo, "Focal Infection of Dental Origin," *Dental Cosmos* 64 (November 1922): 1206 – 1208.

17 Andrew Scull, *Madhouse: A Tragic Tale of Megalomania and Modern Medicine* (New Haven: Yale Press, 2005).

18 C. Edmund Kells, "The X Ray in Dental Practice," *Journal of the National Dental Association* (March 7, 1920): 241 – 272.

19 William John Gies and Henry S. Pritchett, *Dental Education in the United States and Canada* (New York: Carnegie Foundation for the Advancement of Teaching, 1926), 9.

20 William J. Gies, "The Dental Education Problem," *Journal of the American Dental Association* 11 (February 1924): 97 – 108.

21 "Gutless, Glandless, Toothless," *Journal of the American Osteopathic Association* 19 (May 1920): 335.

22 Russell L. Cecil and Murray Angevine, "Clinical and Experimental Observations on Focal Infection, with an Analysis of 200 Cases of Rheumatoid Arthritis," *Annals of Internal Medicine* 12 (November 1938): 577 – 584.

23 Editorial, "Dental Education at Columbia University," *Journal of the American Dental Association* 32 (September 1945): 1150 – 1152.

24 Editorial, "They Cannot Speak for Themselves," *Oral Hygiene* 33 (September 1943): 1244 – 1245.

25 Proceedings, Dental Centenary Celebration, Scientific Sessions, Baltimore, Maryland, March 18 – 20, 1940.

26 "Testimony of the American Dental Association on Wagner-Murray-Dingell Bill," *Journal of the American Dental Association* 33 (June 1946): 743 – 754.

27 Steven L. Schlossman, JoAnne Brown, and Michael Sedlak, *The Public School in American Dentistry* (Santa Monica, California: Rand Corporation, 1986), 14.

28 Jessica L. Mark Welch and others, "Biogeography of a Human Oral Microbiome at the Micron Scale," *Proceedings of the National Academy of Sciences* 113, no. 6 (February 9, 2016): E791 – E800, doi: 10.1073 / pnas.1522149113.

29 Floyd Dewhirst and others, "The Human Oral Microbiome," *Journal of Bacteriology* 192 (October 2010): 5002 – 5017.

30 P. D. Marsh, "Are Dental Diseases Examples of Ecological Catastrophes?" *Microbiology* 149 (February 2003): 279 – 294.

31 Remco Kort and others, "Shaping the Oral Microbiota Through Intimate Kissing," *Microbiome* 2, published online November 14, 2014, doi: 10.1186 / 2049 – 2618 – 2 – 41.

32 Michael Glick, *The Oral-Systemic Health Connection: A Guide to Patient Care* (Hanover Park, Illinois: Quintessence Publishing Company, 2014), 63.

33 Mary Otto "Diagnostic Dental Codes: Are We There Yet?" DrBicus pid. com，December 4，2012，www. drbicuspid. com/index. aspx? sec＝ser&sub＝def&pag＝dis&ItemID＝312134.

34 Mary Otto，"Shedding Light on the Link Between Periodontitis，Diabetes，CVD，and More，" DrBicuspid. com，February 15，2012，www. drbicuspid. com/index. aspx?sec＝ser&sub＝def&pag＝dis&ItemID＝309710.

35 Wu Liu and others，"The Earliest Unequivocally Modern Humans in Southern China，" *Nature*，published online October 14，2015：696－699，doi：10. 1038/nature15696.

36 Gregorio Oxilia and others，"Earliest Evidence of Dental Caries Manipulation in the Late Upper Paleolithic，" *Scientific Reports* 5（article 12150），published online July 16，2015，doi：10.1038/srep12150.

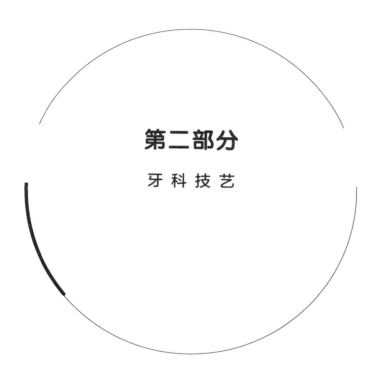

第二部分

牙 科 技 艺

第五章 美国牙科医学的诞生

查平·哈里斯骑了一晚上马。在他身后,是几代诚实的拔牙者和四处游荡的江湖郎中。摆在他面前的是他正在发明的新职业。在美国,内战前的日子里,大多数牙医都像哈里斯一样,是流动的,骑马从一个城镇到另一个城镇。他们的工作把他们带到了其他旅行者看不见的世界。他们在家里、工厂、旅馆和小酒馆里设立了临时办公室。他们拿出了他们可怕的工具,刮擦,钻孔,拔牙,用金、锡汞合金以及熔化的铅填充龋洞。他们提供水蛭和砒霜、坚果和芥菜籽、月桂叶和醋来治疗疼痛。人们惧怕他们,并且经常轻视他们。他们没有接受过正式的培训。任何人都可以自称牙医。查平·哈里斯就自称牙医。

94

在这个 1831 年或 1832 年的晚上，哈里斯匆匆来到一位医生的床边，这位医生住在距巴尔的摩 30 英里的乡下。哈里斯发现这位医生因感染而牙关紧闭，正在发烧。两周前，这位在哈里斯笔下被称为"E 博士"的医生已经开始感到左下智齿疼痛。他曾打电话给一位同行，后者"声称拔牙不切实际"。

但在接下来的几天里，疼痛加剧了。吞咽变得困难，接着呼吸也困难起来。事实证明，放血和泻药没什么用。人们需要一个能敏捷、熟练而有力地去除脓肿牙齿的医生。当哈里赶到后，他用一个木楔撬开了 E 博士的嘴，"足以拔下那颗碍事的牙齿"。

"导致他受苦的病根已被消除了，我离开了他，很快就有人告诉我他已经完全康复了。"哈里斯回忆道。通过这个故事，他提供了一种古老的医生的智慧。

哈里斯写道："从希波克拉底时代开始，治疗疾病的第一步就是消除所有主要病因，这一直被视为医学的一条公理。"

哈里斯于 1806 年出生在纽约州的奥农达加。他 17 岁时搬到了俄亥俄州，在接受了一些可能来自他哥哥的初步训练后，他开始牙科执业生涯。20 多岁时，他在南方和西南部旅行。1838 年，哈里斯在北卡罗来纳州的河边小镇利特尔顿待了一个月。在那里，"他在一间 12 乘 16 英尺的办公室里完成了价值超过 4 000 美元的牙科工作。他没有牙科椅或头枕，而是坐在椅子上，把脚放在凳子上，病人坐在地板上，把头靠在他的膝盖上"，1905 年发表在牙科杂志上的一篇传记评论称。[1]

在哈里斯看完当天最后一个病人后，便投入写作，经常工作到深夜。文章中写道："他是一个勤奋的学生，在日日无休止的劳碌之后，他仍坚持写作到天亮，直到生命的尽头。"

1838 年，哈里斯正在完成一本名为《牙科技艺》（*The Dental Art*）的书，此书于次年在巴尔的摩首次出版。哈里斯在全书中使用轶事和案例研究，例如 E 博士的故事，来传授经验，阐释原则。他写到了骗子的诡计、他们的秘方和承诺，以及认真的治疗者的辛劳。他用自己见过的病人故事和其他医生提交给他的报告来探索口腔疾病的谜团。他的书里提到一位牙龈肿胀的年轻绅士，肿胀给这位极受尊敬的绅士带来了巨大的痛苦和不便。哈里斯还写到在华盛顿和巴尔的摩之间的公路上，一辆公共马车翻车后一位下巴"碎裂"的女士，他帮她修复了下巴。"她脸上的伤口已经包扎好，下颌分离的部分被仔细调整并用绷带固定住了。"她的治疗经历了放血，以及一个多月的清洗，每天上五六次没药酊剂。不过，最后她还是痊愈了。

95

"她完全康复了。"哈里斯写道。一切都需要耐心，耐心和警觉。

最令人痛心的故事被用来说明牙齿的关键性质、护理的紧迫性以及它们与身体的重要联系。

"W 小姐是一位 50 岁左右的未婚女士，处境优渥，她大部分时间都沉迷于久坐的职业，她的右脸颊疼得严重。"

W 小姐去看了医生。"他在患侧颌骨上只发现了一颗牙齿——第二磨牙中的一颗，处于半龋齿状态。牙齿上方的牙龈和……牙齿的两边都肿胀得厉害，一片青紫。"

她不愿意拔掉损坏的牙齿。"但是，医生认为最好立即拔掉这颗牙齿。"她同意了。然而，即使脓肿的牙齿消失了，疼痛仍然存在。

当时细菌理论的感染机制还未被阐明。W 小姐的医生也没有用"感染"这个词来描述他的所见。但是牙齿的感染已经转移到了上颌窦，也就是鼻窦。医生在鼻窦腔内打了一个孔。哈里斯回忆说，一勺污物被排了出来。医生决定治疗这种"感染"，但面临着"用

96

药到位"的困难。进入鼻窦的开口被扩大。"除了在局部使用日常的除菌剂和清洁剂，医生还开了滋补品和大量食物以维持患者的整体健康。"

这些措施都没有奏效。5 月 26 日，"医生发现，患者已处于完全的中风状态，疾病已穿透构成颅骨基础的骨骼，并侵袭了大脑"。

哈里斯写道，对于 W 小姐来说，一切都完了。"同月 30 日，她去世了，死亡使她摆脱了人们可以想象的最可怕的疾病，而这一切只不过源于一颗被忽视的龋齿。"

哈里斯行思结合。他坚持骑马和学习。他充满好奇心，如饥似渴地阅读，"不满足于自己所掌握的有限知识，他寻得了德拉巴尔、福克斯、亨特等人的书"，哈里斯的传记评述道，书中提到的这几位是当时法国和英国顶尖的牙科从业者。[2] 在欧洲，牙科的机械技能是通过可追溯到中世纪的学徒制度传授的。而到了 18 世纪初，在法国外科医生兼牙医皮埃尔·福查德（Pierre Fauchard）的带领下，一些从业者开始将科学原理融入他们的工作中。

福查德使用显微镜驳斥了蛀牙是由啃咬的蠕虫引起的古老观点。他致力于揭露江湖骗术，并坚持认为医疗信息应在同行之间共享。在 19 世纪的英格兰，约瑟夫·福克斯（Joseph Fox）也跻身精英治疗师的行列。福克斯是伦敦盖伊医院的牙科医生。他在那里做的一系列讲座构成了他著作的基础，这些著作分别于 1803 年和 1806 年首次在伦敦出版。这些作品成为哈里斯的依据，他还编辑、注释并出版了这些著作的美国版。[3]

97　　在福克斯的观察和大量细节丰富的图版中，有一种无声的权威性，他们用英语总结了对人类口腔内部世界的了解或观念。福克斯写道："牙齿是以一种独特的方式形成的，与一般骨骼形成中观察到的模式不同。"

福克斯将牙齿的感觉追溯到第五对脑神经——三叉神经，三叉神经通过它们的三个分支到达眼睛和下巴，向大脑发出疼痛等感觉的信号。他记录了牙齿的发育过程，从胎儿时期的颗粒状乳突，到原始牙槽，再到下颌内逐渐硬化的牙槽。他概述了 20 颗乳牙的萌出和脱落，以及 32 颗恒牙的承接过程。福克斯对门牙、尖牙、二尖牙和臼齿的形状和功能，牙釉质和牙根的化学成分，牙垢的土状成分进行了编目。

福克斯怀疑龋齿是由食用冷热食物引起的。他描述了 19 世纪初龋齿的肆虐。年幼的孩子也不能免于疼痛和毁容。"在我所见的两三个病例中，早在 3 岁时就有病变的牙齿，"福克斯写道，"小患者通常都受到了可怕的折磨，他们的休息受到干扰，无法自在地咀嚼食物，健康往往受到很大损害。"

福克斯还警告说，有些骗子会利用疼痛为自己谋利。当时的报纸上充斥着专利药物的广告，承诺对从癌症到蛀牙的所有疾病都有奇迹疗效和无痛缓解。事实上，没有什么疾病比牙病更令人恐惧的了。

福克斯说："在人体所承受的疼痛中，几乎没有一种会像牙痛那样受到恐惧或希望情绪的影响。"福克斯观察到，这种极度痛苦使患者特别容易受到剥削。"不乏利用这种情况的经验主义者，他们假装通过某些咒语和法术来治疗牙痛。事实上，在那一刻，他们往往看起来是成功的，因为恐惧或希望激发的强烈情感会暂时中止痛苦。"

这些庸医可能对科学缺乏兴趣。但是科学有其自身的危险。18 世纪晚期，出生于苏格兰的著名外科医生约翰·亨特（John Hunter）在大西洋两岸掀起了一场持续了数十年的牙齿移植热潮。

动物实验使亨特得出结论，牙齿具有一种"活性原理"，使它们"能够与身体的任何部分结合"。亨特在1788年报告说，自己成功地将一颗人类牙齿的牙蕾移植到了一只公鸡的鸡冠上，并开始进行人与人之间的牙齿移植。他发现对这种手术有现成的需求。随着含有加工糖的药物、食品和饮料的增加，龋齿正在蔓延，在富人中尤其明显。富人想要换新牙。极度贫困的人提供了一个来源。他们排队出售自己的牙齿。

亨特建议道："最好的治疗方法是让几个牙齿外观合适的人作好准备：因为如果第一个人不适配，第二个人可能就可以了。"[4]甚至连亨特也承认，手术并不总是成功的。"我确信这个手术失败了，因为一颗牙卡得太紧了。"

事实上，一些移植手术是灾难性的，移植受者会出现口腔感染，有时还会感染梅毒。福克斯谴责牙齿移植手术，警告其出现了"令人不快和担忧的症状"。哈里斯在其为福克斯作品美国版添加的注释中表示同意。

哈里斯警告说："且不说为了取悦一个人而对另一个人进行残害和毁容之卑劣和残忍，手术本身也非常痛苦，有时甚至是危险的。"

穷人为了满足富人而放弃牙齿的想法中所固有的悲情并没有在大众的想象中消失。当时期刊上刊登的短篇小说《牙医生活中的一件事》（"An Event in the life of a Dentist"）就探讨了这样一桩交易。这个故事讲述了一个可爱而贫穷的女人决定卖掉她的牙齿，以减轻她父亲在垂死的日子中的痛苦。牙医尼珀斯在一家女帽店里看到了谦逊而端庄的路易莎："最吸引他的是她那口精致的牙齿，这是他见过的最漂亮的牙齿。"

听到那位年轻女子以微薄的价格将一些精致的刺绣卖给店主后，他走近了她。

"漂亮的姑娘，你还有什么别的东西要卖吗？"

"没有了，先生。"

"你不知道你是多么富有，"陌生人继续说，"让我从你那儿买几颗牙，让你发一笔财吧。"[5]

在哈里斯为自己的书《牙科技艺》操劳的漫漫长夜中，他努力提炼自己在行医过程中得到的经验教训。他借鉴了他对法国和英国牙科大师的研究、美国同事的观察，以及他通过自己的眼睛和双手学到的牙科知识。1839年在巴尔的摩出版的《牙科技艺》成为世界上第一本大学牙科教科书，并成为当时最受欢迎的牙科书籍。在此后的74年里，它被更名并再版了13次。

这是一个雄心勃勃、不知疲倦的头脑的产物。

在书中，哈里斯惊叹于乳牙的美丽："小小的萌芽，闪耀着洁白的光芒。"他宣扬保持牙齿清洁的重要性。他推荐用鹅毛制成的牙签来清除食物颗粒，定期用鸢尾根粉、滑石粉和浮石粉制成的牙膏刷牙。"适当注意这些器官的清洁，比通常认为的更有助于它们的健康和保护。"

他写到了蛀牙的祸害。虽然有些人认为蛀牙是炎症引起的，而且牙齿是由内而外龋坏的，但哈里斯认为牙齿龋坏是由外而内发生的，从牙釉质上一个不透明或深色的小斑点开始。"它总是从牙齿的外表面开始，通常始于牙釉质下面，然后向中心推进，直到到达内膜。"他怀疑这个过程是由"某种溶剂的作用"引起的。他主张保留牙齿。为了阻止蛀牙的发展，他建议钻孔和填充。"通过这种方法，大量的牙齿已经从龋齿的蹂躏中被解救出来。"他写道。在钻孔时，用配有套筒柄的扁平、圆形和樱桃头钻头，钻头安装在支托上，用弓和弦驱动。在填充时，有人使用锡或银。哈里斯拒绝使用这些金属，认为它们分解太快。但是他说，铅更糟，因为它"对整个系统有致命的影响"。

对于将熔化状态下的金属汞合金，尤其是将一种"被称为'皇家矿物替代品'的……主要由汞和银组成的汞合金"注入牙齿中的做法，他全心谴责。哈里斯对那些在使用这种材料时"假装拥有非凡技能"的骗子牙医提出了警告。用它制成的填充物，在几天时间内便会不可避免地"松动和脱落"。对于修复体，哈里斯坚持使用一种物质，并且只使用一种物质。"黄金是唯一应该用于填充的金属。"他写道。

当时，水蛭和酊剂被用来减轻复杂的龋坏引发的牙齿内壁肿胀和化脓的疼痛。但在那个时代，没有办法保留这些牙齿。对于拔牙，哈里斯留下了一些最有力的话语。"一般来说，这种手术被视为相对不重要的，但很少有外科手术能引发比拔牙更强烈的恐惧感……众所周知，人们宁愿忍受数周或数月的牙痛，也不愿拔掉有问题的牙齿。"

普遍的担忧是有理由的。不过训练有素的医生可以解决这些问题，哈里斯说。"拔牙，如果由熟手来操作，是一个安全而容易的手术；但是如果由不熟练的人来进行，可能会导致最可怕和危险的后果。"他写到一位铁匠"在试图拔出一颗上白齿时，带走了一块下颌，上有其他五颗牙齿，连同带走的还有牙床以及上颌窦的前、后壁"。[6]

19 世纪 30 年代哈里斯定居的巴尔的摩，是一个有着鲜明反差的地方。它是一个哥特式的、有煤气灯照明的财富和工业圣地：美国铁路的发源地、繁荣的港口城市、商业和贸易中心。然而，与此同时，城市的济贫院、港口附近的棚户区和茅屋却呈现出一片悲惨景象，到处都是赤贫者和穷工人。那儿也有奴隶，其中包括弗雷德里克·道格拉斯（Frederick Douglass），他被一艘单桅帆船从巴尔的摩以北的烟草种植园运到了这里。

"我们于周日清晨到达巴尔的摩，在离鲍利码头不远的史密斯码头登陆。"道格拉斯在他著名的自传中回忆道。[7]道格拉斯与一车要被送往屠宰场的羊一道来到这座城市，这将是他人生的转折点。正是在这座城市里，他获得了自由，去了码头工作。在那里他学会了阅读和写作。

巴尔的摩是科学和治疗的中心，也是马里兰大学医学院的所在地，该学院 1807 年成立时名为马里兰医学院。这所学校位于伦巴第街，坐落在仿照罗马万神殿修建的圆柱支撑的圆顶戴维奇大厅内。它拥有精美的图书馆和著名的解剖标本收藏所、手术室、实验室和教学医院。在细菌理论出现前的几十年，才华横溢的约翰·克劳福德（John Crawford）曾在这里发表演讲，提出疾病是由"微小到无法观察的微生物"引起的。

那个时候，一个想考上医学院的年轻人往往先会在医生家里当学徒。"白天，他在主人的实验室里捣粉、洗瓶、配药；他陪着医生巡视，看着他工作，给他递仪器，帮他跑腿。"马里兰大学校史中记载道，"随着男孩知识的增长，他越来越多地参与实践，比如拔牙、给病人放血，或者对看起来并不严重的病例进行远程会诊。"[8]

医生们即将对疾病的发生机制有新的认识。然而，经常席卷巴尔的摩的伤寒、黄热病、疟疾和霍乱等流行病的起源仍然是个谜。有些人将其归咎于空气污染，另一些人则指责住在港口附近拥挤肮脏房子里的游手好闲的穷人。人们对科学本身也产生了恐惧和不信任。医学院的创始人们永远不会忘记愤怒的暴徒闯入解剖实验室并带走尸体的那个晚上。

盗墓者不仅为医学研究提供尸体，有些人也进行令人讨厌的牙齿交易。在 1833 年 2 月 23 日的《巴尔的摩星期六快报》（*Baltimore Saturday Visiter*）上，在带着有翼死神头像的讣告和由市卫生局执行的葬礼清单下面，出现了另外两则小通知：一则是关于一种声称能让"牙齿洁白无瑕"的牙膏的，另一则未署名，标题是"小心"。

"一位记者要求告诫某些人不要为了获取人类的牙齿而肆无忌惮地盗墓。他提到，一位富有而受人尊敬的年轻女士最近去世了，她留下了一张告示，称谁也不要打她的主意，因为在她离开这个世界之前，她的牙齿就已经腐烂了，而那些她一直在使用的牙齿，她已经留给了一个朋友。"

这则说明可能激发了埃德加·爱伦·坡（Edgar Allan Poe）的狂热想象，他当时与姨妈和小表妹（也是未来的妻子）住在巴尔的摩一栋砖砌联排房屋里。[9]大约在那个时候，即 1835 年，坡最早的故事《贝蕾妮丝》（"Berenice"）发表了，这是一个男人痴迷牙齿的可怕故事。

故事中饱受折磨的叙述者埃吉斯与他垂死的堂妹订了婚，她那口闪亮的牙齿把他迷住了。"它们，它们已成了我的心智的眼睛唯一之所见！它们已成了我精神生活唯一之要素。"这位年轻女子下葬后，她的情人疯狂地掘开了她的坟墓。当他清醒过来时，他在自己的房间里发现了一把沾满泥浆的铁锹和一个不祥的箱子："它从我颤抖的手中滑落，重重地摔了下来，摔得粉碎；随着咔嗒咔嗒声，一些牙科手术器械滚了出来，32 粒细小、洁白、象牙般的东西混杂其间，散落在地板上。"[10]（《爱伦·坡短篇小说集》，文汇出版社 2018 年译本）

与此同时，巴尔的摩牙医霍勒斯·海登活跃在该市的学者、科学家和艺术家的精英圈子中。他是当地文学社团——巴尔的摩德尔菲俱乐部的成员，曾任马里兰科学院院长。海登是一个多面手，而他的时代即将被专业化时代取代。

　　对海登生平的描述多种多样，而根据其中一种说法，海登于1769年出生于康涅狄格州的一个军人家庭，从小就开始阅读。14岁时，他当了船上侍者，航行到西印度群岛。24岁时，他搬到纽约，成为一名建筑师。[11]

　　海登的牙科研究始于1792年拜访纽约牙医约翰·格林伍德（John Greenwood），乔治·华盛顿的假牙上刻着这位牙医名字的首字母。[12]在1800年左右来到巴尔的摩后，海登学习并从事医学和牙科工作。当英国人在1812年战争期间进攻巴尔的摩时，海登应征入伍并担任助理外科医生。[13]

　　他还涉足生物学和地质学工作。他撰写了关于家蚕培养、出牙以及扁桃体溃疡的论文。在巴尔的摩城外，海登发现了一种黑色结晶矿物，后来人们以他的名字为其命名，即"海登石"。1820年，他出版了第一部在美国印刷的地质学概论，对地球结构和美国地形进行了全面而宏大的调查。在书中，他驳斥了水成论，这是一种当时流行的理论，认为地球表面的所有岩石都是由早期海洋中的矿物结晶形成的。[14]

　　在海登的地质学作品出版前后的几年里，他曾尝试在医学院举办若干关于牙科的讲座。[15]但是这些课程并没有得到一致好评。

　　一名学生在信中回忆道："我是他班上的一员，觉得讲座充满投机，令人不满意。可以肯定的是，那些从事拔牙、补牙和锉齿（当时似乎是这个行业唯一的几项业务）的人，对海登博士启发他们的尝试不感兴趣。尽管如此，他还是有资格因让牙科更好地赢得公众信任的尝试而获得荣誉，虽然这种尝试并不成功。"[16]

　　牙科讲座乏善可陈。海登无法靠自己的力量将牙科教育正规化。要做到这一点，他需要和小他40岁的查平·哈里斯合作。在长达一年的不眠之夜和疯狂旅行中，这位年长的博学家和年轻的专家联手。

但他们的联盟有时并不稳定。哈里斯认为牙科需要一本科学期刊。海登却拒绝了这一想法，根据一篇报道，"他声称自己在获取专业知识方面付出了太多的努力和时间，一份杂志根本不足以在全国传播这些知识"。[17]尽管如此，两人还是去了纽约，并于 1839 年在一位同僚的家庭聚会上，找到了这个想法的支持者。第一期《美国牙科科学杂志》（*American Journal of Dental Science*）于 1839 年出版。哈里斯在巴尔的摩担任此刊的编辑多年。

两人都认为有必要建立一个全国性的专业组织。海登过去曾多次尝试创办，但都没有成功。不过在他与哈里斯以及纽约同事的共同努力下，被誉为世界上第一个全国性牙科组织的美国牙科医生协会于 1840 年成立。海登被选为主席。

最后，还需要需要专业培训。哈里斯在他的著作中提出了设立"医学院牙科教授职位"。关于这个故事一个经久不衰的版本：哈里斯和海登向马里兰大学医学院的内科医生提出了"在他们的医学课程中增加牙科教学"的想法。但据说，医生们在给哈里斯的回信中拒绝了这一提议，他们"给出的借口是'牙科学科无关紧要，这只是在为他们不利的行为辩护'"。

医生们的拒绝，现在被称为"历史性的拒绝"，在 1904 年的校史中有报道。[18]但那封写给哈里斯的决定性的信一直没有找到。多年来，有些人一直质疑牙科专业创建故事的真实性。"事实是医学界从来没有采取过这样的态度；从未有人表达过这种贬损性的观点。"长期担任该校院长、致力于研究的历史学家 J. 本·罗宾逊（J. Ben Robinson）写道。[19]

无论内科医生和牙医之间发生了什么，哈里斯和海登都没有成功地在马里兰大学医学院建立牙科系。据说，当时美国医学和牙科正式分道扬镳。社会学家罗伯特·奥谢（Robert O'Shea）观察到，"一场至今仍未弥合的分裂就这样开始了"。美国牙科不是作为医学专业，而是作为"一项独立的健康服务"发展起来的。

"巴尔的摩学校成立前后的情形可以被视为'象征性事件'——这些行动本身具有重大的历史影响。那些造就了持久性社会关系的情况同样属于这类事件。"奥谢写道。[20]

可以肯定的是，当时医生们面临着其他的要求和压力。他们用自己的钱建立的马里兰医学院，才刚刚从大学董事会和州指定的董事会之间旷日持久的法律斗争中挣脱。流行病继续威胁着这座城市，他们却无力阻止。科学的进步正在挑战他们历史悠久的医学理论和治疗方法。专业在不断发展。庸医和江湖骗子承诺有奇迹疗法。医学处在一个非常不稳定的位置。

哈里斯和海登没有放弃他们的项目。正如奥谢所观察到的，这两个人遵循着既定的先例。没有正规教育，牙科仍将是一个卑微的行业，牙医永远无法成为专业人士。

哈里斯去了纽约，并试图在纽约的一所医学院设立一个"牙科教席"。这一尝试也失败了。不过在哈里斯出席的一次晚宴上，13位同事每人出资 100 美元，用于在巴尔的摩开办一所牙科学校。[21]哈里斯回到巴尔的摩，他和海登去海登的办公室工作，花了几个晚上为一个新机构制定计划，他们设想的机构——一所独立的口腔外科学院——在世界上尚属首家。在 1839 到 1840 年那个冬天，他们从巴尔的摩居民那里收集了足够多的签名，向州议会请愿，要求允许其在该市成立一所牙科学院。特许状获得了批准。议会通过的一项法案要求教授每年至少要有一个为期 4 个月的学期进行授课，并授权学院授予任何参加过两个学期所有课程的学生口腔外科博士学位。

1840 年，巴尔的摩口腔外科学院成立，声势浩大，但学院没有自己的大楼。第一次讲座是在卡尔弗特街的一个浸信会教堂举行的。课是在教授的家里上的。学院校长是霍勒斯·海登。查平·哈里斯成为该校第一任院长，并担任牙科手术和修复术教授。

哈里斯告诉第一届的五名学生："先生们——你准备从事的职业是光荣的。它是有用的；它将使你能够为你的同伴服务——减轻许多人的痛苦，缓解许多致命的灾难。"[22]

在 1841 年的第一次毕业典礼上，内科医生兼病理学教授小托马斯·E. 邦德（Thomas E. Bond Jr.）向毕业生们致辞。

> 你们一直被教导说，牙科手术不仅仅是一门技艺，它独立于普通医学，是治疗科学的一个重要分支。你们的知识建立在广泛而准确的解剖学研究基础上。你们已经看到并描绘出精美绝伦的机制，通过它，有机体无处不在地编织在一起……你们一直被教导说，要把人体看作一个完整的整体，各个部分都是结合在一起的。[23]

然而，宏大的图景经常被狭隘的观点掩盖。1842 年，哈里斯和海登因概述上颌窦疾病理论的观点不一致的论文而发生了不可挽回的争吵。他们的宿怨在他们一起创刊的牙科杂志上体现出来。

霍勒斯·海登于 1844 年去世。在他身后，颂扬他的不是哈里斯，而是病理学教授邦德。邦德指出："他热爱知识本身，并出于这种本能的好奇心而研究自然，这是天才的生命力所在。"[24]

在后来的十多年时间里，这一新的专业逐渐封闭，被后世称为"汞合金战争"的纷争撕裂。哈里斯和海登创立的美国牙科医生协会强迫会员签署放弃使用这种修复材料的承诺书。许多人拒绝了。牙科杂志上充斥着关于汞合金的危险和优点的争论。该协会于1856年解体。

在那些年里，在更广阔的世界里，人们正在探索关于疾病更广泛的原因和模式的问题。让我们回望历史。1848年，病理学家鲁道夫·魏尔啸从柏林来到普鲁士控制的上西里西亚一个萧条的农村地区，调查斑疹伤寒的暴发。他的报告描述了没有土地的病患（多是波兰少数民族成员）的贫困和饥饿，在流行病学的想象中留下了永久的印记。1854年，伦敦医生约翰·斯诺（John Snow）在布罗德街和剑桥街拐角处的一台被污染的水泵上找到了霍乱流行的源头。他通过绘制受害者的水源图得出结论，这种疾病是由水传播的，而不是由瘴气或穷人的堕落引起的。当斯诺和魏尔啸的追随者谈到消除疾病根源时，他们谈到了微生物，但也谈到了社区的物质和社会条件。

这就是社会医学、预防医学、公共卫生科学。与此同时，临床医学的工作继续向单个器官和病理的局部研究转移。专业化，以及随之而来的所有承诺和代价，正在向前推进。医学在其治疗方法中将结合外科手术并扩展到手术之外。

牙医们则选择了自己的道路。1867年在哈佛大学设立的牙科系正式与医学院合并，但这仍是这种联盟的一个罕见案例。多年来，将牙科教育更好地融入医学教育的努力此消彼长。在1926年对牙科系统具有里程碑意义的评论中，声名赫赫的威廉·J.吉斯告诫说："对牙医的需求越来越大，他们不仅是牙科工程师和牙科手术医生，也是牙内科医生和牙科卫生员。"

虽然进行了一些改革，但在本质上，牙医和牙科护理将与美国

108

更广泛的医疗保健系统保持距离。美国人需要通过这种独立的牙科系统才能找到口腔医疗服务。牙科专业仍将专注于治疗蛀牙和其他口腔疾病症状所需的外科手术。与保持医院隶属关系的医生不同，大多数牙医会建立私人诊所来提供服务。一个独立的财务系统将围绕他们的工作发展起来。他们组织起来是为了捍卫他们的职业标准和执照以及职业自主权。很少有牙医会关心社会医学，研究更广泛的疾病模式，或者在各类群体中提供口腔健康服务。而会在实验室工作、研究健康和疾病背后的微观原因和条件的牙医就更少了。

查平·哈里斯于 1860 年去世。

1905 年，一篇哈里斯的评传中描述道："哈里斯医生的生活自由到了极点，他没能在身后给家人留下良好的生活保障。"50 位著名牙医成立了一个"哈里斯纪念基金"，并任命了一个委员会来募捐以维持他的家庭。文章指出："在花了很多钱对这个行业进行了几个月的游说后，委员会报告说，已经收到近 1 000 美元捐款，但募集这笔钱花了约 900 美元，剩余的 85 美元已经寄出，并附有一张给哈里斯夫人的说明。"据报道，她的回复是"收回这份打发乞丐的礼物吧，拿开它"。

哈里斯在职业生涯中一直强调牙齿对整个身体的重要性。但是在他的《牙科技艺》一书的简短序言中，他也承认自己的观点比较狭隘。他写道："为了让读者充分理解他正在探究的主题，只在实际需要的时候介绍牙齿的解剖结构。"

这本书早已被弃之不用。一本易碎的副本保存在马里兰州贝塞斯达的国家医学图书馆。它的痛苦而神秘的故事，它遗留的教训和谜题，像琥珀中的标本一样被封存。

自从《牙科技艺》问世以来，已经有无数颗感染的牙齿被拔掉。蛀牙虽然在很大程度上可预防，但还没有被征服。事实上，联邦数据显示，它仍然是美国儿童和成人最普遍的慢性病。[25]疤痕和损伤仍然存在。这是流行病的症状。

2007年1月11日，在距离巴尔的摩约30英里的偏僻乡村——在查平·哈里斯的时代，需要骑行一天一夜才能到那，有一个名叫迪蒙特·德里弗的男孩，他平时是个精力充沛的孩子，放学回家时感觉不舒服。

"他一直抱怨头痛。"他母亲爱丽丝·德里弗（Alyce Driver）说。他祖母带他去了马里兰州南部医疗中心，那里离布兰迪万城乡接合部的休耕地不远。他祖父母红白相间的拖车房就在那一片树丛的斑驳树荫下。爱丽丝说，医生给她儿子开了治疗头痛、鼻窦炎和牙脓肿的药物。第二天是星期四，迪蒙特回到了学校。

"星期五他的情况更糟了，"他母亲说，"他不能说话了。"她把他带到乔治王子县医疗中心，迪蒙特在那里接受了脊椎穿刺和CT扫描。

"他们说他得了脑膜炎。"爱丽丝·德里弗说。孩子被紧急送往位于华盛顿特区的国家儿童医疗中心，并在那里接受了紧急脑部手术。

"他们说感染发生在他的左侧大脑，"她说，"他们不得不取出一块头骨。"周六，迪蒙特开始癫痫发作。"感染复发了，"爱丽丝说，"他们不得不回到手术室。"

迪蒙特需要进行第二次脑部手术，这一次，脓肿的牙齿被拔掉了。这是他口腔左上角的一颗臼齿，也就是所谓的六龄牙，是乳牙脱落后最先长出的恒牙之一。它们一共有四颗，上面两颗，下面两颗，结实、根深、牙冠宽，是生存的工具，但特别容易腐烂。这颗牙齿坏了，从内到外都感染了。医生说，脓肿中的细菌已经扩散到男孩的大脑。爱丽丝·德里弗记得一位医生告诉她，"这个孩子正在为他的生命而战"。她那在最美好的日子里也充满挣扎的世界，似乎要分崩离析了。

"我晕倒了。"爱丽丝说。

大家庭聚集在迪蒙特的床边，向神祈祷。"我们祈祷，祈祷，祈祷，"爱丽丝回忆道，"我们都围在床边，我妈妈，我妹妹，我哥哥，我嫂子。除我父亲之外的所有人都在。他不喜欢医院。"他们呼唤耶稣，求他救救这个男孩。"他连续睡了两天。我说我的孩子会醒来吗？"

最后迪蒙特睁开了眼睛。

"太好了。"他母亲说。2007 年 1 月 24 日，守在儿子的病床边 12 天后，这位母亲静静思索着从一颗蛀牙开始的奇怪噩梦。

111　　　迪蒙特的头顶有一条细细的疤痕，医生就是从那里打开了他的头骨来治疗他的大脑。他仍然很虚弱。她担心之后的事情，在迪蒙特不得不离开医院时他们要住在哪里。爱丽丝很穷。事实上，自一段暴力关系中脱身后，她一直在应对无家可归的问题。迪蒙特生病时一直由她的父母照顾。她参加了为女性开设的建筑课程，并一直在填写求职申请表，但迪蒙特的危机让她停下了找工作的脚步。她租不到房子。她也无法把这个虚弱的男孩带回她父母的拖车房里。"那里没有空间。我的家人不是安静的人。他大脑的前部受损，对一切都很敏感。"

在接下来的几天里，迪蒙特起床了，行动缓慢，接受物理治疗，试图做一些数学作业来赶上七年级的课，他求着要吃饼干和玩游戏。

"我宁愿让他烦我，也不愿去想我是否还会被他烦扰，"他母亲悲伤地说，但声音中带着一种新的轻松，"我很高兴他恢复得更好了，我只想祈祷我们能去一个让他安全的地方。"

最终，在儿童医院接受了两周多、价值超过 25 万美元的治疗后，迪蒙特被转移到另一家医院——病童医院，并在那里接受了另外六周的治疗。日子悄悄地过去了。迪蒙特接受了物理和专业治疗，他做功课，享受着母亲、兄弟和学校老师的探访。他的一位老师开车来看望他，尽管人人都知道她丢了驾照。

"你在这里做什么？"他问老师，听起来像以前那个好奇的男孩。"你没有驾照！"他摆好姿势拍照，抱着一只送给他的毛绒玩具小狗礼物开心地笑着。

然而，迪蒙特的眼睛看上去没神，脸色也变得更暗了。2 月 24 日，星期六，迪蒙特拒绝进食。不过男孩似乎很开心。他和母亲一起躺在他的病床上，打牌看电视。那天晚上母亲离开后，他给她打了个电话。

"睡觉前一定要祈祷。"他对她说。

第二天早上，2 月 25 日，星期日，爱丽丝又接到一个电话，这次是她妈妈打来的。迪蒙特没有反应了。她找了辆车回医院。

"当我赶到那里时，"爱丽丝说，"我的孩子没了。"

注释

1　Burton Lee Thorpe，"A Biographical Review of the Careers of Hayden and Harris，" *The Dental Cosmos* 47 (September, 1905)：1047 - 1057.

2　Ibid.

3　Joseph Fox and Chapin Harris，*Diseases of the Human Teeth：Their Natural History and Structure with the Mode of Applying Artificial Teeth* (Philadelphia：E. Barrington and G. D. Haswell, 1846).

4　John Hunter，*A Practical Treatise on the Diseases of the Teeth；Intended as a Supplement to the Natural History of Those Parts* (London：Printed for J. Johnson, 1778).

5 James Hall, "Popular Tales: An Event in the Life of a Dentist," *New York Mirror* 10 (April 6, 1833): 313.

6 Chapin A. Harris, *The Dental Art: A Practical Treatise on Dental Surgery* (Baltimore: Armstrong & Berry, 1839).

7 Frederick Douglass, *Narrative of the Life of Frederick Douglass, an American Slave* (New York: Doubleday & Co, 1963), 32.

8 George H. Callcott, *A History of the University of Maryland* (Baltimore: Maryland Historical Society, 1966), 103.

9 Roger Forclaz, "A Source for 'Berenice' and a Note on Poe's Reading," *Poe Newsletter* 1, no. 2 (October 1968): 25 – 27.

10 Edgar Allan Poe, *The Essential Tales and Poems of Edgar Allan Poe* (New York: Barnes & Noble Books, 2004), 40.

11 Thomas E. Bond Jr., "Obituary Notice of Prof. Horace H. Hayden," *American Journal of Dental Science* 4 (June 1844): 221 – 230.

12 J. Ben Robinson, "Dr. Horace H. Hayden and His Influence on Dental Education," *Dental Cosmos* 74 (August 1932): 783 – 787.

13 James McManus, "First Dental College in the World," *Connecticut Magazine* 11 (July – September 1907): 429 – 438.

14 Horace H. Hayden, *Geological Essays: Or an Inquiry into Some of the Geological Phenomena to Be Found in Various Parts of American and Elsewhere* (Baltimore: Printed by J. Robinson for the Author, 1820).

15 J. Ben Robinson, *The Foundations of Professional Dentistry* (Baltimore: Waverly Press, 1940), 46.

16 William Simon, "History of the Baltimore College of Dental Surgery," *Transactions of the Fourth International Dental Congress* 1904 (Philadelphia: S. S. White Dental Manufacturing Company, 1905), 295.

17 Lawrence Parmly Brown, "New Light on Dental History," *Dental Cosmos* 62 (August 1920): 936 – 958.

18 Simon, "History of the Baltimore College of Dental Surgery," 298.

19 Robinson, *The Foundations of Professional Dentistry*, 64.

20 Robert O'Shea, "Dentistry as an Organization and Institution," *Milbank Memorial Fund Quarterly* 49, no. 3 (1971): 13 – 28.

21 John M. Hyson Jr., *Baltimore's Own: The World's First Dental School 1840 – 2006* (Baltimore: University of Maryland Dental School, 2006), 26.

22 Chapin A. Harris, "Introductory Lecture," *American Journal of Dental Science* 1 (January 1841): 198 - 211.

23 Hyson, *Baltimore's Own*, 39.

24 Bond, "Obituary Notice of Prof. Horace H. Hayden."

25 National Institute of Dental and Craniofacial Research (NIH), "Dental Caries (Tooth Decay)," www.nidcr.nih.gov/datastatistics/finddatabytopic/dentalcaries.

第六章 不同的生活

《华盛顿邮报》报道了迪蒙特·德里弗的死讯后，这一消息被世界各地的报纸和网站转载。对许多现代读者来说，这个故事似乎是一桩可怕的奇闻。

查平·哈里斯记录了许多像迪蒙特·德里弗那样可怕的死亡事件。这些事件让他坚信牙科专业的必要性。到了 21 世纪，得益于专业护理以及抗生素和氟化水的进步，美国鲜有由牙齿感染引发的死亡报告。但在巴尔的摩，哈里斯的现代继承者，在马里兰大学牙科学院任职的教师，对一个孩子的死亡并不感到惊讶。他们经常看到猖獗的口腔疾病的严重后果。他们知道，拥有好工作、牙科福利和自付费用的人可以享受美国的牙科保健系统。但他们也

知道，穷人、穷忙族、保险不足的人、依赖医疗补

助计划的人或没有任何福利的人，通常都被拒之门外。

从马里兰州的阿巴拉契亚山脉西端到切萨皮克湾沿岸的偏远渔业社区，其中一些人最终得以前往世界上最古老牙科学院诊所。病人们为了价格便宜的诊治而奔波了几个小时。他们在黎明前排队等待治疗。诺曼·蒂纳诺夫（Norman Tinanoff）、克莱门西亚·瓦格斯和他们在该校的同事长期提供护理和监督服务，从事教学和研究。多年来，他们一直在发表论文，警醒人们注意疾病的流行、这个富裕国家的贫困儿童和成人无声的痛苦，以及为他们提供治疗的牙医的短缺。

在一项针对马里兰全州贫困"启智计划"（Head Start）学前儿童的研究中，瓦格斯、蒂纳诺夫和其他研究人员发现，超过半数的3至5岁儿童有未经治疗的蛀牙。在这些孩子中，有相当一部分感到疼痛。在迪蒙特·德里弗去世前五年发表的一篇论文中，他们警告说，尽管美国大多数"启智计划"儿童都处在贫困中，足以有资格参加医疗补助计划，"但只有20%符合医疗补助计划条件的儿童接受了牙科治疗"。[1]

除了这个系统最直接的缺点之外，他们还确信，牙科治疗这种流行病的思路过于狭隘。在独立于医学的世界中，牙科长期被视为解决蛀牙的机械方法。但蛀牙不仅仅是机械故障，而是一种复杂、渐进的疾病的症状，与它相伴的是终生的负担，有时甚至是悲惨的后果，特别是对数百万无法获得治疗的美国人而言。

自查平·哈里斯时代以来，世界上第一所牙科学院已经从一所小型的私立学校发展成为世界一流的机构。但蒂纳诺夫说，牙科专业还没有发展到足以应对这种流行病的程度。他坐在牙科学校办公室的书桌前，老城的光线从他的书本上和窗台的非洲紫罗兰上透过。他谈到了一种专注于手术和修复、钻孔和填充蛀牙的职业。他说，牙医更应该解决疾病的根本原因。

"牙科一直是外科的专业。现在我认为错就错在这，"他说，"我认为，牙科需要摆脱手术器具，我们应通过一种预防系统而非恢复系统来处理这种疾病。"

蒂纳诺夫是土生土长的巴尔的摩人，是家里第一个上大学的人，也是两个服装工人的儿子。他的父亲是一名扣眼匠，他的母亲曾在一家服装厂工作。在他办公室的墙上，挂着酷爱观鸟的蒂纳诺夫拍的照片。在一张照片中，巢中的小知更鸟张开嘴排成一行，就像等待牙科治疗的孩子一样。

蒂纳诺夫谈到了对患蛀牙和严重感染到需要在手术室接受治疗的儿童的照顾。在手术室等待的时间可能会很长。在一个病例中，蒂纳诺夫得知一名儿童还在等待名单上时就死了。这个病例一直困扰着他。"我不能肯定这与牙齿有关。我不想深究。你知道的，这太痛苦了。"

他谈到了走出诊所、深入巴尔的摩周边社区的重要性，谈到了在疾病侵袭幼儿之前为他们提供检查和预防性治疗的重要性。挑战是艰巨的：提高急需牙科治疗的家庭对口腔健康重要性的认识，克服许多贫困患者对系统的低期望和恐惧，以及他们的牙齿的宿命论。

然而，蒂纳诺夫的同事兼研究员同行克莱门西亚·瓦格斯（该校的一名助理教授）长期以来对这类工作保持着热情。瓦格斯是一名牙医，也是一名社会工作者的女儿，她在祖国哥伦比亚开始了自己的牙科事业。她打包登上了一辆卡车，踏上了一年农村支医的征程，在一个贫穷的村庄提供治疗。"需求是巨大的，"她回忆道，"我认为这很有趣。"

瓦格斯后来获得了亚利桑那州立大学社会学博士学位。在马里兰大学，她将各项技能结合起来：教授牙科学生如何为个别患者提供护理，同时也向他们传授公共卫生知识，鼓励他们思考社区易受疾病影响的社会条件。她带领牙科学生团队前往巴尔的摩及其周边的贫困学校和社区，对儿童进行筛查，让需要治疗的儿童去看牙医，提供预防性治疗，并教儿童如何保持牙齿健康。瓦格斯对孩子们听天由命、默默承受痛苦的想法深感不安，她敦促她的学生指导孩子们在痛苦时大声说出来——为自己和自己的口腔健康发声。

她鼓励牙科专业的学生从更广泛的角度思考他们的专业——考虑整个社区的口腔健康需求，而不仅仅是他们在办公室里可能看到的病人。对一些人来说，瓦格斯能提出这个想法很令人兴奋。但她认为，对于其他许多人来说，目标是从牙科学校毕业并开一家成功的私人诊所。她知道，在美国，将牙科诊所设在理想的社区，选择有保险或有能力自付费用的患者，对新牙医来说是最有商业意义的选择。自这个职业诞生以来，这些选择在建设美国庞大而成功的私人牙科诊所体系中发挥了重要的作用。然而，牙医对执业地点和病人的选择却造成了这个体系的缺口。

瓦格斯说："我们用公共资金来让这些学生做好准备。他们正在用公共资金接受教育。他们会去私营机构工作，他们会决定他们为谁看病。我提出了一个观点，这个观点非常特别。牙医不能以任何理由拒绝任何人。除非病人没钱。基本上，你不能因为民族、种族、性取向、身体状况或艾滋病病毒感染状况而拒绝一个人。牙医必须亲自看病人或安排转诊。但是如果这个人没有钱就另当别论。这就是区别，太糟了。"

根据《美国牙科协会的道德原则和职业行为准则》（*American Dental Association's Priciples of Ethics and Code of Professional Conduct*），"牙医不得因病人的种族、信仰、肤色、性别或原国籍而拒绝接诊病人或拒绝为病人提供牙科服务"。不过，该准则允许

117

牙医在患者选择方面有一定的自由度。它指出，"牙医在为公众服务时，可以合理地酌情选择病人进行治疗"。[2]

瓦格斯说："牙科有很大的权力，以及巨大的需求。所以我要说的是，我们正试图通过私人手段解决一个非常严重的社会问题。这不符合现实。"

其他人也提出了类似的担忧。太平洋大学亚瑟·A. 达戈尼牙科学院的心理学和伦理学教授布鲁斯·佩尔蒂埃（Bruce Peltier）写道，牙医选择患者的想法似乎把专业责任抛到了脑后。"仔细选择患者的概念似乎并不意味着对患者及其需求负有任何责任。事实上，它似乎主张放弃任何此类责任。"佩尔蒂埃表示。[3]在现代美国牙科的世界里，护理人员和销售人员、顾客和病人之间的界限已经变得模糊。佩尔蒂埃和他的同事罗拉·朱斯蒂（Lola Giusti）写道：伴随着私人牙科诊所成功经营而来的成本和竞争，导致了"销售和护理之间不可调和的紧张关系"。[4]

但这个系统一直没变。

那是 1964 年 1 月一个晴朗寒冷的日子，林登·B. 约翰逊总统前往国会山，请求为老年人和年轻人建立全面的联邦医疗保健计划。约翰逊在演讲开始时引用了托马斯·杰斐逊的话："没有健康，就没有幸福。因此，对健康的关注应该取代其他任何事物。"他赞扬了战胜天花和几乎消灭脊髓灰质炎的医学进步，这些进步极大地降低了流感和结核病的死亡率。

但他反对自满。他谈到了退休后没有保险的美国老年人。他要求国会同意扩大罗斯福时代的社会保障计划，为老年人的基本医疗服务费用提供资金。"这样，灾难性的医院账单的幽灵就可以从我们老年公民的生活中消失。"约翰逊说。

不过他并没有就此止步。他还要求为贫困儿童设立一个医疗保健项目。"美国同情老年人的传统与我们对最宝贵的资源——年轻人——的传统奉献相符。"他特别谈到了数百万患有慢性病和精神障碍的人。他也没有忽视孩子们牙齿的糟糕状况。"在 15 岁的时候，平均每个孩子会有十颗以上的蛀牙。"约翰逊指出。

"如果我们要为下一代提供所需的医疗和牙科服务，还有很多工作要做。最需要帮助的莫过于 1 500 万生活在贫困家庭中的儿童。"约翰逊谈到了医生和牙医的严重短缺，对新的医学和牙科学校的需求，联邦政府对老旧医院和诊所的投资，还有联邦政府支持的重要性，旨在将医学专业整合到基于社区的团体实践，以提供全面护理。"进一步的拖延只会加剧我们的问题，剥夺我们人民本应享有的健康和幸福。"

这些不是约翰逊在健康问题上最后的发言。第二个月，他又回到国会发表了特别讲话。美国的婴儿死亡率高于其他九个国家。成千上万的患病公民对可治疗疾病缺少关心。在寻求老年援助的老年人中，有三分之一是因为健康状况不佳。约翰逊警告道："对其他许多人来说，严重的疾病会使他们的积蓄化为乌有，并让他们的家庭陷入贫困。对这些人来说，老年可能是一条可怕的黑暗走廊。"

约翰逊敦促通过《金-安德森联邦医疗保险法案》（King-Anderson Medicare bill）。但是牙科领导者对这项立法表示怀疑。与有组织的医学领导者们一样，他们对社会化医学抱有长期的恐惧。

1964 年 3 月，《美国牙科协会杂志》的一篇社论指出："政治文章的研究者可能会对总统传达的信息感到高兴，其中充满了关于老年人健康状况简短、有力、富有激情的句子，例如将老年称为'可怕的黑暗走廊'，逻辑和事实的研究者则会发现这没什么值得高兴的。"

这篇社论质疑了医疗保险计划背后的整个前提。这也引发了政府对医疗和牙科服务管控的担忧。这篇文章指出："没有人注意到，大量证据表明，老年人的保健问题本质上是过渡性的。没有人注意到这个国家和其他国家国民医疗保健项目过去的经验，其医疗保健质量正迅速且不可避免地恶化。接下来的几周将是击败《金-安德森联邦医疗保险法案》的关键时刻。没有一个国会议员，尤其是在选举年，会对他的选民的观点漠不关心。每个牙医都应该注意到这个事实。"[5]

然而，在1964年的选举中，民主党的医疗保险计划支持者赢得了众议院和参议院的关键席位。约翰逊在1965年关于健康的演说不仅再次推动医疗保险计划的通过，还更多地谈到了他为贫困人群配套医疗计划的想法。这后来被称为"医疗补助计划"。

医疗补助计划是通过扩大国会在1960年设立的克尔-米尔斯计划而创建的，旨在为参与州"有医疗需要"的老年人提供援助。要获得资格，老年人必须通过一项经济状况调查，以证明他们没有穷到有资格获得公共援助，但又穷得无法支付医疗费用。牙医团体曾支持旧式的克尔-米尔斯计划。但此次旨在覆盖贫困儿童的扩张令人意外。医疗保险计划和医疗补助计划都没有采用基于市场的方法来提供医疗保健服务。它们是社会契约，是享受保健的权利。

1966年，锡拉丘兹口腔外科医生大卫·J.肯尼迪（David J. Kennedy）在奥尔巴尼的一次立法听证会上警告说："纵观历史，我相信我们正站在文明的主要分界线上。如果我们继续执行目前的《医疗保险计划法》，我们就盲目地迈向了真正的社会主义政权。"

"我们的公民将不再有勇气或主动性来抗议对他们自由的进一步侵犯。"肯尼迪补充道，他也是奥内达加县牙科协会兼纽约州口腔外科医生协会主席。[6]

事实证明，牙科福利在这两个方案中的地位都微不足道。医疗保险计划不包括老年人的常规牙科护理——现在仍不包括。该计划仅覆盖了少数被认为是医疗上必需的手术。医疗补助计划在最初形式中也不包括牙科福利保障。1968 年，随着《早期和定期筛查、诊断和治疗计划》（EPSDT）的颁布，儿童获得牙科服务的权利被添加到医疗补助计划中。这项计划确保了对包括蛀牙在内的许多常见和可预防的儿童疾病进行及时和医疗上必需的护理。联邦政府让各州自行决定是否为贫困成人提供牙科保健费用。

　　就规模和范围而言，医疗补助计划一直被称为"美国医疗系统的主力"。[7] 该计划涉足私人举措很少涉足的领域。它为处于危机中的人和穷人服务，没有这项计划，他们将无法获得医疗服务。

　　然而大多数牙医仍在回避，不接受由医疗补助计划支付账单的患者。他们抱怨参与该计划的官僚主义障碍。许多人表示，与享受医疗补助计划的贫困患者打交道让人无比沮丧，因为他们经常错过预约。他们说，这些人不重视口腔健康，他们不爱护自己的牙齿。牙医经常强调，运营诊所的间接成本很高，而他们在治疗医疗补助计划患者时又会赔钱。平均而言，医疗补助计划支付的费用仅为私人保险福利机构为儿童服务支付费用的一半，但根据美国牙科协会的数据，各州的报销率各不相同。[8] 各州对参与医疗补助计划的牙医人数的估计也各不相同。2010 年的一项联邦调查得出结论，在许多州，大多数牙医只治疗很少或根本不治疗医疗补助计划的患者。[9]

　　尽管美国牙科协会确定，2014 年，42％的牙医已在美国的"马上为孩子买保险"数据库中注册为医疗补助计划服务提供者，但可用于治疗贫困受益人的牙医百分比一直是一个受到长期关注的问题。2013 年，美国牙科协会对牙科执业的另一项调查发现，只有35％的私人执业牙医报告说自己为依靠公共援助的病人治疗，低于

1990 年的 44％。[10]

牙医和贫困患者之间的社会鸿沟可能会加剧提供医疗服务的挑战。经济条件好的人很难理解穷人在获得医疗服务方面面临的障碍。电话和交通上的不稳定和困难是很常见的。从事低薪工作的工人并不总能选择请假去治疗。保持口腔健康和获得及时的牙科护理，无论多么重要，都可能被其他更迫切的需求所掩盖。父母自己可能也缺乏定期护理。他们看牙医的经历可能非常糟糕。

公共卫生牙医、研究员、加州大学洛杉矶分校退休教授詹姆斯·弗瑞德（James Freed）指出，牙医的力量可能是可怕的。"它失去控制了。你在下面，他们在上面。他们可以做任何事情，而你不想让自己处于那种境地。"

然后是评价，当牙医问"你多久刷一次牙"，病人知道，"无论你的答案是什么，你都知道那是不够的"。对于一生都在考虑口腔健康的牙医来说，他们可能会对患者感到懊恼，弗瑞德说。牙医可能会想："你为什么不好好照顾自己呢？在这里，我每天都在努力工作，试图让你变得更好。这快要把我逼疯了。"有时这种感觉很难掩饰。

然而，研究表明，母亲的心理健康状况不佳可能会影响向儿童培养刷牙技能这样基本的事情。底特律的研究人员总结说，在那些自信有能力确保孩子刷牙的母亲中，孩子刷牙的频率更高。而疲倦、忙碌或沮丧的母亲对照顾孩子的口腔健康需求最没有信心。[11]

在一系列专题组中，北卡罗来纳大学公共卫生学院的一组研究人员探究了为医疗补助计划受益人子女寻求牙科护理的不同种族和族裔的父母和监护人的经历、态度和看法。许多父母报告说，他们在利用这个系统时面临着令人生畏，有时甚至是羞辱性的挑战。研究人员写道："寻找医疗服务提供者，在选择严重受限的情况下安排预约，以及寻找交通工具，这些都让监护人感到沮丧和疲惫。"

参与者报告说，在某些情况下，牙医似乎不愿意看到或触碰他们的孩子，因为"他们很脏"。专题组成员对诊所工作人员的抱怨甚至更多，报告称，牙科接待员对他们的医疗补助计划状况发表了负面评论，对他们的福利卡不屑一顾，并把他们与其他患者区别对待。

"你必须忍住眼泪。"一位母亲说。[12]

这些都是有预约的家庭的情况。在伊利诺伊州，一组研究助理假扮成一个门牙断裂的孩子的母亲。他们在间隔一个月的时间里给伊利诺伊州 85 家牙科诊所分别打了两次电话，试图确定孩子的医疗补助计划状态是否会影响其父母预约牙科服务的能力。在 170 个配对电话中，总计有 36.5％接受医疗补助的儿童获得了预约，相比之下，95.4％购买了私人保险的儿童获得了预约。[13]

美国卫生与公众服务部卫生资源与服务管理局表示，预计牙医短缺可能会使贫困和偏远地区更难获得医疗服务。该机构为医疗、心理和牙科健康服务提供者收集数据并绘制短缺区域地图。2016 年，美国牙科保健专业人员短缺地区的地图上布满了大约 5 000 个黑点——大约 4 900 万美国人居住的社区被归类为"缺乏获得基本牙科保健的途径"。[14] 卫生资源与服务管理局在 2015 年的报告中称，大约需要 7 000 名牙医才能满足这些地方的护理需求。

根据该机构的预测，专业人员短缺问题预计在未来十年将会加剧。该机构估算，根据退休人数和应届毕业生人数，并假设劳动力的职业参与模式保持不变，预计 2025 年在职牙医人数将增加 6％，达到 202 600 人。但与此同时，对牙医的需求预计将增长 10％。预计短缺对一些州和部分人口的打击将比其他州更大，对加利福尼亚州、佛罗里达州和纽约州的影响最为严重。联邦报告指出，未满足的医疗需求"可能会加剧服务不足人口获取医疗服务的问题，这些人可能会因缺乏医疗服务提供者、无法支付医疗费用，以及口腔健康知识有限而放弃基本口腔医疗护理"。

作者们发现了一个亮点，那就是牙科卫生员数量越来越多，可能有助于满足日益增长的需求。他们指出："在全国范围内，各州都在想办法扩大牙科保健覆盖面。例如，明尼苏达州和缅因州正在探索通过为牙科卫生员提供额外培训来扩大牙医的服务范围。"[15]

报告的基调是中立的。明尼苏达州和缅因州以及最近在佛蒙特州采取的措施，为接受过额外培训的卫生员提供包括钻孔和拔牙在内的扩展服务开辟了道路。但多年来，这些措施一直遭到牙医团体的强烈反对。一些州已经采取了更加温和的措施。

牙科精英们坚称，卫生资源与服务管理局关于当前和未来牙医短缺的报告是错误的。美国牙科协会卫生政策研究所的首席经济学家马尔科·武吉契奇写道，政府机构依赖于"简单的人口与医疗服务提供者的比例"，这并不能反映医疗服务提供者充足程度的真实情况。全美各地的牙医报告说，他们有时间去看更多的病人。

"在全美范围内，这么说的牙医超过了三分之一"，武吉契奇指出，"其次，有令人信服的证据表明，牙科保健的主要障碍绝大多数是经济上的，与服务提供者的可用性无关……在目前的情况下，向市场增加更多的牙科保健提供者不太可能解决获得牙科保健的最关键问题。相反，这些证据强烈表明，决策者应该专注于解决美国人口——尤其是低收入美国人——在获得牙科保健方面所面临的需求受限的方案。"[16]

武吉契奇和其他人说，美国有足够的牙医。只是在某些地方，愿意并能够向他们支付服务费用来维持需求的人不够多。

多年来，各州和联邦政府有很大的自由度来资助和组织牙科项目，这些项目是为穷人、未得到充分服务者，以及在根据《患者保护和平价医疗法案》设立的保险市场上购买福利产品的客户提供的。以这种身份，政府在牙科市场中发挥着重要作用。但牙科领导者们说，牙科保健往往被忽视，而且资金不足。

尽管如此，他们还是指出了某些领域取得进展的迹象。得益于多种因素，包括医疗补助计划的改革和扩大，以及各州为扩大牙科保健覆盖面所做的创新性尝试，近年来越来越多的儿童接受了牙科保健服务。一系列关于医疗补助计划绩效的联邦报告发现，在 2000 年至 2012 年期间，获得至少一项牙科服务的联邦医疗补助计划儿童的百分比从 29％上升至 48％。然而，为贫困儿童提供的牙科护理仍然远远少于其他医疗护理。根据 2016 年的联邦报告，近年来，约十分之九的参与医疗补助计划的婴儿和儿童曾前往初级保健提供者处就诊。[17]

与此同时，成人牙科就诊的人数一直处于下降状态。2012 年，仅有略多于三分之一的适龄劳动成人去看过牙医。[18]一项大型全国性研究发现，五分之一的适龄劳动成人表示，他们负担不起所需的牙科护理费用。[19]截至 2014 年底，拥有私人或公共牙科保险的美国人占比略低于三分之二（约 2.05 亿人）。另有 1.14 亿美国人没有任何保险。[20]

美国牙科协会长期在游说提高医疗补助报销率并减少繁文缛节，以此吸引更多的牙医为穷人服务。该组织一直致力于增加牙科保健和研究方面的投入，认为牙科保健在政府规划中往往处于次要地位。2010 年的《患者保护和平价医疗法案》确实将儿童牙科福利纳入了基本健康福利，但随后的一项规定并未要求父母购买这些福利项目。市场没有收到提供成人牙科福利的要求，不过到 2016 年，几乎所有的市场都已将成人牙科福利纳入其中。

医疗改革法大力鼓励各州扩大医疗补助计划，但并不是所有的州项目中都包含了成人牙科福利。在财政紧缩时期，由于各州认为自己负担不起成本，这些福利经常被削减。牙科领导者们呼吁为公共牙科项目提供更多资金。然而，与此同时，他们也在努力维护自己的专业自主权和私人执业体系。他们一直反对引入中级牙科服务提供者，这些服务提供者有时被比作执业护士，倡导者说，这批人可以降低许多牙科服务的成本并扩大服务范围。

人们可能需要护理，但如果他们没有公共或私人保险或资金来支付护理费用，如果他们不了解口腔健康的重要性，如果他们甚至推迟常规的预防性牙科服务或不重视这些服务，他们就不会推动护理需求。牙科领导者们认为，这是一个靠增加服务提供者供应也无法解决的问题。

"好比看待换油设施。人们付不起换油的费用，你在附近放置更多的换油设施，认为这将有所帮助，但如果不改变价格，对于接受者来说，这并不会改变他们更换机油的能力。"乔纳森·申金（Jonathan Shenkin）解释道，他是缅因州的一名牙医，曾在2015年担任美国牙科协会副主席。

申金说自己出身贫寒。他的家人有时依靠医疗补助计划。他说他接受医疗补助计划的病人。然而，即使在医疗补助制度被认为非常好的缅因州，它也很难运作。"每天我都会问自己为什么要参加医疗补助计划。因为我对这个系统感到失望。"申金说。

提高医疗补助费率有助于一些州吸引更多的牙医为穷人服务。然而在其他州，尤其是在人口稀少的农村地区，向穷人提供牙科护理的经济模式仍然行不通，申金说。

"这都是因为牙科是一门生意。无论是联邦认证的健康中心，还是私人执业的牙医或独立执业的牙科卫生员都一样，"申金说，"您需要有人到您的办公室来，以便支付账单，开门营业，供你照明，还清贷款，等等。"

近年来，美国的牙医生意兴隆。一篇题为《如今牙医的时薪比其他医生高》的文章发布了 2010 年一项比较美国医疗保健专业人员收入增长的研究结果。[21] 在这项研究中，哈佛大学和兰德公司的研究人员采用了一个公式，这个公式引用了美国人口普查局 20 多年的数据来衡量成千上万名医疗专业人员的收入差异，包括牙医、其他医生、药剂师、医疗辅助人员，以及医疗和保险管理人员。在 1996 年至 2010 年期间，研究人员认定牙医的平均时薪从 64.30 美元增加到 69.60 美元，领先于包括其他医生在内的医疗专业人士，后者的收入在同一时间段内从 65.40 美元增加到 67.30 美元。

根据美国牙科协会的计算，2014 年，没有私人诊所的全科牙医的平均年收入为 134 020 美元。拥有私人诊所的全科牙医平均年收入为 183 340 美元。牙科专家当年的平均收入为 322 200 美元。[22]

根据美国劳工统计局的数据，2015 年牙医的平均工资为每小时 76.11 美元，相当于年薪约 15.8 万美元。[23]

2015 年，一个贫困三口之家的年收入为 20 090 美元。

得益于市场，美国大多数富裕社区都有足够的牙医。事实上，在其中的一些地方，牙医们正在为争夺患者而陷入激烈的竞争。在巴尔的摩内港附近的一家会议中心酒店，距离查平·哈里斯向前五名牙科学生发表演讲的那座带玫瑰窗的浸信会教堂所在的卡尔弗特仅几个街区，在 2015 年夏季的一天，这里的一间舞厅里挤满了牙医和他们的雇员，他们与一位著名的牙科营销大师一起参加了一场为期两天的研讨会。

"把这个写下来，"罗杰·莱文（Roger Levin）命令从业者们，"别人都想要你所拥有的。"

莱文穿着时髦的蓝色西装，玫瑰色的领带上别着麦克风，在人群中穿梭。他的牙齿闪闪发亮。他的父亲和祖父都是牙医。他从小就知道自己也会成为一名牙医。他获得了马里兰大学牙科学院的学位。他很快意识到，比起继承家族诊所，他对牙科业务更感兴趣。1985 年，在现代美容牙科繁荣的曙光中，他创立了莱文集团，这个集团现在自称世界上最大的牙科咨询公司，在巴尔的摩、凤凰城和法国马赛设有办事处。莱文周游世界，每年举办几十场研讨会。不过这两天，他离家很近，就在巴尔的摩。

"这一切都始于 20 世纪 80 年代牙齿贴面被发明之时，"他告诉众人，"今天，我们正在经营真正的生意。"

128　　　他的祖父在 20 世纪 20 年代从牙科学校毕业。那个牙科成为学院专业的时代故事在莱文家族中流传。在过去，当一个新牙医开始从业时，老牌牙医们会聚在一起支持他，甚至将病人送到他那里。

"现在我们仍然聚在一起，"莱文开玩笑说，"但是我们会雇一个刺客到新牙医那里！"

莱文的职业生涯建立在教学策略的基础上，这些策略旨在保护他的牙医客户免受他人的侵扰。"营销保护您免受新竞争的影响。"他提醒道。但是，他补充说，牙科学校并没有让牙医准备好应对复杂的挑战。许多人都想得过于简单了。

"把你的名字印在牙刷上并不算什么内部营销计划。"他在研讨会期间告诫牙医。莱文坚持认为，患者应该非常喜欢他们的牙医，以至于可以把他或她推荐给自己的朋友。创造一种吸引人的做法是让患者愿意这样做的关键。他承认，这是一个艰巨的挑战。许多人讨厌去看牙医。

"人们喜欢玩乐。比赛很有趣。牙科却不好玩。我们做根管治疗，这是这个星球上最可怕的四个字，萨拉。"莱文说，在为期两天的研讨会中，他展现了一种不可思议的能力，能够记住大厅里的人的名字，并把它们包含在自己的言辞中。戴尔·卡内基（Dale Carnegie）的崇拜者莱文将《人性的弱点：如何赢取朋友与影响他人》（*How to Win Friends and Influence People*）一书奉为经典。克服恐惧和抵抗需要特殊技能。紧紧抓住病人也是如此。

"让你的服务在他们的生活中变得更重要，莎伦，而不仅仅是偶尔的回忆。"成功不是偶然发生的。

"生产力的游戏是一个非常复杂的游戏。"莱文告诫他的同伴。必须通过说服力和纪律来掌握这种复杂性。推销有自己的话术。

"到明天 12 点，我们就可以控制我们的病人了。"他预言。在屏幕上，动画飞镖击中了靶心，强调了他的观点。"脚本台词：写下来。影响病人的能力。"

莱文争辩说，牙医们经常疏于营销，错过了推销手术的机会。"普通执业者的总收入为 65 万美元。只要 65 万美元，你就可以谋生。75 万美元也可以维持生计。这没有错，罗恩。一周工作四天，一年就能赚 100 万。这对普通牙医来说是完全可行的。"

他说，他的牙医同行未能诊断出合理的问题，忽视了可治疗的情况。莱文建议为每位患者进行多阶段牙科检查：应彻底检查牙周袋和牙齿表面是否有疾病迹象；美容检查可能会透露改善牙齿外观的潜力。"人们会在化妆品上花钱。即使在大萧条时期，女性也会购买口红。我们必须提高人们的意识。"

种植牙检查可以揭示更换牙齿的可能性。"琼斯夫人。你应该去了解种植牙会如何提高你的生活质量。不要再解释它们是由钛制成的了。它们不会引发身体的排异反应。顾客们不在乎这些。他们想买的东西并不是产品本身。人们买的不是真空吸尘器，而是干净的地板。"然后是正畸检查，可能会发现需要矫正的情况。

在付款方面，应强烈鼓励预先付款。莱文建议，如果患者在治疗开始前全额付款，则可以提供折扣。对于那些没有能力全额付款的人，还有其他选择，包括医疗信用卡。

"让我回顾一下我们四个绝妙的付款方案。'绝妙'是一个有力的词。强力的话语能创造能量。然后我们可以选择一个对您最方便的。"

莱文强调说，病人必须在工作完成前结清账单。"琼斯先生来了。我们在最后治疗前收了他的钱。你要怎么办？从他嘴里扯出牙冠？把假牙给另一个病人？我们有话术。这是非常积极的。我们会重新给患者安排时间。"

130 　　他指出，前台工作人员必须学会教育患者赴约的重要性。"把这个写下来。最后一刻的取消预约就是缺席。你已经彻底完蛋了。"

这个项目整整进行了一天。到最后，莱文似乎仍然比房间里的任何人都精力充沛。

第二天早上也是如此。那是一个潮湿的星期六清晨，在巴尔的摩港的会议中心外，一艘高大的船停泊在那里，在晨雾中幽灵般浮现。一些游客已经在向硬石咖啡馆和海边的水族馆走去。一个多世纪前，弗雷德里克·道格拉斯从种植园出发向北落脚于此。夏普街也在附近，在查平·哈里斯的时代这里就已在出售牙科器械和用品，并在世界上第一本牙科杂志上登广告，哈里斯曾忠实地编辑了这份杂志多年。"拔牙钳，由 C. A. 哈里斯教授改进。由 H. H. 海登教授发明的封堵仪器，以及大量的斯托克顿不朽之牙。"

莱文准时回来了，和前一天一样完美，这天早上他穿着灰色西装、蓝白条纹衬衫，打着黄色印花领带，戴着闪闪发光的袖扣和手表。第一项业务是"与罗杰喝咖啡"，牙医可以在这个环节提问。作为回应，莱文提出了关于"病例报告"和有效使用口腔内摄像机向患者展示其口腔情况的想法。"我们是牙医。我们喜欢玩具。"他指出。尽管如此，这类设备并不是成功的秘诀。"口腔内摄像机无法出售治疗，是医生在出售治疗。这是我们的销售技能，也是我们的案例展示技能。"

有人问接受合伙人是否明智。

"你们中的一些人不会成为好合伙人，"莱文警告说，"看看你们的幼儿园成绩单。你们中的一些人不善于和别人相处。"

一位名叫麦冯·乌莫伦（Mfon Umoren）的女牙医在乔治王子县为医疗补助计划患者提供服务，她询问了莱文对接受医疗补助计划业务的看法。

"我们有很多接受医疗补助计划患者的业务，"莱文开始说，"很高兴有些人接受医疗补助计划来帮助有需要的人。"但莱文继续警告观众医疗补助计划的病人可能出现的问题。"他们往往会错过预约，"他说，"他们占据了你的整个接待室。甚至把接待室的一些东西带回家。有些东西消失了。手巾不见了。如果你的洗手间里有一篮子可爱的东西，他们会把这些东西带回家。"莱文说有一次他听说一个马桶座圈被拿走了。

他表示，对于医疗补助计划患者，需要从一开始就坚定地强调关于迟到和错过预约的规定。"我们对他们很好。但我们必须以不同的方式管理他们。我们使用绝不会对收费服务患者使用的词语。我们重视医疗补助计划。我们做手脚的唯一方法是缩短医疗补助计划患者占的时间。如果有人进来，他们想和像他们一样的人在一起。"

然后又回到了舞厅。

"话术是一门科学，"莱文说，"有力的话语——写下来——是创造能量的话语。"

"太好了。太棒了。太了不起了。太美妙了。难以置信。有力的词汇创造能量。能量创造信任。

"今晚我将乘飞机去伦敦。系上你的安全带。收起你的小桌板。调整你的座椅靠背。人们喜欢被命令。

"琼斯女士。为什么我们现在不处理您的剩余款项呢？命令语句总是在话术的末尾。

"对于病人，你需要指挥他们。

"琼斯女士，我们应该尽快做这项根管治疗。

"81％的牙科预约是单颗牙齿的治疗。我们正与患者交谈。而不是销售。"

然后就是浪费时间的问题。

"调度。一切都与时间管理有关。桑吉夫，如果你停下来在根管中间做卫生检查，有一种新产品，叫作纱布，它可以在您进行卫生检查时止血。"

132　他说，应该更紧密地安排患者的时间。"你们中有多少人以 15 分钟为单位？以 10 分钟为单位能让您一年多工作 13 天。如果我们每小时为您节省 10 分钟，医生每年的工作效率就会提高 32 天，每周 4 天，也就是一年多两个月。"

中午，研讨会接近尾声。"我们以卫生最大化的体系结束讨论。它非常强大。"莱文解释道。拥有合适技能的卫生员可以"识别、教育和激励"患者。他通过戏剧化地呈现卫生员和牙医之间的交流来说明他的观点。

"有一个卫生所的病人非常热情、富有、积极，他想要牙齿贴面。现在就进去。"卫生员告诉牙医。

"我想要六个薇琪跟我说过的上贴面。"病人告诉牙医。

"不要接这个病例。"莱文建议道,"卫生员是不允许做出诊断的。牙医在这一切中扮演什么角色? 不要搞砸了。"

他以莱文集团帮助一家牙科诊所改善管理的故事结束了这一天。这位牙医有七名员工,年产值为 92 万美元。莱文解释说,牙医想退休,但诊所太混乱,他无法接受合伙人和做出转变。

莱文说:"这是一次很好的实践。虽然混乱,却是一个很好的做法。"莱文说。前台人员的语言表达能力很弱。卫生部门需要新技术来向患者推销卫生门诊的价值。由于缺乏财务上的选择,患者拒绝了更多的治疗。莱文告诉观众,得益于莱文集团提供的时间研究、全面的语言技能培训和新的患者定位,诊所产值增加到 217 万美元。

"没有出色的系统,您就无法提供出色的客户服务,"这位牙科营销大师指出,"就像丽思卡尔顿酒店一样,这一切都与一次奇妙的体验有关。"随后他便前往伦敦了。

注释

1 Clemencia Vargas and others, "Oral Health Status of Preschool Children Attending Head Start in Maryland, 2000," *Pediatric Dentistry* 24 (March 2002): 257 - 263.

2 American Dental Association, "Principles of Ethics and Code of Professional Conduct," 2016, www. ada. org/~/media/ADA/Publications/Files/ADA _ Code _ of _ Ethics _ 2016.pdf.

3 Bruce Peltier, "Codes and Colleagues: Is There Support for Universal Patient Acceptance?" *Journal of Dental Education* 70 (November 2006): 1221 - 1225.

4 Bruce Peltier and Lola Giusti, "Commerce and Care: The Irreconcilable

Tension Between Selling and Caring," *McGeorge Law Review* 39, no. 3 (2008): 785 – 800.

5 Editorial "The King-Anderson Bill," *Journal of the American Dental Association* 68 (March 1964): 448.

6 "Critics Denounce Medicaid in Marathon Albany Hearing," *Post-Standard*, Syracuse, New York, May 25, 1966.

7 Sara Rosenbaum, "Caring for Flint: Medicaid's Enduring Role in Public Health Crises," *Commonwealth Fund blog*, February 22, 2016, www.commonwealthfund. org/publications/blog/ 2016/feb/caring-for-flint.

8 American Dental Association Health Policy Institute, "The Oral Health Care System: A State-by-State Analysis," December 9, 2015.

9 U.S. Government Accountability Office, Oral Health: Efforts Underway to Improve Children's Access to Dental Services, but *Sustained Attention Needed to Address Ongoing Concerns*, Washington, D.C., November 2010.

10 American Dental Association Health Policy Institute, "The Oral Health Care System: A State-by-State Analysis," December 9, 2015; American Dental Association, "Characteristics of Private Dental Practices: Selected 2013 Results from the Survey of Dental Practice," February 2015, www.ada.org/～/media/ ADA/Science%20and%20Research/HPI/Files/HPIData_SDPC_2013.ashx.

11 T. L. Finlayson and others, "Maternal Self-Efficacy and 1 – 5 Year Old Children's Brushing Habits," *Community Dentistry and Oral Epidemiology* 35 (August 2007): 272 – 281.

12 Mahyar Mofidi and others, "Problems with Access to Dental Care for Medicaid-Insured Children: What Caregivers Think," *American Journal of Public Health* 92 (January 2002): 53 – 58.

13 Joanna Bisgaier and others, "Disparities in Child Access to Emergency Care for Acute Oral Injury," *Pediatrics* 127 (June 2011): 1428 – 1435.

14 U.S. Department of Health and Human Services, Health Resources and Services Administration, "Dental Health Professional Shortage Areas (HPSA)," datawarehouse.hrsa.gov/Tools/ MapToolQuick.aspx?mapName=HPSADC.

15 U.S. Department of Health and Human Services, Health Resources and Services Administration, National Center for Health Workforce Analysis, "National and State-Level Projections of Dentists and Dental Hygienists in the U.S., 2012 – 2025," Rockville, Maryland, February 2015.

16 Marko Vujicic，"Rethinking Dentist Shortages," *Journal of the American Dental Association* 146（May 2015）：347 – 349.

17 Centers for Medicare and Medicaid Services，"Dental and Oral Health Services in Medicaid and CHIP" and "Primary Care Access and Preventive Care in Medicaid and CHIP," February 2016，www. medicaid. gov/medicaid-chip-program-information/by-topics/benefits/downloads/ 2015-dental-and-oral-health-domain-specific-report. pdf.

18 Cassandra Yarbrough，Kamyar Nasseh，and Marko Vujicic，"Why Adults Forgo Dental Care：Evidence from a New National Survey," American Dental Association Health Policy Institute，November 2014，www. ada. org/～/media/ADA/Science％20and％20Research/HPI/Files/HPIBrief _1114_1.ashx.

19 B. Bloom and others，"Oral Health Status and Access to Oral Health Care for US Adults Ages 18 – 64," *National Health Interview Survey* 2008，National Center for Health Statistics Vital Health Statistics Series 10，no. 253（2012）.

20 National Association of Dental Plans，"Who Has Dental Benefits?," www. nadp.org/Dental ＿ Benefits ＿ Basics/Dental ＿ BB ＿ 1.aspx.

21 Seth Seabury and others，"Trends in the Earnings of Health Care Professionals in the United States，1987 – 2010," *Journal of the American Medical Association* 308（November 2012）：2083 – 2085.

22 Bradley Munson and Marko Vujicic，"General Practitioner Dentist Earnings Down Slightly in 2014," *Health Policy Institute Research Brief*，American Dental Association，March 2016，www. ada. org/～/media/ADA/Science％20and％20Research/HPI/Files/HPIBrief ＿ 1215 ＿ 1.ashx.

23 U.S. Bureau of Labor Statistics，"Dentists：Occupational Outlook Handbook," www.bls.gov/ ooh /healthcare/dentists.htm（accessed August 2016）.

第七章 冒险家和助手

查平·哈里斯在 19 世纪致力于组织牙科医学时，他将为自己的新职业建立保护措施视为个人使命。长期以来，治疗师一直小心翼翼地守护着被视为他们权威和社会特权之源的真实的、有声望的权力和技能。在谈话和著作中，哈里斯警告说，这些经常来到城镇的贫困小贩，兜售可疑的汞合金和填充物，对牙科医学构成了威胁。

"牙科一直是一个开放的领域，没有任何有效的立法保护，使其免受任何可能会在社区中徘徊的投机分子的掠夺。"哈里斯在美国牙科协会 1843 年 7 月在巴尔的摩举行的第四届年会上告诉协会的成员们。[1]

他劝告他的牙医同行们为在自己所在的州通过立法而努力，"保护社区免受无知的假装懂牙科知识之人的伤害和欺骗，这类人对牙科手术原理的了解太过有限和肤浅，在一群能评判他们是否够格在外科部门行医的人面前，他们通不过考验。"

教育标准、执照和卫生法规最终限制了哈里斯最担心的那种江湖骗子所带来的危害。来自那些流浪投机者的威胁已经减少。现在，一些牙医更担心在办公室为他们工作的卫生员的野心，这些卫生员会清洁牙齿，治疗牙龈，使用 X 光机，使用氟化物和密封剂，教育病人。

在美国大约 20 万名牙科卫生员中，绝大多数是女性。他们通常需要长达三年的时间才能获得所需的准学士学位。对他们的培训强调疾病预防。一半以上的人从事兼职工作。根据劳工统计局的数据，他们每小时的收入约为 34 美元。他们在拥有博士学位的牙医的监督下工作。大多数人在私人牙科诊所工作。

然而，首批牙科卫生员中的许多人曾长期在战地工作。他们在学童中间工作。他们为驻军提供牙科服务。多年来，当未得到满足的牙科保健需求的紧迫性戏剧化地显现时，在第二次世界大战结束后的进步时代，贯穿 20 世纪 60 年代庞杂的联邦医疗保健计划的审议和建立的全过程，人们一直在呼吁扩大使用训练有素的牙科助手，以便为系统尚未覆盖的人群——疗养院中的老人、贫困儿童和成人——提供经济实惠的护理。近年来，随着卫生部长口腔健康报告的发表以及奥巴马政府时期《患者保护和平价医疗法案》的通过，这种情况再次发生。现在正在发生。

牙医团体长期反对这些尝试。在医学界，当执业护士和医生助理出现时，围绕职业自主权的类似斗争也在进行。根据著名美国医学研究所的报告《推进美国口腔健康》（*Advancing Oral Health in America*）的作者所说，他们在早期遇到了来自医学团体的广泛抵制。

医生辩称，安全才是问题所在。医学研究所指出："当新型的从业人员正在成长起来或现有专业人员试图扩大其执业范围时，其他领域的忧虑也会被提出来。"然而多年来，护士们已经证明了自己。

报告的作者写道："职业紧张关系通常集中在缺乏培训的个人所提供的护理质量上，但在许多情况下，证据并不支持这一点。高级执业护士经常参与高危手术如分娩和麻醉管理，但越来越多的证据表明，他们的护理质量与医生相似。"[2]

如今，就专业独立性而言，美国的 400 万护士远远领先于牙科卫生员。他们在数量上享有优势。他们也更有可能在更大范围的医疗保健系统中——医院、诊所和卫生部门里工作。相比之下，典型的卫生员继续在私人牙科诊所工作，那里的牙科手术室大约有 10 英尺宽、11 英尺长。有时有一扇窗户，有时则没有，亚利桑那牙科卫生员吉尔·雷特曼（Jill Rethman）说。她曾在 2015 年担任美国牙科卫生员协会主席。"一天八小时，很多时候都看不到风景，无论字面意思还是比喻上都是如此。你是孤立的，与世隔绝的。"

一些牙科卫生员继续挑战他们的孤立状态并推动变革。他们的斗争可能意味着将要与他们为之工作并赖以谋生的强大专业人士对峙。在某些情况下，他们取得的进步来之不易。

136   在美国建立了第一所成功的口腔卫生学校的阿尔弗雷德·C. 方斯（Alfred C. Fones）在 1890 年从牙科学校毕业时已经接触过很多牙科知识。距世界上第一所牙科学院——巴尔的摩口腔外科学院成立已有 50 年。他的父亲西维利昂·方斯（Civilion Fones）在这所学校获得了学位，并在康涅狄格繁荣的港口城市布里奇波特建立了一家业务繁忙的牙科诊所。西维利昂·方斯是一位成功人士，也是一位专业的公民领袖。在不同时期，他曾担任地方和州牙科协会的主席以及市议员、市政官和市长。

但是西维利昂·方斯选择的职业是一个具有挑战性的职业。年轻方斯的同事、牙医乔治·伍德·克拉普（George Wood Clapp）在回忆那些日子时写道："每天坐在椅子上工作十个小时"是很常见的。"最尽责的从业者在进行根管扩孔和治疗时把眼睛和背都累坏了。"

克拉普回忆道："要放置大量的汞合金填充物，有时金箔填充物得一点点捶压进去，患者和操作者都付出了巨大的精力。"[3]

牙医因飞散的牙齿碎片而遭受眼疲劳和眼外伤。[4]他们吸入工作中使用的药物：乙醚、氯仿和汞蒸气。他们经受了 X 光灼伤。他们从患者那儿感染了肺结核。患者带到诊所的细菌、口臭和恐惧是牙医日常生活的一部分。有很多让病人恐惧的东西。他们接受的牙科治疗往往很痛苦，而修复的失败率很高。[5]

"这种实践方法的结果并不证明任何对于牙科或牙医作为健康仆人的高度评价是合理的。"克拉普写道。尽管如此，当阿尔弗雷德·C.方斯从牙科学校毕业后，他还是加入了父亲的诊所。工作了近 10 年后，1899 年，他参加了美国东北牙科协会的一次会议，并参与了一次讲座和研讨会。这将改变他的职业生涯，以及美国的口腔医疗体系。

如今，世界各地的公共卫生领导人都在谈论将疾病和社会问题的"上游"原因作为目标，以预防广泛的"下游"影响。他们致力于减少供水中的有害病原体和铅，以防止广泛的疾病和残疾造成的痛苦及代价高昂的后果。他们接种疫苗以预防脊髓灰质炎和白喉等曾经让数百万人致残和死亡的疾病。当阿尔弗雷德·C.方斯开始创业的时候，这些想法以及更多的想法才刚刚出现。

美国瞬息万变。移民潮涌而至；城市在发展；技术提供了新的可能性；许多领域的思想家都在与日益复杂的生活作斗争。

然而，在那些被称为"进步时代"的岁月里，有一种乐观情绪，即认为日益机械化和多样化的社会中的挑战可以通过提高教育水平、效率和卫生条件来应对。如果阿尔弗雷德·C. 方斯身处这个时代，他会认为，这对牙科来说也是重要的一课。

他参加的研讨会并没有把重点放在龋齿的外科手术治疗或拔除上，而是首先放在预防口腔疾病上。该方案由费城牙医 D. D. 史密斯（D. D. Smith）开发，重点是彻底清除牙齿表面充满细菌的菌斑或"牙垢"。患者被要求返回诊所进行常规治疗。牙医还指导他们如何刷干净自己的牙齿，以及如何在家遵循正确的饮食习惯。甚至在细菌理论出现之前，一些牙医就已经提出这样的做法可能会减少疾病产生。

不过至少在方斯看来，史密斯是第一个制定出一个用于牙科诊所、建立在实用的口腔卫生基础上的预防性护理系统的人。"D. D. 史密斯是真正的预防牙科之父。"方斯写道。[6]

他兴奋地回到工作岗位，在自己的诊所里试用了 4 年史密斯的方法。他报告说，他的病人的牙齿和牙龈健康状况有所改善。"在预防性治疗的影响下，整个口腔的健康状况都得到了改善。"克拉普回忆道。患者的牙龈似乎更健康了，牙齿也不那么容易腐烂了。"这是对患者的救赎，也是牙医的解脱。"

但是这项工作非常耗时。1905 年，方斯决定对他的表妹兼牙医助理艾琳·纽曼（Irene Newman）进行预防技术培训，这样她就可以辅助他们在诊所使用这些技术。与此同时，口腔卫生运动也在其他地方流行起来。在德国，第一家学校牙科诊所建立起来。培训新的牙科辅助人员从而提供预防性护理的想法也开始出现。

方斯从辛辛那提牙医 C. M. 怀特（C. M. Wright）的作品中找

到了灵感。怀特在 1902 年的一篇名为《为牙科专科呼吁》（"Plea for a Sub-Speciality in Dentistry"）的论文中设想过培养"受过教育的体面女性从事光荣而有用的工作"。[7]怀特承诺，这一特殊实践领域将"彻底改革牙科——将其置于一个更高的层面上"。

怀特在他的"呼吁"中写道："所建议的手术与我能想到的预防范围内的任何其他东西，如开水、通风、卫生管道、体育锻炼、饮食和洗澡相比，更符合预防医学的所有要求。"

"我们已经把这些人放在了神坛上，他们能够在牙齿上切下一个龋坏的地方，扩展并形成一个空腔，以便用干净的黄金表面代替牙釉质……难道我们不应该赞扬和尊敬那些耐心地、定期地通过对整个口腔进行智能而系统的护理来预防龋齿和其他疾病的专家吗？这是牙科的一个基本理念，得到了所有人的认同，但却被忽视了。"

俄亥俄州的一些牙医对怀特的想法感到不安。他们希望这些新培训的从业者保证不会自己从事牙科工作。怀特试图减轻他们的忧虑。他告诉他的同事，这个系统的设计是为了确保女性继续担任辅助人员。

"事实上，这些妇女的就业在很大程度上必须依赖于牙医的认可和推荐，在我看来，这既是一道防止她们入侵牙医专业领域的屏障，也是对侵权的保护。"怀特写道。他在俄亥俄州口腔外科学院工作，这所位于辛辛那提的历史悠久的牙科学校在巴尔的摩口腔外科学院建校五年后成立。

怀特为期一年的特别课程旨在培训女性担任牙科护士和助理，于 1910—1911 学年开设，包括解剖学、手术技术、麻醉学、预防、牙科医学和诊断方面的教学和临床培训。然而，俄亥俄州的课程仅开设了三期就被终止了，其毕业生从未获得允许从事牙科护士的工作。有人怀疑是牙医叫停了这项课程。

"俄亥俄州的牙医对这项培训课程持强烈而尖锐的反对意见，有理由认为这种反对意见是该项目在 1914 年被中止的原因。"威尔玛·莫特利（Wilma Motley）在美国牙科卫生员协会的官方历史中指出。[8]

但在康涅狄格州，方斯走得更远。像他 1907 年去世的父亲一样，阿尔弗雷德·C. 方斯也是一位专业的公民领袖，曾在该市的学校董事会任职。在布里奇波特拥挤的公立学校里，方斯抵抗并揭露了蛀牙的流行。他号召牙科同事投身于预防事业。他为学校的牙科项目写文章并发起了一场全面的运动。为了阐明他的观点，他带着学童与市政府官员开会，以便更好地说明口腔疾病对人类造成的伤害。他就像一个传道者，宣传感染的代价。

"这个孩子最明显的缺点是口腔不卫生，"方斯写道，"就像猪圈或垃圾排水沟的毒素慢慢渗入小溪，小溪流入水库，污染了城市的供水，脓肿和蛀牙的产物与腐烂的食物一起，缓慢而确定地毒害了人体系统。这样的口腔会滋生疾病。"[9]

预防工作需要从儿童开始。为了惠及每个人，这需要系统地进行。美国有数百万年轻患者需要口腔卫生服务。数百万人需要如何在家护理牙齿的指导。这个国家的牙医需要训练有素的助手来帮忙。

"一个忙碌的执业者无法从容地独自完成这项工作，除非他把病人限制在较少的数量内。他必须有助手，而我认为这项工作的理想助手是女性。男人不满足于把自己局限在这一个专业上，而女人乐于把精力局限在这一种治疗形式上。"方斯写道。

1913 年，方斯开办了他的口腔卫生学校。这所学校位于布里奇波特华盛顿大道 10 号的漂亮砖砌办公楼里。设施都经过精心设计，井然有序，干净整洁。在为期六个月的课程中，学生们接受了器械消毒、牙齿清洁和营养指导。她们学会了如何教小孩护理他们的牙齿。来自哈佛和其他学校的权威牙科教育者为她们授课。

方斯报告说："1913 年 11 月 17 日，包括学校教师、训练有素的护士、经验丰富的牙科助理和 3 名执业牙医的妻子在内的 33 名女性开始上课。1914 年 6 月 5 日，27 名女性毕业成为牙科卫生员。"这所卫生学校的首个毕业生，也是康涅狄格州第一位获得执照的卫生员，是方斯的表妹兼忠实助理艾琳·纽曼。

方斯说服州议会允许卫生员在该州工作。他还说服城市学校系统"雇用 10 名他的首批毕业生进行日常检查和预防性治疗，并指导所有一、二年级学生掌握自我护理的方法"。[10] 1914 年，这些女性带着便携式椅子和仪器开始工作。

在 3 年多的时间里，方斯共培训了 97 名卫生员。一些人在私人诊所找到了工作，而另一些人则被安置在日益壮大的学校牙科诊所系统中。在某些情况下，她们的技能已超越了私人牙科诊所和学校的要求。方斯的一名毕业生被聘为纽黑文医院的常驻卫生员；还有一人就职于一家为斯坦福的耶鲁汤恩锁业公司员工服务的工业牙科诊所。

第一次世界大战给布里奇波特带来了巨大的变化。这座城市成为战时的军需品中心，年轻的军人涌入城市。1917 年，卫生员为士兵清洁和检查牙齿，分发牙刷，提供口腔健康课程，并将那些需要额外护理的人转介给当地牙医。更多的欧洲移民也来到了这座城市。学校里挤满了暂住的家庭，其中许多人不会说英语。老师和校长都心烦意乱，疲于奔命。

方斯承认，他选择了一个无比具有挑战性的时间来继续他的学校卫生课程。尽管如此，在五年后，他的努力还是取得了成功。据方斯报告，在卫生员工作过的学校中，蛀牙减少了三分之一，学校成绩也有所改善。在同一时期，该市的白喉、麻疹和猩红热发病率有所下降，并且比大多数其他城市都更好地抵御了战后的流感大流行。[11]一名当地卫生官员称赞学校的牙科卫生员"提高了社区的卫生意识——毕竟，这是现代卫生工作者努力追求的目标"，方斯在他的报告中写道。

在接下来的十年里，口腔卫生课程稳步扩展到其他州。"今天，这个国家有十所牙科卫生员培训学校，26 个州已经修订了法律，允许妇女从事这一职业。"《布里奇波特电讯报》（*Bridgeport Telegram*）1927 年的一篇文章报道，这也标志着方斯获得纽约州牙科协会的一项著名奖项。[12]公众接受了牙科卫生模式。当地报纸报道了学校的蛀牙率，就像今天报道的标准化考试分数一样，插图故事展示了卫生员照顾孩子的场景。宾夕法尼亚州哈里斯堡的《晚间新闻》（*Evening News*）在头版刊登了一篇专题照片，题为"牙科卫生工作者在城市的操场上忙得不可开交"。[13]

142　　　那个时代在学校诊所工作的牙医发现了他们职业自豪感的来源。"在 20 世纪 20 年代，公立学校与牙科的关系变得像长期以来医院与医学的关系一样，成为一个展示慈善精神和职业义务的地方，从而建立了'社会信用'。"兰德公司为罗伯特·伍德·约翰逊基金会编写的一份关于公立学校牙科的报告评论道。[14]"因此，20 世纪初学校牙科的发展与牙医团体想要将自己作为一种真正的健康职业，向公众和医生团体推销自己的愿望是分不开的。"

但在一些专业领袖中，对牙科卫生员和卫生运动的担忧正在增长。第一次世界大战后，引发此类计划的进步时代让位于更为保守的民族情绪。人们对持续的移民潮感到恐惧。在美国，医疗和牙科团体开始反对国家医疗的想法。

在 1919 年宾夕法尼亚州牙科协会大会前的主席讲话中，沃尔特·A. 斯宾塞（Walter A. Spencer）严肃地谈到了"对牙科工作的需求已超过牙医供应的口腔卫生宣传"。[15] 在同个会议上发表的一篇论文中，马萨诸塞州的学者托马斯·J. 巴雷特（Thomas J. Barrett）发出了严厉的警告，将牙科卫生员模式与公费医疗联系起来。

巴雷特说："有没有人相信，在当今低标准的教育要求下，你能够培训和配备足够数量的牙科卫生员，为这个伟大国家的所有儿童提供牙齿个人护理，更不用说满足国家需求，所有这些都是由公费支出的？这是一种'德国制造'的思想，非常类似于家长式作风和德国的'文化'，在这个州或任何其他州都行不通。"他在题为《一种新的牙医：我们想要吗？》的演讲中说，助理们已经准备好接管牙医的业务了。

"宣传者强有力地概述了口腔卫生与蛀牙之间的关系，但他沿着这条路线走得太远，以至于他从熟练、受过教育和经验丰富的牙医那里拿走了除机械工具之外的一切，交给了卫生员。"[16]

他的演讲引发了激烈的辩论。有几个人站出来质疑他的逻辑。但许多其他牙医也加入了巴雷特的行列，谴责牙科辅助人员对这个行业的威胁。"在我看来，它就像是许多邪恶的东西，"一名与会者指出，"如果你能许可并控制它们，那就没问题了，但大多数被许可的邪恶无法控制。"[17] 牙医对控制的担忧继续增长。

在 1926 年对北美牙科教育系统的调查中，威廉·J. 吉斯写道，牙科卫生员在向儿童提供"预防性牙科"服务方面具有巨大的潜力。但他也承认，许多牙医认为这些新的口腔健康专业人员是一种威胁。"牙医们普遍担心，牙科卫生员会倾向于违反他们的义务，并独立地将其执业范围扩大到法定范围之外。"

这位博学的专家认为这些担忧不切实际。"牙科卫生员冒充牙医似乎并不比牙医扮演内科医生的角色更危险。"[18]

　　在第一次世界大战后国家保守主义情绪和对共产主义的恐惧中，美国医学会发起了一场反对"国家医学"的运动。学校卫生诊所开始关闭。大萧条之后，随着包括富兰克林·德拉诺·罗斯福总统在内的自由派领导人呼吁建立国家医疗保险计划，有牙医团体的领导者加入了医生团体，对抗政府主导的医疗服务。

　　《美国牙科协会杂志》的一篇社论预测："州立牙科在原则上是错误的，在实践中会是灾难性的。"另一篇文章则警告："除非我们保持警惕，否则很难打倒这个剥削牙科行业的怪物，如果我们建立这样一套牙科诊所系统，不仅会给我们的个体从业者带来毁灭，还会给人民带来低效的服务。"

　　随着学校诊所的减少，牙科卫生员开始在私人牙科诊所工作。但在接下来的十年里，美国年轻人未得到满足的牙科和其他医疗需求将再次困扰这个国家。

　　1943 年，世界的天空因战争而漆黑一片，但是数以百万计的美国适龄青年不适合服役。自 1941 年 12 月 7 日日本偷袭珍珠港以来，征兵人员得出的结论是，多达三分之一的应征青年健康状况不佳，无法服役。其中以精神疾病、肺结核、性病、蛀牙最为常见。仅在第一轮选拔中，就有 20 万接受检查的男性因牙齿缺陷被取消资格。在美国国会大厦，参议院教育和劳工委员会的一个小组委员会召开了听证会，由佛罗里达州参议员克劳德·佩珀（Claude Pepper）主持。在证人一个接一个在会上做证后，国会领导人试图了解更多有关危机的情况，包括军方招募人员发现的大批"牙科残障人士"的需求。

　　人们对国民健康状况以及牙科劳动力无法满足所有美国人的需

求一直感到忧虑。这种忧虑有助于推动通过政府举措和劳动力创新的持续努力，将医疗保健扩大到大众。在华盛顿，国会议员着手立法，制定一项全国医疗保险计划。1946 年，美国参议院正在讨论的立法被称为《瓦格纳-默里-丁格尔法案》（Wagner-Murray-Dingell Bill），编号 S1606。

前往华盛顿在参议院教育和劳工委员会面前做证的美国牙科协会领导表示反对。他们认为，任何将牙科服务纳入此类项目的计划都是不现实的。他们警告说："因为牙医数量有限，所以不可能实施任何承诺为儿童和成人提供全面牙科保健的计划。"[19] 相反，美国牙科协会呼吁采取不那么全面的措施：由联邦政府资助进行疾病预防研究，以及为社区一级的青年试点项目提供拨款。

这项法案的一位提案人质询了牙科领导者们。

"现在您认识到这个国家严重缺乏执业牙医，而且以目前的牙医队伍，不可能给美国人民提供全面彻底的牙科保健了吗?"委员会主席、蒙大拿州参议员詹姆斯·默里（James Murray）问道。

"没错，参议员先生。"美国牙科协会立法委员会主席卡尔·弗拉格斯塔德（Carl Flagstad）回答道。

"当然，"默里回答道，"事实是牙科医生一直忙于照应那些有能力为他们所接受的治疗支付足够费用的人，但是如果牙科保健向美国人民自由开放，当然就不会有足够的牙医来照应他们。"

"说得没错。"弗拉格斯塔德说。[20] 牙医团体的领导在战后抵制联邦政府扩大医疗服务的尝试时承认了牙医短缺。然而，他们同样坚决反对培训更多牙科工作者以满足这些需求的计划。

20 世纪 40 年代末，波士顿福赛斯牙科诊所推出了一项旨在教授牙科辅助人员如何钻孔和填充乳牙的计划。这个项目由马萨诸塞州监督和批准，由美国儿童局资助，为十几名有志在学校工作的卫生员提供了两年的额外培训。牙科领导们对此十分愤怒。

"昨天，300 多名马萨诸塞州牙医挤进了州议院的听证室，要求废除一项允许牙科卫生员在学校诊所为儿童补牙的法案。"马萨诸塞州皮茨菲尔德的《伯克夏县鹰报》（*Berkshire County Eagle*）报道。[21] "昨天，在要求废除该法案时，牙科行业的发言人将它描述为'公费医疗的一个开端'。他们认为，卫生员两年的培训不可能等同于牙医在执业前必修的 6 年学习。"

但在公共卫生官员中，对牙科保健短缺的担忧在随后的 10 年中只增不减。1961 年，美国牙科调查委员会建议扩大牙科卫生员的职责，以便满足需求。长期以来，男性一直被禁止接受卫生员培训，因为有人担心他们比女性卫生员更有可能与牙医竞争。该小组呼吁取消对男性卫生员的法律和教育限制。[22]

随着 1965 年医疗保险计划和医疗补助计划的启动，对各种医疗保健服务的需求在一夜之间迅速增长。在医学领域，执业护士和医生助理应运而生，以应对不断增长的护理需求和人手不足的诊所需要，尤其是在服务欠缺的农村社区。

对于创新者牙医拉尔夫·罗贝内（Ralph Lobene）来说，拥有更多技能的牙科卫生员同样可以扩大牙科保健的覆盖范围，使其更便宜、更广泛。在罗贝内的领导下，一项新的福赛斯实验——"圆形大厅项目"——于 20 世纪 70 年代初启动。在福赛斯波士顿研究中心一个特别建造的圆形诊所里，一群精心选拔的卫生员接受了钻孔和补牙的培训。诊所的辐条式结构保护了患者的隐私，同时使指导人员能够监督卫生员的工作。罗贝内写道，该项目旨在探索"应对未来几十年牙科面临的最严峻挑战的一种方法：为全部人口——大约是现在每年至少接受最低限度牙科治疗的美国人的两倍——提供高质量的口腔保健。"[23]

他毫不掩饰自己对美国现有牙科系统的愤怒。他指出："长期以来，牙科行业一直默认一种过时的观念，即这种医疗服务是一种特权，只有足够富裕的人才能享受。因此，美国牙科的人力资源、教育设施和实践方式最多只能满足一半人口的需求。"

再一次，牙科领导者们鼓动撤销该项目。马萨诸塞州牙科检查员委员会从州检察长那里获得了一项裁决，认为该项目在技术上违反了该州的牙科执业法。

《洛厄尔太阳报》（Lowell Sun）1974年1月2日报道："州委员会主席约翰·霍拉克（John Horack）博士说，福赛斯的官员及其支持者'希望能够自由地做任何他们认为可能的事情'。"霍拉克说他反对卫生员钻孔和补牙。

该报报道称："主席还表示，委员会的行动可能是为了保护行业成员而采取的措施。"

"他们说这个项目会为更多的人提供护理，但是在委员会有人告诉我们牙医并不忙。"霍拉克说。

罗贝内的研究结果公布了。卫生员展示了他们接受的高级培训的成果。全国各地的报纸都刊登了合众国际社的一篇文章，标题各异，其中许多标题让牙医看起来很糟糕："卫生员的工作让牙医紧张""卫生员表现优于牙医""牙医犯了更多错误"。

但是这个项目注定要失败。回顾过去的努力，罗贝内观察到，随着医疗行业的发展，患者已经开始接受医生委派常规医疗服务的决定。"然而，在美国牙科行业内，对委派常规修复工作等不可逆手术的概念接受程度仍然不高，"他写道，"其中一个原因是，许多牙医可能不像内科医生那样对自己的职业形象有安全感。"[24]

在州议会进行游说并与全国各地的牙科委员会展开激烈斗争

147

后，牙科卫生员表示，从那时起他们已经取得了进步。在十几个州，卫生员现在可以直接为他们的服务向医疗补助计划收取费用。截至 2016 年，共有 39 个州（美国牙科卫生员协会称之为"直接访问"州）允许卫生员在至少一种从业环境中为未看过牙医的患者提供护理。

　　这种情况因州而异。在加利福尼亚州，拥有高级执照的卫生员可以在牙医的远程监督下工作，执行各种各样的手术，包括用低成本的临时修复物治疗蛀牙。蛀牙的微创疗法不需要麻醉剂或钻孔。取而代之的是用手工工具挖出牙齿的软龋区域，然后涂上一层含有氟化物的玻璃离子密封剂，以阻止龋坏的进一步发展。这种方法有多种名称，包括临时治疗性修复（ITR），最初由一名荷兰牙医开发用于战地诊所。20 多年来，它一直被世界卫生组织作为一种在许多情况下治疗蛀牙的有效方法加以推广。美国牙医却迟迟不想采用它。

　　在科罗拉多州，近一年只有三分之一的牙医治疗过医疗补助计划患者，有 8 个县被归类为"牙科沙漠"，卫生员也获得了显著的独立性。2015 年，保险巨头台达牙科公司的慈善机构台达牙科基金会承诺投入 300 多万美元，在该州的医疗诊所内设立 16 个牙科诊所。每个诊所都配备了一名牙科卫生员。

　　然而，在 2016 年的佐治亚州，一项允许牙科保健员在没有牙医在场的情况下在疗养院和学校诊所清洁牙齿的法案被否决了。这项法案遭到了该州牙医的强烈反对。援引玛丽埃塔共和党人、众议院卫生和公众服务委员会主席、州代表莎伦·库珀（Sharon Cooper）的话说："我从未见过对一项立法有如此大的敌意。"[25]

　　一个多世纪以来，创新者的实践以及非营利组织、学术机构、大学和联邦机构的研究和报告不断表明，牙科卫生员，尤其是接受过额外培训的牙科卫生员，可以更广泛地用于解决数百万美国人未得到满足的牙科需求。卫生员领军者同意这一观点。

"很长一段时间以来，口腔医疗保健服务一直与专业的、按服务收费的牙科诊所联系在一起，那里很少有弱势人群，而许多其他人很难获得治疗，"美国牙科卫生员协会的华盛顿游说者卡伦·西兰德（Karen Sealander）说，"我们需要开放更多的服务获取点，我们确实需要将口腔健康纳入初级保健。我们可以看到卫生员与妇产科医生一起工作。在看护孕妇时，和儿科医生一起工作。在看护儿童时，为母亲和看护人提供咨询，并为年龄足够大的儿童提供自我护理口腔卫生的建议并提供临床服务。这就将卫生员置于初级保健环境中。"

西兰德说，在私下谈话中牙医们承认，卫生员必然发挥更重要的作用。她说她认为这是有道理的。"为什么你不能去西维士药店快速诊所接种带状疱疹疫苗，并用密封剂和氟化物填入牙齿来预防蛀牙呢？我的意思是我们知道如何预防蛀牙。但我们无法让人们轻松达成。"

卫生员与基层组织一起，在某些情况下得到了联邦监管机构的支持，继续推动变革。卫生员塔米·伯德（Tammi Byrd）在南卡罗来纳州的努力变成了长达十年的冒险，这几乎毁了她。

伯德是一位泰然自若、身体健康、信仰坚定的女性，多年来，她一直与当地其他卫生领袖合作，争取修改该州法律，允许他们探访学校里的孩子。未经治疗的口腔疾病在该州是一个长期的问题，伯德并不是唯一被它困扰的人。

早在 1980 年，州议会审查小组的成员就对这个问题非常关注，要求州牙科委员会"考虑扩大牙科卫生员的职能，减少对卫生员的监督限制，以增加南卡罗来纳州牙科服务的可及性"。

150

评论人士指出，该州的一些县只有一名牙医。他们写道：改变规定以允许牙科卫生员在服务不足的地区工作，"将使更广泛的人群有机会接受预防性服务和指导"。"像疗养院里的病人、居家老人和穷人可以得到原本无法获得的服务，公共卫生和福利会得到更好的利用。"

评论人士指出，一些州允许卫生员从事此类公共卫生工作。但在南卡罗来纳州，相关规定限制卫生员在此类场所工作，除非牙医先对患者进行过检查。问题是，没有多少牙医会关注病人的检查。

医疗补助计划的健康筛查将龋齿认定为"南卡罗来纳州学龄儿童中最严重的健康问题"。然而，据南卡罗来纳医科大学的一个研究小组报告，一项学前健康评估表明，1997 学年进入穷人学校的儿童中，只有 13％接受了预防性牙科服务。[26]

卫生员们继续要求承担更多的责任，而该州的牙科领导们继续抵制。"我们一直在努力通过立法，"伯德回忆说，"试图把这项工作做好。"

他们对变革的追求似乎相当无望。这项立法似乎永远不会通过。后来，在 1999 年，伯德顿悟了。她说，第二天晚上，当她在教堂为一群青少年准备圣经学习课时，她意识到了这一点。圣经课的重点是所谓的"上帝规模的项目"，她解释说。这样的项目"比你更重要。它需要的花费超过你所拥有的。有些事情你无力操控"。她琢磨了一下材料。突然，这节课的内容击中了要害。她的卫生运动就是这样。

151　　"上帝提醒了我并说'你从来没有告诉过我这个项目'，"她回忆道，"我告诉他那是他的。然后打开了大门。"

没过多久，僵局终于开始化解。州议员与牙科领导者们合作，开始采取措施解决缺乏护理的问题。医疗补助计划的文书工作得到简化，医疗补助计划牙科手术的报销率提高了。州牙科协会发起了一场声势浩大的运动，以吸引更多的牙医加入医疗补助计划，一些新的服务人员也加入了进来。[27]然后，2000 年时州议会批准了塔米·伯德花了这么多年为之努力和祈祷的立法。

"2000 年 3 月，"塔米·伯德说，"我们的法律已经通过了。"

这项立法取消了在卫生员为学校提供清洁和保护性密封剂之前儿童必须接受牙医检查的要求，还取消了牙医为手术提供书面许可的要求。

该州州长吉姆·霍奇斯（Jim Hodges）在签署这项立法时宣布："这项新法律取消了一项阻碍获得牙科保健的规定。有了这项立法，父母不必让他们的孩子离开学校去看牙医，老年人也可以在他们的养老院中获得牙科护理。"

州长办公室在一份声明中解释说，按照规定，新法律将允许"牙科卫生员在学校、疗养院、公共卫生诊所、医院和慈善机构等场所提供预防性牙科护理"。"牙医很少在这些地方全职工作。"[28]

但大问题依然存在。这些卫生员来自哪里？谁来组织这些服务？伯德很快意识到，这场胜利可能虚有其表。该州本身并没有准备好出去开展这项工作的卫生员队伍。伯德面临着这个新的困境。她过着美好的生活：婚姻稳固，女儿不断成长，教会不错。她在一家成功的私人牙科诊所工作，收入稳定。牙科诊所的工作日程甚至为员工定期安排四天的周末。在那些长周末里，伯德和家人一起享受竞技滑水运动。

在伯德看来，南卡罗来纳州法律的改变是对她祈祷的回应。现在她想知道上帝希望从她身上得到什么回报。她向天堂寻求答案。"我为它祈祷，我为它祈祷，我为它祈祷。"她说。

她得出了结论，上帝希望她去照顾那些没有得到照顾的孩子。共有 25 万人。她无法独自做这件事。她提醒上帝，她不知道如何经营这项事业。"但他一直把这件事放在我的心上，把它放在我的心上，把它放在我的心上。于是我去找我丈夫说，'我知道这听起来很疯狂，但我想辞职。我想抵押我们的房子。我想开展一项事业。我想让卫生员进入学校，并开始为孩子们看病。'"

当她向丈夫吉姆解释这个想法时，他的第一反应是大笑。但随后他出去又回来了。他说话时严肃得多了。

"你是认真的，对吗？"他问道。

"我说，'是的，没错。我是认真的。'"

她向小企业管理局申请了贷款。2000 年 10 月她辞去了工作，并注明日期是 13 日，星期五。

"12 月 28 日，我们终于得到了资金。我们获得了贷款担保，并借了 25 万美元。"她用自己的房子和二手车作为抵押。她订购了将卫生员送进学校所需的设备。"我认为这项立法规模巨大，比我想象的要大得多。他们说他（上帝）想带你去你从未去过的地方。他确实做到了。"

她将她的公司称作"健康促进专家"。卫生员会访问参与的学校，并免费为孩子进行检查。他们会给每个孩子带一封信回家。当父母同意后，他们会提供清洁、氟化物治疗和保护性密封剂，并直接通过医疗补助计划、私人保险或父母支付。伯德解释说，如果卫生员看到蛀牙的迹象，她会建议去看牙医进行后续治疗。

伯德的计划基于这样一种想法，即她的公司将由医疗补助计划直接报销卫生员的服务费用。"我们的服务需要得到报销，因为如果我们的工作无法得到补偿，我们就无法工作。我的意思是，志愿服务在现实中是不可持续的。"不是每个州都允许卫生员为其工作开具医疗补助计划账单；事实上，大多数州的牙科委员会要求牙医将账单提交给医疗补助计划。但是伯德查阅了州医疗补助提供者手册，并没有看到南卡罗来纳州要求卫生员通过牙医提交账单的规定。

她咨询了州公众服务部主任萨姆·格里斯沃尔德（Sam Griswold），并收到了他的来信，表示渴望与她的项目合作。"我很高兴为您的尝试提供卫生与公共服务部的支持，通过健康促进专家的公私合作项目增加儿童获得口腔健康护理的机会。"格里斯沃尔德在回信中写道。[29]"我的工作人员目前正在研究通过医疗补助计划为注册牙科卫生员提供的预防性服务报销的方法……卫生与公共服务部期待与注册牙科卫生员合作，使医疗补助计划人群更容易获得口腔健康。"

然而代表该州牙医的组织——南卡罗来纳州牙科协会敲响了警钟。"卫生员来了！卫生员来了！"2000 年 10 月号的《南卡罗来纳州牙科协会（SCDA）公报》上出现了这样的标题。随附的社论对州卫生员协会成员最近的活动提出了警告。这篇社论总结道："他们似乎在要求批准和分配保险提供商的编号。这将是独立执业的关键，因为它授权保险公司直接向卫生员支付费用！这种姿态是对私人诊所的冒犯。"

格里斯沃尔德的办公室召开了一次会议来讨论这个项目。伯德希望能见到格里斯沃尔德，也许还会有几个来自州牙科协会的代表。

"当我停下车时，到处都是'郊区居民'[①]的车，大概有七八辆停在街上，我在想，总统在城里吗？我的意思是，到处都是这些巨大的越野车。然后车门打开了，牙医们开始从这些越野车中涌出。"

她说，会上牙医们威胁要采取法律行动。南卡罗来纳州牙科协

154

---

① 最早由雪佛兰于 20 世纪 30 年代开发、将卡车与旅行车结合而成的汽车，被命名为"Suburan"，也是 SUV 的鼻祖。——编者注

会执行理事哈尔·佐恩（Hal Zorn）在 2000 年 11 月的公报上也报告了同样的情况："根据其律师的指导，南卡罗来纳州牙科协会委员会已指示查尔斯·米尔伍德（Charles Millwood）主席和我本人，如果南卡罗来纳州卫生与公众服务部或任何其他相关机构试图直接向在一般监督下完成工作的卫生员支付费用，将寻求立即下达禁令。"

专家报告称，该州有 25 万名医疗补助计划儿童没有接受牙科护理。佐恩在文章中指出，问题不在于牙科服务提供者，而在于家长。

佐恩写道："南卡罗来纳州公立学校有成千上万的学生无法获得牙科护理。这并不是因为牙科医生、卫生员和牙科团队助理对他们的需求不感兴趣。原因可能很简单，比如家长不重视孩子的口腔需求。我听说艾伦代尔县有一个孩子需要根管治疗。这位母亲连续两次都没有带孩子去约定的地点，后来又突然出现，要求拔掉孩子的牙齿，'因为她受够了孩子的哭诉和抱怨'。"

伯德离开了会场，留下了震惊而担忧的牙医们。她已经辞去了工作，抵押了房子，申请了贷款。回头已经太晚了。她不得不继续前进。"要想得到补偿，这场法律战需要太长时间，"她说，"我必须想办法找位牙医合作，这样我们才能拿到报酬。"考虑到其中的争议，她很难找到合作的人，但最终一位在希尔顿海德岛工作的牙医同意帮忙。

她推进了在三四个学区配备三四名卫生员的计划。"2001 年 1 月，我雇了几个卫生员，开始给孩子看病。"她回忆道。

同年 2 月，曾致力于修改这项法律的州参议员约翰·德拉蒙德（John Drummond）终于有机会看到卫生员在他家乡的小学为孩子们检查牙齿。"我希望他们在南卡罗来纳州的每所学校都这样做。"他告诉当地报纸的一名记者。[30]

伯德说，项目起飞了。"从 1 月到 4 月，关于我们项目的消息已经传开了。每个学区都想参与。"

伯德订购了更多的用品，并雇用了更多的卫生员。当一个新县城的学校申请这个项目时，她在当地找到了一名卫生员，开始为她工作。她借了更多的钱。她开始通过医疗补助计划报销费用。但是报销的速度很慢。她有过一些绝望瞬间，等待着分发她的第一笔工资。她说，自己两年半都没有收入，但她还是得继续。到学年结束时，卫生员已经在南卡罗来纳州的 20 多个地区对超过 19 000 名儿童进行了筛查，并为其中 4 000 名儿童提供了清洁、密封剂和氟化物治疗。[31]

到了 6 月，已经通过立法允许卫生员进入学校并为儿童提供护理而无需事先看牙医的州议会进入了休会期。

6 月 15 日，南卡罗来纳州牙科协会致函全州的学校官员。信中向学校领导保证，该州牙医正在努力解决"棕榈州[①]存在的口腔健康危机"。他们写道，由于国家医疗补助计划的改革，今年到目前为止，牙医已经治疗了额外的 6 万名儿童。但是他们在信中继而警告说："南卡罗来纳州另一场即将来临的危机将直接影响该州儿童的口腔健康。"

这封信将塔米·伯德和健康促进专家置于这场新危机的中心。信中说，她的公司没有与当地牙医合作。在某些情况下，这些孩子已经是"有当地牙医病历的病人"。然而，当卫生员在学校里治疗这些孩子时，孩子们就成了健康促进专家监督牙医的"记录病人"，这位牙医的诊所设在希尔顿海德岛。"当孩子在周末或上课期间牙痛时，学校会把孩子送到希尔顿海德岛去看牙医吗？"信中问道。

"你猜怎么着？"伯德回忆道。"很多学区开始寄回我们的协议

———————————

①　棕榈州，南卡来罗纳州的别称。——译者注

备忘录——我们必须与他们合作的谅解书。与此一同寄回的信中声称：'我们不知道这件事有这么大的争议。我们现在不得不暂时搁置这件事。'他们把那封牙医的信钉在上面。"

然后，在州议会休会期间，牙科委员会提出了一项计划，重新强制要求牙医在卫生员给孩子们治疗之前对他们进行检查。这也是立法机关已经取消的要求。

州议员吉尔达·科布-亨特（Gilda Cobb-Hunter）曾支持修改法律，取消牙医检查的要求，她听说了这个计划。她在 7 月 11 日给委员会写了一封信。她写道："我了解到，南卡罗来纳州牙科委员会已经起草了一份计划，以紧急条例的名义提出了一项高度限制性的要求。"这项措施将"破坏"州长签署的法案的"立法意图"。

不管怎样，牙科委员会还是推进了紧急条例。

157　文件上写道："需要立即采取行动，以保护本州的病人免受牙科卫生员在未经持照牙医事先检查和决定的情况下进行手术造成的进一步伤害。委员会已收到有关职业不端行为的初步投诉，并决定，如果没有这项规定，牙科卫生员可以在牙医对蛀牙和其他严重牙齿健康问题进行适当诊断之前，在局部使用氟化物，并应用密封剂和口腔预防措施。"

"他们制定了一项紧急条例，"伯德回忆道，"他们能够这么做是因为法规规定：如果立法机构休会期间生命处于极度危险之中，你可以通过紧急条例来保护本州公民。"

牙科委员会官员告诉媒体，委员会采取行动是为了保护公众健康。据美联社报道："牙科组织表示，他们只是通过让牙医而不是训练有素的卫生员诊断问题来保护儿童。"牙科官员警告称，清洁牙齿可能会给一些儿童带来健康风险，尤其是那些患有心脏病的儿童。有些人可能需要在清洁前使用抗生素。"这一点也不奇怪。我们每天都会看到需要预先服药的人。"牙科委员会主席查尔斯·麦克斯韦（Charles Maxwell）告诉美联社。[32]

在同一篇文章中，一名学校官员为卫生项目辩护。校长苏·亨德里克斯（Sue Hendrix）说："在我们的卫生室里，曾经有过孩子进来哭着说牙疼。嗯，如果他们感到痛苦，他们在课堂上就什么东西也学不进去。"

伯德告诉美联社："如果患者能去私人诊所的话，牙医的工作本应在那里进行，但现实是很多患者从未到过那里。"

南卡罗来纳州的主要报纸《州报》（The State）在一篇社论中批评了牙科委员会的举措。文章指出："当专断的规则似乎将阻碍对成千上万南卡罗来纳州孩子的帮助时，真是令人沮丧。我们州的许多贫困儿童没有接受常规的预防性牙科护理。根据州公共服务部的数据，南卡罗来纳州有资格享受医疗补助计划的儿童中有 65% 去年没有看过牙医，这意味着大约 25 万儿童没有得到护理。"

编辑们承认了牙医的论点。"牙医认为，对儿童牙齿最好的护理来自与社区牙医的定期关系，而不是巡回服务的定期检查，"但是，他们补充道，"想到提供尽可能最好的医疗保健的愿望可能会阻止一些儿童获得任何预防性牙科护理，这真是一种莫大的耻辱。"

伯德和她的律师去见了行政法法官，试图阻止委员会执行讯问要求。法官告诉他们需要想办法召开听证会。他们在 10 月获得了一次听证会。牙科委员会的紧急条例将在 6 个月内有效。

伯德说："我个人的观点是，如果他们能从 7 月到来年 1 月在经济上扼杀我们，那么我们就会消失。没有人会再尝试这样做了。"

那年夏末，伯德起诉了州牙科委员会和牙科协会。她指控这些团体"联合起来阻止卫生员提供预防性的牙科护理，这样牙医便可以自己获得提供这项服务的机会"。

但与此同时，她必须遵守规定。"我们聘请了两名牙医，"她说，"我们不得不解雇一半的卫生员。"

秋季学期对伯德来说是可怕的。一些地区已经被吓得退出了，但该项目仍在 13 个地区实施。伯德雇了 13 名卫生员。牙医们轮流为儿童检查，但是在等待检查的时候，一半的卫生员无所事事。那一年他们诊疗的孩子少了数千人。美国国家税务局要求按季度付款，她破产了。看起来她要失去她的家了。一天晚上，她躺在办公室的地板上哭了。她告诉上帝，她甚至不知道该祈祷什么。

最后，她起身，出门上车，准备开车回家。收音机里传来一首敬拜歌曲，歌词在黑暗中呼唤着上帝。"歌中唱着，'路上有山，门上有锁。要么主动寻求改变。要么被动接受改变。'"

伯德说，她突然感到一种平静的感觉笼罩着她。"我说：'好吧，上帝。我很感激。我不知道为什么。'然后我平静下来。会没事的。"

随着伯德的公司陷入越来越深的债务中，她开始向美国牙科卫生员协会寻求帮助。这个组织联系了联邦贸易委员会，政府监察机构展开了调查。与此同时，伯德不断拜访学校董事会，试图安抚他们并重获信任。董事会成员不停地问："我们不是收到了牙科协会的一封信，说这是不合格的治疗吗？"

"我说：'是的。但事实并非如此。'"

她一直在努力。没有别的办法。2003 年 9 月，伯德正开着她抵押的丰田凯美瑞，这时她的手机响了。一名《州报》的记者打来电话。他告诉她，他收到了联邦贸易委员会的一份新闻稿，称南卡罗来纳州牙科委员会被指控贸易限制。

"你能发表一下意见吗？"他问她。伯德告诉记者，在和他交谈之前，她需要阅读这份稿件。然后她挂了电话，试图让自己平静下来。

在起诉书中，联邦贸易委员会明确提出了自己的指控：南卡罗来纳州牙科委员会"几乎完全由执业牙医组成，通过不合理地限制有执照的牙科卫生员在学校环境中提供牙齿清洁、密封剂和局部氟化物治疗，限制了提供预防性牙科保健服务的竞争"。联邦贸易委员会指出，尽管州议会于2000年通过了立法，取消了一项法定要求，即牙医在卫生员提供服务之前对每个孩子进行检查，但"委员会在2001年重新实施了立法机构已取消的检查要求，并将其扩展到学校环境中局部氟化物的应用"。

起诉书指控道："委员会行动的后果是剥夺了成千上万学童——尤其是经济上处于不利地位的儿童——享受预防性口腔保健服务的福利。"联邦贸易委员会总结道："委员会的反竞争行为是由经济利益攸关的利己主义行业参与者采取的，违反了国家政策。"它提供的任何好处都被它"对竞争和消费者的有害影响"抵消了。

州牙科委员会对这项投诉提出质疑。它给与伯德项目合作的卫生员发了信，警告他们可能"在没有执照的情况下从事牙科工作"。牙科委员会与联邦贸易委员会一直闹到了美国最高法院。但是美国最高法院拒绝审理此案，指控不了了之。

2007年，此案得到了解决。南卡罗来纳州牙科委员会受命向全州所有牙科医生、卫生员和学校督学宣布，它支持允许卫生员在公共卫生场所治疗儿童而无须事先接受牙科医生检查的政策。

联邦贸易委员会宣布将在接下来的十年中对牙科委员会的工作进行监督。联邦贸易委员会竞争局局长杰弗里·施密特（Jeffrey Schmidt）在一份声明中指出："正如本案所反映的，以州法律没有考虑到的方式限制竞争的州监管委员会受制于反垄断法。这个案例很重要，因为它保护了儿童——尤其是那些来自低收入家庭的儿童——在学校获得预防性牙科服务的机会。"

几年过去了，伯德的项目正在重建。她和卫生员已经为数万名儿童看过病。她放弃了竞技滑水，转而练习瑜伽，并在当地一家健身房教瑜伽。她仍在祈祷。她还在斗争。

"我准备再搅一下局了。"她苦笑着提醒说。

在一次去马萨诸塞州的旅行中，她在福赛斯研究中心——曾备受争议的圆形大厅项目的旧址参加了一项周末课程。伯德参与的课程关注无创伤修复技术，这是一种针对蛀牙的微创治疗的变体，加利福尼亚受过专门培训的卫生员已经开始提供这种治疗。伯德和其他参与者被教授如何准备和在牙齿表面涂上含有氟化物的玻璃离子密封剂来阻止疾病的发展。人们发现这种方法可用于治疗年幼、恐惧或残疾的患者，以及等待传统修复的患者。研究已证明其安全性和长期有效性。[33]

伯德说："卫生员可以进行临时修复。这被认为是可逆的初级预防保健。"她再一次建立起一个联盟，以防州牙科领导者开始干预。

她说："前几天我读了一篇文章。牙医已经造了一辆奔驰。很美。太美了。开起来感觉好极了。但你猜怎么着。他们不想让任何人制造一辆好的厄尔蒂玛或凯美瑞。很多人买不起奔驰。他们需要厄尔蒂玛、普锐斯和凯美瑞。牙科卫生员准备好这么干了。以我们现有的大量卫生员为例，我们的执照没有得到充分利用或根本没用上，应该让我们来为那些得不到医疗护理的人群服务。"

注释

1 Chapin A. Harris, "Address Delivered Before the American Society of Dental Surgeons," *American Journal of Dental Science* 4 (September 1843): 3–22.

2 Institute of Medicine, *Advancing Oral Health in America* (Washington, D.C.: The National Academies Press, 2011), 104.

3 George Wood Clapp, *The Rise and Fall of Oral Hygiene in Bridgeport* (New

York: The Dental Digest, 1929), 5.

4 E. Baeumer, "The Occupational Diseases of Dentistry," *Dental Cosmos* 56 (January 1914): 123 – 124.

5 Dr. Kuhn, "The Causes for Failures in Crown and Bridge Work," *Dental Cosmos* 56 (January 1914): 122.

6 Alfred C. Fones, "The Origin and History of the Dental Hygienist Movement," *Journal of the American Dental Association* 13 (December 1926): 1809 – 1821.

7 C. M. Wright, "Plea for a Sub-Speciality in Dentistry," *International Dental Journal* 23 (April 1902): 235.

8 Wilma E. Motley, *History of the American Dental Hygienists' Association, 1923 – 1982* (Chicago: American Dental Hygienists' Association, 1986), 27.

9 Alfred C. Fones, "Report of Five Years of Mouth Hygiene in the Public Schools in Bridgeport, Conn.," *Dental Cosmos* 61 (July 1919): 608 – 618.

10 Steven L. Schlossman, JoAnne Brown, and Michael Sedlak, *The Public School in American Dentistry* (Santa Monica, CA: Rand Corporation, April 1986), 13.

11 Fones, "Report of Five Years of Mouth Hygiene."

12 "High Professional Honor Bestowed on Dr. A. C. Fones," *Bridgeport Telegram*, Bridgeport, CT, May 4, 1927.

13 "Dental Hygiene Workers Are Kept Busy on Playgrounds of City," *Evening News*, Harrisburg, PA, August 21, 1929.

14 Schlossman, Brown, and Sedlak, *The Public School in American Dentistry*, 25.

15 Proceedings of Societies, *Dental Cosmos* 61 (December 1919): 1099.

16 Thomas J. Barrett, "A New Species of Dentist: Do We Want It?," *Dental Cosmos* 61 (December 1919): 1205 – 1212.

17 Proceedings of Societies, *Dental Cosmos* 61 (December 1919): 1225 – 1235.

18 William J. Gies and Henry S. Pritchett, *Dental Education in the United States and Canada* (New York: Carnegie Foundation for the Advancement of Teaching, 1926), 79.

19 "The Reaction of Two Great Associations," *Journal of the American Dental Association* 21 (October 1934): 1846 – 1850 and "The Question of Dental Care for the Indigent," *Journal of the American Dental Association* 21 (November 1934): 2036 – 2039.

20 Testimony of the American Dental Association on Wagner-Murray-Dingell Bill (S1606) as reprinted in *Journal of the American Dental Association* 33 (June 1, 1946): 743 – 754.

21 "Dental Hygienist Bill Hits Strong Opposition," *Berkshire County Eagle*, Pittsfield, MA, March 1, 1950.

22 Ralph Lobene, *The Forsyth Experiment* (Cambridge, MA: Harvard University Press, 1979), vii.

23 Ibid., 1.

24 Ibid., 7.

25 Andy Miller, "Lawmaker Blasts Dental Group," *Georgia Health News*, January 27, 2016.

26 Paul J. Nietert, W. David Bradford, and Linda M. Kaste, "The Impact of an Innovative Reform to the South Carolina Dental Medicaid System," *Health Services Research* 40 (August 2005): 1078 – 1091.

27 Alison Borchgrevink, Andrew Snyder, and Shelly Gehshan, "The Effects of Medicaid Reimbursement on Access to Dental Care," National Academy for State Health Policy, March 2008.

28 News release, State of South Carolina Office of the Governor, May 26, 2000.

29 J. Samuel Griswold, letter to Tammi O. Byrd, August 3, 2000.

30 Burford Duff Jr., "New State Law Has Some Real Teeth to It," *Index-Journal*, Greenwood, SC, February 13, 2001.

31 United States of America Before the Federal Trade Commission, "In the Matter of South Carolina State Board of Dentistry," Docket No. 9311, November 25, 2003.

32 Associated Press, "Dental Hygienist Sues to Protect Her Business," *Gaffney Ledger*, Gaffney, SC, August 6, 2001.

33 Elham T. Keteeb and others, "Teaching Atraumatic Restorative Treatment in U.S. Dental Schools: A Survey of Predoctoral Pediatric Dentistry Program Directors," *Journal of Dental Education* 77 (October 2013): 1306 – 1314.

第八章　系统

通过将牙科劳动力问题界定为市场问题，联邦贸易委员会在全国各州牙科委员会和立法机构的辩论中发出了强大的声音。除了在南卡罗来纳州的工作之外，联邦贸易委员会还对路易斯安那州的牙科领导者提出了质疑，后者游说关闭了一家为学校儿童提供护理的流动诊所。该委员会支持缅因州的独立执业卫生员。然而，一些牙科团体继续抵制这一强大的机构。他们坚称自己的行为不是出于私利。他们称他们在保护美国人免受二流医疗的伤害。

2016年，联邦贸易委员会介入了佐治亚州的辩论——该州有大约150个联邦认定的牙科专业人员短缺地区。牙科卫生员正在为立法而战，立法将允许他们在疗养院、学校和公共卫生诊所提供基本的预防护理，而无须牙医在场提供"直接监督"。联邦贸易委员会写信支持佐治亚众议院第 684 号法案，提醒州官员，该州只有 27％的居民获得了牙科服务。该机构指出，这项措施将带来"更多的机会和更划算的护理，特别是对佐治亚州最弱势的人群而言"。

想到这项立法即将通过，支持者感到振奋，充满希望。这项法案应佐治亚州牙科协会的要求增加了修正案，继续在立法程序中推进。但当法案到达众议院规则委员会时，它突然夭折了。支持者指控说，州牙科协会曾在幕后操作导致法案被扼杀。

在一份声明中，佐治亚州牙科协会执行主任弗兰克·卡帕尔多（Frank Capaldo）给出了一个似曾相识的解释。他说，最终，牙科领导者出于对患者的担忧而反对这项法案。卡帕尔多指出："为什么佐治亚州牙科协会在对许多修正案提出建议后，当法案提交众议院规则委员会时，又改变了对佐治亚众议院第 684 号法案的支持？很简单！归根结底，我们的牙医会员不能违背他们的第一要务——伦理关怀，以免造成伤害，这将不可避免地导致患者相信清洁与检查是一回事。是的，众议院第 684 号法案的通过会使许多牙科诊所在经济上受益，这些诊所本可以部署无人监督的卫生员为医疗补助计划患者提供清洁服务。然而，牙医们却无私地选择了佐治亚州最脆弱的公民的安全，而不是他们自己。"

在最近的记忆中，联邦贸易委员会和牙医之间最引人注目的对峙，无关于有执照的口腔保健专业人员为贫困学童或受苦的疗养院居民提供预防性牙科服务的努力。这场战斗涉及牙科这枚硬币的另一面——在郊区的水疗会所和购物中心开设牙齿美白摊位的零售商。

食物、饮料、烟草和衰老会使牙齿变色。漂白治疗包括使用含过氧化物的制剂，利用化学作用淡化牙釉质和牙本质层。牙齿美白在美国美容牙科产品和服务市场上占有数十亿美元的份额。[1]自行操作的牙齿美白套装也在药房出售，不需要处方。这些套装和牙膏一样容易买到。一些地方的美容院和售货亭提供牙齿美白服务。

但是漂白治疗也已经成为牙医稳定的收入来源。牙科组织已向美容院经营者和其他提供牙齿美白的机构提出了质疑。他们辩称，这些非牙医在没有执照的情况下从事牙科工作。他们认为这些服务提供商可能会让客户处于风险之中。在佐治亚州，牙仙子牙齿美白公司的老板翠莎·埃克（Trisha Eck）在2014年告诉福克斯新闻，在一名州牙科委员会调查员认定她的业务是未经许可的牙科业务后，她关闭了自己的业务。埃克说："他来自牙科委员会，他告诉我他可以让我关门，也可以对我进行罚款。我可能会面临牢狱之灾。这有点吓人。"

在其他案例中，那些服务提供商收到了牙科委员会的恐吓信。根据一个支持非牙医组织的自由主义智库的说法，近年来，至少有25个州的牙科委员会已采取措施关闭这些机构。[2]

北卡罗来纳州的牙齿美白之战已经酝酿了十多年，最终在2014年上诉至美国最高法院。那时，该州牙科委员会已经向非牙科牙齿美白服务提供商和产品制造商发出了至少47份官方禁止令。这些信往往警告收件人，无证行医是一种犯罪。美国牙科协会在法庭上支持北卡罗来纳州牙科委员会。与此同时，出于安全考虑，美国牙科协会向美国食品药品管理局提出申请，要求联邦机构加强对含过氧化物的牙齿美白制剂的监管。将此类产品视为化妆品的美国食品药品管理局拒绝了这一请求。联邦贸易委员会也驳回了牙医关于安全的论点。在该案中，联邦贸易委员会认为北卡罗来纳州牙科委员会"通过努力禁止非牙医提供牙齿美白产品并禁止服务提供商向消费者销售他们的产品，非法阻挠了竞争"。

2014 年 10 月，在一个小时的激烈争论中，美国最高法院的 9 名大法官深入调查了该州牙科委员会向牙齿美白企业的经营者发出威胁性的停止营业和禁止信函是否僭越了联邦反垄断法。副检察长 L. 马尔科姆·斯图尔特（L. Malcolm Stewart）代表联邦贸易委员会在法庭上辩称，在北卡罗来纳州牙科委员会的八名成员中，有六名执业牙医在控制市场方面有"明显的私利"。

但是州牙科委员会的一名律师反驳道，牙医的行为不受联邦反垄断法的约束。牙科委员会的成员是作为州的一个机构行事。作为牙科行业的成员，委员会中的牙医是最有资格在该州规范其职业实践的人。"专业知识的好处大于利益冲突的风险。"律师哈西姆·M. 穆潘（Hashim M. Mooppan）认为。

鲁斯·巴德·金斯伯格（Ruth Bader Ginsburg）大法官似乎对牙科委员会作为州机构应该受到特别保护的说法感到困惑。一家下级法院裁定，牙科委员会在没有州监督的情况下发出了中止令。"为什么要对未经州法律授权的行为实行反垄断豁免？"她问道。"这里的反对意见是，这个委员会发布了一大堆禁止令。他们无权那样做。根本没有权力。"

最终，国家最高法院作出了不利于牙医而有利于牙齿美白业务经营者的裁定。"在收到其他牙医对非牙医的廉价服务的投诉后，牙科委员会的牙医成员——其中一些提供美白服务——采取行动将牙医的竞争对手逐出市场，"大多数法官同意，"在这样做的时候，委员会依赖的是威胁要追究刑事责任的禁止令，而不是任何它所拥有的，能够引起负政治责任的官员监督的权力。"[3]

法院认为服务提供商供应牙齿美白服务是合法的。

19 世纪，美国的牙医和其他医生组织起来保护他们的服务市场。他们坚称，作为专业人士，他们不参与商业活动，因此他们无法约束这类活动。一个多世纪以来，他们享受着有时被描述为在医疗保健市场占巨大份额的垄断。

1975 年，美国最高法院在"戈德法布诉弗吉尼亚州律师协会"（*Goldfarb v.Virginia State Bar*）一案中作出的裁决打击了这种控制。最高法院认为，博学的专业成员不能免于反垄断法的约束。这项裁决与席卷美国的更大的变革一致——从政府和专业监管转向自由市场原则和消费者选择的理念转变。获得授权后，联邦贸易委员会开始调查和起诉医疗保健市场中的反竞争行为。[4]联邦贸易委员会迅速采取行动，取消了对医疗和牙科广告的长期限制，目的是促进更多的消费者以更低的成本获得服务。1982 年，美国最高法院支持联邦贸易委员会反对美国医学会禁止广告的法律。作为临时协议的一部分，美国牙科协会不得干涉广告，对"虚假和误导性"广告的监管除外。[5]该机构接着向全国各州立法机构和专业委员会发表评论，旨在保护牙医和非牙医在某些服务上的竞争。

"牙科护理服务的创新提高了竞争力，能够以更低的成本为消费者带来更高质量的护理服务。当消费者有更多机会获得基本服务时，社会和经济都会受益。创新和改进扩大了安全获得牙科护理的机会，有助于降低成本并提供更好的健康和安全结果。"该机构的律师顾问古斯塔夫·P. 奇亚来罗（Gustav P. Chiarello）在介绍联邦贸易委员会在牙科监管领域的工作时指出。[6]

除了在卫生员和牙齿美白商店上的争论之外，联邦贸易委员会还在关于牙科治疗师的大规模辩论中扮演了角色。很难找到比这更让牙医团体的领导者们感到不安的原因了。牙科治疗师模式在世界各国已经使用了几十年。经过技术培训的医疗服务提供者作为更大的牙医团队的一部分工作。他们通常充当"牙科拓展者"，离开牙

167

科诊所或办公室，将护理带到现场——学校、老年保健中心和乡村诊所，否则这些地方的患者可能无法获得服务。培训他们比培训牙医更便宜也更快捷。他们通常要接受为期两到三年的强化学习，重点是生物医学、运动技能和临床牙科培训。根据获得的执照，他们可以进行一系列手术，包括钻孔，甚至拔牙——这些手术传统上只能由牙医完成。

在美国，代表牙科卫生员、部落社区和基层组织的团体已经接受了牙科治疗师模式。这项事业也获得了慈善机构的支持，这些机构包括皮尤慈善信托基金会、W. K. 凯洛格基金会、罗伯特·伍德·约翰逊基金会和拉斯穆森基金会，这些组织将促进更广泛地获得各类医疗保健视为其使命的一部分。这些团体已经发布了支持牙科延伸者模式的安全性和成本效益的研究和报告，这些发现也一直受到牙科组织的挑战。

然而，自从福赛斯实验开始以来，少数卫生员被传授了扩展技能，通过教非牙医人员进行手术来为更多人提供更便宜的治疗的斗争一直在继续。美国牙科协会坚持其所谓的"不可逆转的外科手术"只能由牙医执行。牙医团体利用了其强大的财政和游说力量来对抗牙科治疗师。

168　　　支持者认为联邦贸易委员会的及时干预有助于推进这一模式。2013 年，这一联邦机构利用其职权，对负责监督美国牙科教育的机构——牙科认证委员会正在考虑的牙科治疗培训项目的认证标准提案进行了评估。联邦贸易委员会与牙科认证委员会的交流被支持者誉为对牙科治疗师模式的有影响力的公开认可。

联邦贸易委员会指出："通过促进创建新的牙科治疗培训项目来扩大牙科治疗师的供应，可能会增加基础牙科服务的有效性，增强竞争，降低成本，并扩大获得牙科护理的机会，尤其是对那些享受不到充分服务的人群而言。"[7]

最终，在 2015 年，牙科认证委员会通过了官方标准，使旨在培训中级牙科服务提供者的项目能够申请认证。这一举措被牙科治疗师的支持者们视为一个里程碑。全国性非营利消费者权益组织"社区催化剂"牙科准入项目负责人大卫·约旦（David Jordan）说："这是一件大事。"约旦表示，这些标准的实施将为至少十个州的决策者提供指导，这些州正在考虑让牙科治疗师工作的想法。

美国牙科协会就没有这么高兴了。该组织在一份声明中表示："美国牙科协会虽然全力支持牙科认证委员会及其在确保牙科教育高质量标准方面的作用，但仍然坚决反对允许非牙医进行外科手术。"[8]

为了保持博学的专业人士在社会中的特权地位，人们期待他们为其社区的最大利益行事，将共同利益置于个人利益之上。本着这种精神，包括美国牙科协会及其附属机构、各州牙科协会在内的牙科组织都在大力支持全国范围内的社区用水氟化项目。在过去的两代人里，这些项目被认为显著减少了蛀牙。美国牙科协会出版了一份受人尊敬的同行评议期刊，并扶持了用于测试和开发牙科产品和材料的设施和实验室。它支持卫生政策研究，并鼓励其超过 15.7 万名牙医会员参与志愿服务，每年举办"给孩子一个微笑"活动，并开设免费的恩慈使命诊所。

美国牙科协会领导者们自己也承认许多地方护理短缺、急诊室就诊费用高昂，以及老年人中存在无法看牙医的困境。他们坚持认为这些问题是可以解决的。他们要求联邦和州在牙科服务上增加支出。他们正在推广自己的一种新模式，即社区牙科健康协调员，这些协调员接受过培训，能够帮助患者到现有牙医处就诊。他们认为，现行制度的缺陷可以追溯到国家未能把口腔健康放在优先位置。

2012 年，W. K. 凯洛格基金会发布了一份关于在 54 个国家（从新西兰到加拿大）工作的牙科治疗师的大量现有研究的汇编。这一慈善机构认为，这些从业者"为患者提供优质的预防和修复服务已有近 100 年的历史"。

美国牙科协会驳斥这篇论文是"一份旨在支持预先定论的 460 页文件"。在关于凯洛格基金会文件的一份声明中，该组织接着承认了进行某种变革的必要性，并坚持认为，解决美国牙科问题的方法不在于牙科治疗师。"这个国家永远不可能用钻孔、补牙和拔牙来解决在某些人群中相当于公共卫生危机的问题。把更多的'治疗者'投入其中，无异于在疾病的海洋中挖了一个洞。"美国牙科协会呼吁"口腔健康从手术干预模式到疾病预防模式的根本性转变，因为几乎所有牙科疾病都是可以预防的"。

该组织表示，归根结底，危机的责任不在于牙医，也不在于医疗服务的缺乏。"疾病未经治疗的程度背后，是社会未能理解和重视口腔健康。当国家决定将其资源用于预防措施——社区用水氟化，1 岁前的首次牙科检查，学校的口腔健康教育、评估和密封剂项目，更好地与医学界融合，以及为最需要的人提供切实的护理资金——它将朝着结束未经治疗的口腔疾病迈出重要的一步。如果没有这些措施，牙科治疗师不会对公众的口腔健康产生明显的积极作用。如果这些措施到位，关于治疗师的辩论将毫无意义。人们将不再需要他们。"9

随着斗争的深入，牙科行业的领导者们继续大声疾呼。他们在全国各州议会和美国国会发挥了强大的影响力。美国牙科协会拥有丰富的竞选捐款和游说资金，并在华盛顿特区拥有立法和政策专家团队。该组织在最近的一个选举年被响应性政治中心指定为国会的"重量级机构"。这个追踪政治支出的无党派组织认定，美国牙科协会每年的游说支出经常超过 200 万美元。

在奥巴马政府的医疗改革法《患者保护和平价医疗法案》最终通过之前的几个月里，美国牙科协会的领导者们向成员们发送了一份最新情况报告，其中载有与立法者开会时讨论的要点。他们敦促牙医成员让他们的立法者知道，牙医会反对任何"要求医疗服务提供者参与""直接或间接规定私人市场费用"，或"会指向政府经营的医疗体系"的计划。

在赞扬强调预防和公共卫生的同时，美国牙科协会指责了未能为医疗补助牙科计划提供额外资金的提案。该团体主张通过一项名为《基本口腔保健法》的法案，从而为慈善诊所购买设备提供资助，并使医疗补助计划支付的牙科服务费用与市场费率一致。[10] 在 2009 年华盛顿领导力会议上，美国牙科协会奋力争取将牙科医疗补助计划的覆盖范围扩大到所有生活在联邦贫困线上或以下的成人。

该组织在一份声明中表示："医疗补助计划承诺'覆盖'数百万最贫困的公民。"然而，资金不足违背了该项目的目标，它补充道。"在许多州，报销额度远远低于合理费用，以至于牙医要参加医疗补助计划就免不了在每次手术中赔钱。"

贝拉克·奥巴马总统于 2010 年 3 月签署了《患者保护和平价医疗法案》。正如此前的大规模联邦医疗改革尝试那样，牙科保健被单独对待，只是部分且不完善地纳入了计划。

虽然儿童牙科保险被纳入该法的基本健康福利套餐中，但该法并未要求将牙科福利普遍纳入州和联邦市场销售的保险套餐中。它没有要求人们在市场上购买保险时为自己或孩子购买牙科保险。因为牙科福利是与所需的套餐分开出售的，所以它们得不到与其他医疗保险相同的补贴。该法确实为各州扩大医疗补助提供了强有力的激励。截至 2016 年初，新增受益人已超过 1 500 万，大部分在扩大医疗补助的州。

然而《患者保护和平价医疗法案》也让数百万美国人无法享受牙科福利。那些通过扩大医疗补助计划获得补助的人，在很多情况下，面临着数百万家庭以前经历过的挑战：在许多地区，参与医疗补助计划的牙医非常难找。认识到这一问题后，医疗改革法支持了一系列试点举措，旨在帮助各州探索以更低成本更有效地提供医疗服务。一项名为"替代性牙科保健提供者示范项目"的提案，旨在为 15 个州提供总计约 400 万美元的拨款，用于为牙科治疗师等模式建立试点项目。当立法者考虑为 2011 财年提供资金时，超过 60 个公共卫生、消费者和口腔健康团体对这项措施表示赞赏。

172　　美国牙科协会以及其他代表牙医的组织，包括美国大众牙科学会和美国儿童牙科学会，共同向立法者施压以阻止拨款。"美国牙科协会书面声明，反对资助替代性牙科保健提供者示范项目。"该组织时任主席雷蒙德·吉斯特（Raymond Gist）和执行主任凯瑟琳·奥洛夫林（Kathleen O'Loughlin）在 2011 年 3 月 8 日致参议院劳工、卫生和公众服务部教育及相关机构小组委员会领导的信中指出。

美国牙科协会领导向国会议员保证，自 2000 年以来，随着五所新牙科学校的开设和对开设其他学校的讨论，"牙医劳动力队伍正在壮大"。"没有证据支持中级医疗服务提供者——例如接受过不可逆外科手术培训的牙科治疗师——的经济可行性。"[11]

试点项目的资金被冻结了。然而出于紧迫感和一定程度的反抗，牙科治疗师还是开始提供服务了。美国牙科协会和阿拉斯加州牙科协会的一项诉讼并没有阻止牙科健康辅助治疗师去阿拉斯加部落地区、偏远岛屿和丛林村庄工作。明尼苏达州和缅因州以及最近的佛蒙特州，也采用了各种不同的牙科治疗师模式。马萨诸塞州、堪萨斯州、密歇根州、新墨西哥州和俄亥俄州等州正在权衡立法、试点计划和其他措施，以授权牙科治疗师工作。

其他部落社区也接受了这一模式，将其作为应对猖獗的口腔疾病的一种方式。

2016 年初，华盛顿州斯卡吉特县的斯威诺米什印第安部落理事会领导摒弃了联邦限制和州许可法，宣布将安排一名牙科治疗师在其诊所工作。俄勒冈州随后批准了一项试点计划，允许两个部落雇用中级牙科服务提供者。

牙科治疗师的支持者表示，治疗师将去牙医不会去的地方，解决牙医团体无法解决的问题。

尽管在过去的三个世纪里，阿拉斯加原住民的生活发生了巨大的变化，但他们一直在努力坚持他们古老的传统、他们的舞蹈和仪式、他们的狩猎和捕鱼，这些都是生存和祈祷的体现。然而，对西方饮食的日益依赖加剧了蛀牙问题。汽水通过板条箱运到只有飞机、船或雪地摩托才能到达的村庄。公共供水和其他社区的氟化水源很少。人们喝融化的雪水。长期资金不足的印第安卫生服务部门一直难以聘请牙医到偏远社区服务。即使牙医们来了，也经常离开。据估计，阿拉斯加原住民儿童患蛀牙的比例是其他美国儿童的两倍多。在阿拉斯加，20 岁之前牙全掉光并不罕见。[12]

笼罩在冰雾中的安贡村坐落在锡特卡以东的一片土地上，周围是灰蓝色的海水。村外是被森林深深覆盖的群山。自古以来，人们就把这个地方称为"棕熊堡"，熊的数量仍然超过人类。安贡的故事片段散落在狭窄的道路上。这里有一座小小的木制俄罗斯东正教教堂和一排高高的木杆，上面装饰着祖先的图腾、鱼和熊。这里有一个小发电站、阿拉斯加原住民兄弟会大厅和一些木制房屋，其中一座已经坍塌在海里。村子边上有个垃圾场，老鹰在那里随意觅食。

173

还有一家现代化的诊所。早上，透过明亮的窗户，牙科健康辅助治疗师布赖恩·詹姆斯（Brian James）身着深蓝色手术服，正在工作。他有着特林吉特人①那种紧凑的身材、浓密的黑发和闪闪发亮的黑眼睛。他问候了下一个病人雷吉·纳尔逊（Reggie Nelson），当地的一位老人，几个月前来到诊所拔掉了一颗无可救药的蛀牙。纳尔逊回来做一些修复工作。

174

"看起来我们还要补一颗牙。"詹姆斯说。他给纳尔逊打了一针麻醉剂，他们聊起了钓鱼。当詹姆斯准备开始的时候，他说："如果你感到任何酸痛或刺痛，就举起你的左手，我们就停下来。"

然后詹姆斯做了一件在法庭和国会大厅里引起争论的事情。他拿出一个钻牙器，上面带着钻头。当它嗡嗡作响时，他小心翼翼地从纳尔逊臼齿上取下腐烂的部分。然后，在这位老人的牙齿里放上填充物。

当詹姆斯决定成为牙科健康辅助治疗师时，在美国没有可以让他接受培训的地方。他和第一批阿拉斯加州牙科健康辅助治疗师中的其他七人被其部落派往新西兰学习技能。阿拉斯加州检察长在2005年决定，部落有权设立牙科健康辅助治疗师项目。检察长表示，尽管州和联邦牙科团体反对牙科治疗师，但与提供印第安人医疗保健相关的联邦法律高于州牙科执业法。

不管怎样，牙科团体还是提起了诉讼。他们也在法庭上寻求公众舆论的支持。阿拉斯加州牙科协会刊登的一则整版广告中有一只咆哮的熊，广告标题写道："对阿拉斯加原住民得到的二流牙科护理应该引起强烈的反应。阿拉斯加人不应该面对由没有牙科学位的

---

① 特林吉特人，阿拉斯加南部和英属哥伦比亚北部沿海地区以航海为业的美洲印第安人。——译者注

无照牙科治疗师做不可逆的牙科手术。"[13]

当詹姆斯完成培训后,他回到阿拉斯加开始工作,尽管美国牙科协会和州牙科协会指控他和其他牙科健康辅助治疗师,并持续威胁要关闭该项目。2007 年,该案得到了解决。牙科团体对阿拉斯加原住民健康联合会的索赔被州高级法院驳回,允许牙科健康辅助治疗师继续在部落地区合法工作。詹姆斯是通过联邦《印第安人健康与福利法案》(*Indian Health and Welfare Act's*)的社区健康援助计划获得许可的。该计划始于 20 世纪 50 年代,是对肆虐阿拉斯加州部落村庄的结核病疫情的紧急响应。由于无法获得专业医疗护理,村民被挑选出来接受培训,以便为他们的邻居提供救生护理和药物治疗。[14]

社区卫生助手已设法在阿拉斯加州数百个村庄提供其他基本医疗保健服务,但他们缺乏应对牙科流行病的培训。研究人员报告称:"尽管村诊所提供基本的医疗护理,但在许多情况下,村民们必须乘坐丛林飞机或船只,跋涉数百英里才能获得牙科护理。"他们估计,超过一半的儿童患有未经治疗的蛀牙,牙龈疾病正困扰着许多老年人。[15]

自詹姆斯接受培训以来,阿拉斯加州为牙科健康辅助治疗师设立了为期两年的重点培训项目。学生学习提供基本牙齿修复手术以及口腔健康的预防护理和社区教育。他们还为监督其工作的牙医额外工作 400 小时,通常是远程的,通过计算机查看 X 光片和病历,并通过电话或电子邮件讨论病例。

当老人的牙补完后,詹姆斯用碘溶液清洗患者的牙齿和牙龈,以预防蛀牙。随后,他又用含氟漱口液帮助强化牙釉质。"我会尽量保住我剩下的牙齿,"老人轻声说,"我 70 了,可能还能活十年。"

也许还有更久,詹姆斯微笑着说。"我的奶奶活到了 95 岁还是

175

97 岁。"他耸耸肩，笑了。没有人知道他奶奶的确切年龄。他讲完后，这年轻和年长的特林吉特人停在诊所的门口，用部落名称确认彼此远古时代部落的排序；这些部落名称帮他们确认部落集体身份，并世世代代指导着他们的宴会和仪式。

"我是大鹰巢家族。"纳尔逊说。詹姆斯说他来自银大马哈鱼家族。

"你参加舞蹈节吗?"纳尔逊问道。

"我和诺德林舞蹈家一起跳舞。"詹姆斯回答道，那是一个在朱诺一年举行两次的大型西拉斯加庆典中表演的著名团体。

176 当老人离开诊所时，他面带微笑。"不管你有什么不适，都请告诉我们，"詹姆斯告诉他，"我们会在这里待到星期五。"周五，他和助手将乘坐水上飞机返回锡特卡。下个月他们将回到安贡的诊所再待一周。

阿拉斯加是个如此独特的地方。得克萨斯州牙医肯尼斯·博林（Kenneth Bolin）坐在贝瑟尔的苔原餐馆里说，也许新模式需要在阿拉斯加这样的地方形成。贝瑟尔有 6 500 人口，是阿拉斯加州西部最大的社区，距安克雷奇 400 英里，距白令海 40 英里，只能通过飞机或水路到达。

博林沉思道，私人执业的牙科护理"不会奖励预防"。"因为没有商业模式"，牙医没有动力去贫困社区工作。但在阿拉斯加的部落社区，与许多其他贫困地区不同，这种护理由印第安人卫生局基金支付，并由部落诊所提供。博林在贝瑟尔教授在当地诊所工作的二年级牙科健康辅助治疗师，他说："在这里，因为医疗提供更集中，有一个支付机制来支付这些人做预防工作。在私人机构就没有。"

近年来，阿拉斯加原住民和美洲印第安群体获得了越来越大的权力，可以根据他们的需求来制定和支付自己的健康计划，从而重新把握他们的健康，治好自己的牙齿。阿拉斯加原住民一直在努力，争取并赢得了联邦政府对其在祖先世界的所有权上一定程度的承认。大多数阿拉斯加原住民仍然留在他们世代相传的土地上，并没有住在保留地。1971 年签署成为法律的《阿拉斯加原住民土地索赔解决法案》将超过 4 000 万英亩土地的所有权分配给该州约 220 个原住民村庄和 12 个地区的居民。这些地方设立了村庄和地区公司来选择土地，并管理通过这一法案获得的数百万美元的付款和石油收入。[16]

生活仍然很艰难。阿拉斯加原住民与美国其他地区的美洲印第安人共同构成了美国最贫穷的族群。大约一半的人属于低收入群体，三分之一的人生活在联邦贫困线以下。近年来取得了一些进展，但人们熟悉的贫穷负担仍普遍存在：高中毕业率低、酗酒和其他成瘾现象严重，肥胖、抑郁、糖尿病以及龋齿肆虐。[17]

贝瑟尔有一个小机场，还有一家综合商店出售各种东西，扫雪机、每加仑 9 美元的牛奶、动物毛皮、剥皮刀、熊铃、渔具、家庭主食，不一而足。这个镇还有一个为汽油味和其他吸入剂上瘾者提供服务的"吸气"诊所、一个家庭暴力庇护所和一所尤皮克人浸入式学校。贝瑟尔是一个三角洲城镇，是阿拉斯加州西南部的交通和商业中心。在灌木丛中，在河边的村庄里，小木屋高高矗立在永久冻土之上。像奎斯卢克这样的村庄，没有任何道路与贝瑟尔相连。冬天，旅行通常是在卡斯科奎姆河的冰面上行驶，经过沿着结冰河岸排列的夏季捕鱼营地的"骨架"和一辆绝望地被困在冰上的汽车。一架狗拉的雪橇轻盈无声地向前飞驰。

贝瑟尔有一家地区医院，村里的人都来这里看病。手术室里需

177

要大型牙科修复手术的孩子源源不断。"有 400 个孩子的母亲是三角洲这里的人。每年我们都要在手术室里治疗 200 个全口康复的孩子。"牙医埃德温·奥尔盖尔（Edwin Allgair）说，他坐在一个小隔间里，监督着贝瑟尔有 14 张椅子的繁忙牙科诊所。"在这里出生的孩子有一半都会患严重的幼儿龋齿。他们必须进入睡眠状态才能接受治疗。"

在奥尔盖尔的办公桌旁，二年级的牙科健康辅助治疗师正在照顾病人。他通过电脑和电话监督在 100 多英里外霍利克劳斯等地工作的牙科健康辅助治疗师毕业生。诊所的候诊室里挤满了病人，有些是从贝瑟尔来的，有些是从乡村长途跋涉而来，他们身处困境，遭受着痛苦。他说，情况最糟的人会先接受治疗。

奥尔盖尔解释道："如果您的牙齿有缺口，您要等到面部肿胀和脓肿的人看完病后。"分诊系统无法奖励寻求及时治疗的人，它更倾向于危机管理，他带着一丝疲惫说道。"如果我们给每个人都安排预约，我们未来十个月都会被预订满。"

但是，在一个阿拉斯加原住民面临固有气候、路途和贫困问题的地方，把会诊安排在遥远的未来是行不通的。不过，每次只接受一两天的预约也没用。患者的紧急需求会得到满足，但仅此而已。"他们没有得到治疗方案，也无法获得后续护理。"奥尔盖尔说。市场上任何想进行常规牙科检查的人都必须不停地打电话，而且往往要等上几个月。即使牙科健康辅助治疗师缓慢增加，这个系统也仍在弥补多年来的不足。

牙科疾病使整个社区陷入了困境。从生物学的角度来说，奥尔盖尔谈到龋齿就像任何其他流行病一样。奥尔盖尔说："这一社区有很高的细菌负荷。在可获得的护理极少的情况下，总细菌暴露量并没有真正降低。"旨在养育婴儿的阿拉斯加原住民传统习俗——

为婴儿预先咀嚼食物——使疾病传播得更快。"孩子们生来就承载了大量的细菌。这不仅仅是牙齿问题。中耳炎患病率也很高——孩子一整天都在吞咽脓液，不难理解他为什么会耳痛。这是同一种细菌，变形链球菌。"

奥尔盖尔承认，对许多阿拉斯加原住民来说，牙科疾病无论多么严重，长期以来都被其他问题所掩盖。负担这些问题的人在贫困中生活，在漫长的冬季中生活，在孤独中生活，在黑暗的季节中生活，在酗酒和抑郁症困扰的社区中生活。牙医可能会忽略其中一些因素。"我们是牙医。我们专注于牙齿。"

但这些困难会塑造影响口腔健康的行为。艾尔盖尔说，母亲和祖母有时会给婴儿服用尼古丁，或者在他们的奶瓶里放些汽水让他们安静下来。他说，他学会了通过提醒自己"不断问为什么"来探索促成这场流行病的社会条件。

"你为什么把汽水放在他的奶瓶里？"

"为了让他安静。"

"为什么让他安静很重要？"

"因为如果他叔叔进来时他哭了，他们会打他的。"这是一位母亲告诉他的。他事后思考了一下。

"保持安静比拥有一口完美的牙齿更利于生存。"

这位母亲不辞辛劳地将孩子裹得严严实实，带着这个孩子和另一个兄弟姐妹坐飞机从村里到贝瑟尔的诊所做检查。他能说什么呢？"谢谢你带他来，孩子的妈妈。这是一些氟化物。这里有一些保健小贴士。看看你能不能把瓶子里的东西稀释一下。"

奥尔盖尔说，他相信增加更多的村庄获得牙科保健的机会会改变现有的情况。"她正在尽她所能。如果治疗师在村子里，这些父母就会带孩子去治疗。"

在安克雷奇的一间干净明亮的教室里，有一排储物柜和书桌，还有一扇可以俯瞰楚加奇山脉的窗户，身材苗条、赤褐色头发的牙医玛丽·威廉德（Mary Williard）正在平和地教授着 6 名一年级的牙科健康辅助治疗师。学生们几天前才开始学习。

威廉德飞快地讲解有关口腔癌的课程。"你们要查看的是肿块、疙瘩、肿胀、颜色变化、质地变化。在这两年里你会知道正常的情况是什么样的。你会非常了解正常的状态。"

这些学生看起来和其他地方的大学生没什么两样，但其中一人是 5 个孩子的母亲。他们来自阿拉斯加各地，远至阿留申群岛链上的苔原，靠近北极圈的一个村庄。有些人在与孤独和思乡情绪作斗争。但他们知道回去后会过上好日子。他们也将成为不同的人。

180　"我们先看看，然后触摸。这就是触诊。"威廉德指导道。学生们从储物柜里拿出镜子，练习检查自己。感受自己的脸。"这是一种良好的、缓慢的、坚定的深度压力。这不是伤害你自己，而是感觉骨骼结构。要有控制地慢速移动，从下颌骨下面一路向上。"

然后，威廉德告诉他们，开始把自己当成治疗者。比如说，要注意保养自己的手，那双他们在工作中会使用的手。"要成为一名牙科专业人员，在你所做的事情、如何打理自己方面都要做出很多改变，"她告诉他们，"你会把你的手指压在病人的皮肤上。"她警告说，长而尖的指甲或粗糙的指甲可能会伤到患者。"在牙科学校，你每个星期五晚上都要剪指甲。如果你割伤了自己，星期一就会好的。"

威廉德在俄亥俄州的牙科学校上过学。来到阿拉斯加是为了做她相信的事情。她对争议并不陌生。"把嘴唇拉出来。观察，然后触诊。接着是上唇，将其拉出足够多，以便你可以看到组织的深度。颊前庭在上面。我们看一下颊黏膜。然后触诊。把舌头拉出来感受一下。舌头又软又湿，应该没有硬块和凸起。"

当学生们第一次获得准许穿上深蓝色的手术服时，他们非常兴奋。他们在诊所里学习了感染控制，喷洒并擦拭了椅子和所有其他设备。然后，他们先是害羞地戴上手套，接着结对练习互相检查口腔。他们跨越了亲密的界限，进入了那个神秘的世界——别人的口腔。

注释

1 Angela Ericson, "White Out: How Dental Industry Insiders Thwart Competition from Teeth-Whitening Entrepreneurs," Institute for Justice, 2013.

2 Ibid.

3 Supreme Court of the United States, *North Carolina State Board of Dental Examiners*, *Petitioner*, *v. Federal Trade Commission*, no. 13 – 534, February 25, 2015.

4 Carl F. Ameringer, *The Health Care Revolution: From Medical Monopoly to Market Competition* (Berkeley and Los Angeles, CA: University of California Press, 2008).

5 Wayne King, "Dentist in Battle on Gum Disease Ad," *New York Times*, May 2, 1984.

6 Gustav P. Chiarello, "FTC Competition Advocacy: A Point Where Professional Regulation Intersects Competition and Consumer Protection Policies," PowerPoint presentation, April 28, 2010, www. nationaloralhealthconference. com/docs/ presentations/2010/Gus%20Chiarello-Third%20World%20Dentistry.pdf.

7 Press release, "FTC Staff Submits Comment to the Commission on Dental Accreditation Regarding its Proposed Standards for Dental Therapy Education," Federal Trade Commission, December 4, 2013.

8 Mary Otto, "Plans Progress to Accredit Dental Therapist Training," *Association of Health Care Journalists* blog, August 18, 2015, healthjournalism. org/ blog/2015/08/plans-progress-to-accredit-dental-therapist-training.

9 American Dental Association, "American Dental Association Comment on the Kellogg Foundation Report 'A Review of the Global Literature on Dental Therapists,'" April 10, 2012, www. ada. org/en/press-room/news-releases/ 2012-archive/april/american-dental-association-comment-on-the-kellogg.

10 American Dental Association, "Health Care Reform Update," undated letter

to members.

11 Mary Otto, "US Budget Issues Put Oral Care Programs in Peril," DrBicuspid. com, July 25, 2011, www. drbicuspid. com/index. aspx? sec ＝ ser&sub ＝ def&pag＝dis&ItemID＝308195.

12 American Public Health Association, "Support for the Alaska Dental Health Aide Therapist and Other Innovative Programs," APHA Public Health Policy Statement Database, apha.org, accessed May 31, 2016.

13 Alaska Dental Society, "Second Class Dental Care for Alaska Natives Deserves a Ferocious Reaction," *Anchorage Daily News*, September 18, 2005.

14 Philip Nice with Walter Johnson, *The Alaska Health Aide Program* (Anchorage: Institute for Circumpolar Health Studies, 1998), 1.

15 David A. Nash and Ron J. Nagel, "Confronting Oral Health Disparities Among American Indian/Alaska Native Children: The Pediatric Oral Health Therapist," *American Journal of Public Health* 95 (August 2005): 1325 - 1329.

16 Libby Roderick, editor, *Do Alaska Native People Get Free Medical Care?* (Anchorage: University of Alaska/Alaska Pacific University, 2008).

17 Cara James, Karyn Schwartz, and Julia Berndt, *A Profile of American Indians and Alaska Natives and Their Health Coverage* (Henry J. Kaiser Family Foundation, 2009), kaiserfamilyfoundation.files.wordpress.com/2013/01/7977.pdf.

第九章　种族界限

在美国，获得医疗保健的机会一直是按种族划分的。对于许多美国黑人和拉美裔来说，获得牙科保健系统的服务仍然是一项巨大的挑战。

得益于用水氟化和预防性护理等因素，龋齿在现代已经有所减少。但是，事实证明，20世纪80年代初对龋齿这种疾病即将被彻底消灭的预测为时过早。数百万美国人仍在遭受龋齿之苦。未经治疗的龋齿，伴随着疼痛、毁容和功能丧失，给黑人和拉美裔儿童及成人带来了特别沉重的负担。

根据最近一次《美国健康和营养调查》（NHANES）的初步调查结果，如今近四分之一的学龄前美国儿童的乳牙有龋齿，这是一项庞大且持续进行的联邦健康监测项目。这种疾病在少数族裔儿童中更为普遍。

182   大约三分之一（31％）的白人幼儿和小学学段儿童（2 至 8 岁）有龋齿，与此同时，近一半的黑人和拉美裔儿童（44％的黑人儿童和 46％的拉美裔儿童）受到这种疾病的困扰。美国健康和营养调查项目发现，少数族裔儿童未接受龋齿治疗的可能性是白人儿童的两倍。

    到美国人成年时，龋齿几乎成了普遍现象。但获得治疗的机会就没有这么普遍了。据估计，91％劳动年龄的美国人患有龋齿。虽然蛀牙在少数族裔中与在白人中一样普遍，但少数族裔得到治疗的机会要少得多。联邦数据显示，不到四分之一的美国白人有未经治疗的龋齿，而超过三分之一的拉美裔和超过 40％的劳动年龄成年黑人有未经治疗的龋齿。黑人老年人比白人老年人更有可能掉光所有的牙齿。[1]

    在美国的许多地方，包括牙科保健在内的医疗保健直到 20 世纪 60 年代都是严格实行种族隔离的。一些美国人仍记得体现在各种微妙形式中的种族隔离的医疗保健系统。

    大卫·萨彻医生就记得。作为卫生部长，他于 2000 年发布了开创性的报告《美国的口腔健康》。他一直是解决牙科保健中种族差异的主要倡导者，并主张将牙科保健纳入更广泛的医疗保健系统。正如他反复提道："口腔健康是整体健康的组成部分。"

    萨彻出生于 1941 年，在亚拉巴马州安尼斯顿郊外的一个农场长大。为社区白人居民服务的医疗保健系统对他和他的黑人家庭是关闭的。

    他在一次采访中回忆道："医院是种族隔离的，很长一段时间里根本不收黑人。"还在蹒跚学步时，他差点被肺炎引发的百日咳夺去了生命。他说："我两岁时差点死掉。"他的母亲用人工呼吸来维持他的生命。"我亏欠我母亲很多，我那时基本上靠她的人工呼吸。她夜夜无眠。"

萨彻回忆说，牙科系统也是种族隔离的。这个贫穷的家庭不知道有日常牙科护理。他小时候只被带到安尼斯顿的黑人牙医那里看过一次。"我记得我牙痛得厉害——不得不拔牙。"

萨彻在亚特兰大上大学时接受了第一次牙科检查。他于1963年毕业于莫尔豪斯学院。直到萨彻离家后，他所在州的情况才开始慢慢改变。1964年，《民权法案》第六章禁止种族隔离的场所，其中就包括种族隔离的医疗和牙科服务候诊室。诊所和医院的候诊室、入口、饮水机和洗手间都移除了种族标志。

然而，一个联邦检查员小组在1966年报告说，旧习惯在亚拉巴马州和其他地方仍然存在。"一些已实现了物理隔离的诊所未能消除导致黑人和白人病患在不同日期接受治疗的程序。例如，在塔斯卡卢萨，县卫生部门取消了将免疫诊所指定'白人时间'和'有色人种时间'的做法，卫生官员称，黑人仍在'他们的星期二'光顾诊所。"

调查作者指出，在种族隔离时期，牙科保健只通过达拉斯县健康项目提供给塞尔玛的白人居民。随后，在1965年夏初，"一个年轻黑人去亚拉巴马州塞尔玛的达拉斯县卫生中心，要求医生检查他的牙齿。一名服务员为他预约了时间，几天后他回来时，一名牙医给他补了牙。这标志黑人第一次在达拉斯县牙科诊所接受治疗。"他们写道："几天后，几名黑人儿童到诊所寻求牙科治疗。此时，该县卫生官员起用了一项治疗儿童的新程序，并宣布将以学校为单位向在校儿童提供牙科护理。"

"预约是通过学校进行的，孩子们在学校而不是在诊所接受治疗。尽管黑人儿童首次被纳入县牙科项目，但新程序确保了治疗很大程度上建立在种族隔离的基础上。"[2]

萨彻自己的牙齿留下了种族隔离和不平等的牙科印记。他说："我有各种各样的牙齿问题。我已为小时候没有得到口腔护理付出了代价。"

他的报告仍被视为对改善牙科保健的响亮呼吁，特别是对穷人、未参保者、未充分参保者和现行制度未覆盖的少数族裔患者而言。萨彻表示，通过《患者保护和平价医疗法案》，享受牙科福利的范围扩大到儿童，令他深受鼓舞。他在一些迹象中发现了希望：人们越来越意识到保持口腔健康作为整体健康一部分的重要性；医疗专业人员越来越愿意在他们的办公室里为儿童提供预防性氟化物治疗；牙科卫生员和牙科治疗师为贫困和偏远的学校和社区提供护理。"我认为中级服务提供者很重要，因为他们提供人们需要的服务，而且他们提供其他情形下无法提供的服务。"

但是萨彻说，他仍然对这个国家持续存在的口腔健康差异感到沮丧。龋齿是一种多因素导致的疾病。细菌和饮食成为龋齿的主因。家庭卫生习惯和获得专业护理也不容忽略。贫困的复杂性及其社会、情感和经济负担，使数百万美国人，包括高得不成比例的少数族裔，面临额外的龋齿风险。

萨彻说，美国的医疗系统仍然需要认识到并应对这一现实。正如萨彻所说，龋齿和其他口腔疾病造成的损失可能不会结束，"除非我们有一个确保每个人都能获得服务的医疗系统"。但是，他指出，"我认为美国仍须在普及服务方面作出承诺"。

马克斯·舍恩（Max Schoen）在他职业生涯的剩余时间里都会记住这一时刻。他是一名年轻的牙医，第二次世界大战后刚开始工作。他在翻阅专业杂志时看到了那幅插图。那是一个"模范"牙科诊所的设计，为黑人和白人患者提供独立的候诊室。他看着这个设计，想到了分开等待牙医的患者，彼此看不见，隔墙而处。他想到了牙医及其为白人患者和黑人患者设立的独立候诊室。他想知道牙医是否对白人患者和黑人患者使用不同的器械。然后他想到了那些根本不看黑人患者的白人牙医。[3]

大萧条时期，舍恩在布鲁克林的一个犹太家庭中长大。他的父亲是一名内科医生，在舍恩年幼时就因心脏病发作去世了。[4]舍恩在加利福尼亚的牙科学校上学。他曾在"二战"中服役。现在他回来了，他的国家困扰着他。他没有把那件事当成秘密。

29岁那年，舍恩赢得了一项"殊荣"，成为被众议院非美活动委员会传唤的第一位牙医。1951年9月21日星期五上午，舍恩抵达洛杉矶联邦大厦。他宣誓，并走了进去。他面对的是致力于揭露共产党在洛杉矶市和电影行业活动的国会专门小组。舍恩被问及是否曾在上帝一位论教会的会议上分发过共产党的文献，又被问到有关他在民权大会好莱坞西区分会工作的传闻。民权大会给众议院非美活动委员会造成了极大的困扰。民权大会的成员致力于争取南方工人成立工会的权利，并在一些备受瞩目的案件中为面临死刑的黑人辩护。

该组织还延续了出生于澳大利亚的国际码头工人和仓库工人工会主席哈里·布里奇斯（Harry Bridges）的事业。[5]虽然许多工会中存在种族隔离，但在布里奇斯的坚持下，码头工人已实现了种族融入。布里奇斯说，歧视是"老板的武器"。他坚持团结一致，签订全海岸契约，涵盖从圣迭戈到华盛顿贝灵厄姆港口的工人。当一个港口的工人罢工时，他们都会罢工。

"罢工是一场小革命。"布里奇斯说。[6]联邦调查局局长J.埃德加·霍弗（J. Edgar Hoover）急于把布里奇斯当作共产党员驱逐出境。

舍恩拒绝回答有关上帝一位论教会会议或与民权大会合作的问

题。他援引了第五修正案。然后委员会成员、加利福尼亚州众议员克莱德·多伊尔（Clyde Doyle）问这位年轻的牙医是否去过俄罗斯或其他苏联国家。舍恩否认了。战争期间他曾在太平洋地区服役。

"这个委员会的任务是调查颠覆分子和宣传，"多伊尔说，"比如说，我们正在调查共产党，我们认为你是其中一员。我们又该怎么做呢？"

舍恩建议，如果委员会对调查颠覆活动感兴趣，就应该调查南方仍然存在的阻碍黑人和贫穷白人投票的人头税，以及"最近发生在伊利诺伊州西塞罗的暴乱，一对年轻的黑人夫妇被强行和暴力禁止——或者说他们无法入住——他们租用的公寓"。他认为这是对美国宪法的极端颠覆。

多伊尔的回应是将调查又转回了共产主义。"我特意给了你一个机会向委员会提出建议，我很高兴看到你急于保护少数人的权利，换句话说，就是黑人、犹太人和贫穷白人的权利。当然，这是共产党的路线，他们要吸引这些群体，我们理解这一点。现在请告诉我们你对调查共产党的想法。"

187　　舍恩和之前一样拒绝回答。"这个问题与一个出现在你名单上并被委员会认为具有颠覆性的组织有关，因此，根据第五修正案我拒绝回答。"

多伊尔指出："你不是个很有风度的人，是吗？"

"实际上我不认为这需要什么风度。"舍恩说。

宾夕法尼亚州众议员弗朗西斯·E.沃尔特（Francis E. Walter）称舍恩为"年轻人"，他尝试了一种更温和的方式。他问舍恩害怕什么，如果他没有什么可隐瞒的，为什么拒绝回答他们的问题。"没有人因为任何事情而受审。我们只是在探寻信息。"然后，多伊尔催促牙医恢复理智。"我向上帝祈祷，请跪下，看看你是否能清理你的一些想法，摆脱那个颠覆性的组织，回到美国的路线上来。"

密歇根州众议员查尔斯·波特（Charles Potter）问舍恩前一年赚了多少钱。舍恩说自己是一个糟糕的商人，但可能也赚了7 000美元。

波特告诉他："在我们的政府形式下，你能够在一个受人尊敬的行业中取得正常意义上的成功。而你作为某个组织的一员，这个组织将推翻让你成为成功人士的一切，并夺走你现在所享受的生活，如果你是铁幕后面那个系统的一分子，你就无法享受这种生活了。我说，医生，你真是一个忘恩负义的人，也是一个非常危险的人。"

小组委员会主席、佐治亚州众议员约翰·S. 伍德（John S. Wood）指责舍恩躲在他试图摧毁的宪法后面。[7]

然后他们让舍恩回去工作了。事实证明，他的任务比经营一家私人牙科诊所更艰巨。舍恩后来将其描述为"积极支持面向所有人的医疗，无论其支付能力如何"。[8]为了推进这个目标，他采取了激进的行动。他发明了牙科保险。

20世纪30年代中期，在富兰克林·罗斯福总统的领导下，华盛顿开始尝试修订《社会保障法》，并建立一个全国性的医疗福利体系。这些迈向"国家医疗"的步骤遭到了牙科和其他医学组织的反对。第二次世界大战后，随着对共产主义和社会主义的恐惧持续蔓延，国家医疗保健的前景似乎一片暗淡。就在那时，私人健康保险的想法开始生根发芽。在全国范围内，私人雇主开始提供医疗保险作为吸引和留住优秀员工的附加福利。牙科福利并不是这些早期计划的一部分。

在舍恩被传唤至众议院非美活动委员会几年后，他得知哈里·

布里奇斯的码头工人工会正在探索向其西海岸分会成员提供牙科福利的想法。工会曾寻求加州大学洛杉矶分校劳资关系学院的指导。舍恩受邀参加会议。[9]工会的信托基金中有 75 万美元可用于牙科项目。领导者们要求舍恩计算出这笔钱可多大程度上用于提供牙科保健。舍恩研究了几周的成本和收益。为不同收入、不同种族的患者群体设计高效且成本可控的治疗方案的挑战，将在他之后的职业生涯里一直伴随着他。

　　舍恩得出结论，码头工人的信托基金里有足够的钱，可以为每一个 15 岁以下、符合条件的工会会员子女提供全面的福利。他怀疑答案会让码头工人失望，他们会放弃牙科福利计划的想法。毕竟，他们中的一些人没有孩子，而另一些人的孩子年龄太大，不符合条件。

　　舍恩指出："令我非常惊讶的是，他们认为，无论从健康角度还是政治角度来看，这都是一个好主意。"工会批准了这项计划。该计划呼吁在洛杉矶港地区建立一个提供服务的预付费小组诊所。此前没有这样的事情，所以舍恩建立了一个——这是一个试点小组诊所，一个种族融合的牙医团队，加入者成为领取薪酬的合作伙伴。舍恩找到了一位富有同情心的建筑师兼承包商，帮助他将一家海港城的商铺改造成一个有十张牙科椅的牙科诊所。另一家试点小组诊所设在旧金山湾区，为那里的工会家庭提供服务。在试点年，有近 10 860 名儿童加入计划。

　　小组中的医疗服务提供者，包括一些牙科专科医生、卫生员和助理，都是领薪工作的。每个受益人每月固定按人头支付费用，小组诊所作为回报提供护理。这笔费用由工会支付。当地牙医团体的领导者们对他的模式并不满意。一位申请小组诊所工作的牙医似乎非常合适并渴望提供帮助，这让舍恩和他的妻子有点担心。"贝亚和我确信他是牙科协会或政府的间谍。"舍恩回忆道。不管怎样，舍恩还是雇用了他，结果他很真诚。

在他工作的时候，来自《南加州牙科协会杂志》（*Journal of the Southern California State Dental Association*）的警告声不断响起。编辑们写道，颠覆势力一心要摧毁这个行业。一篇典型的社论指出："在美国，我们深受'淡粉派''客厅粉红派'甚至'深红派'的困扰。我们在这里特别感兴趣的是对我们牙科诊所生计的威胁。"[10]

舍恩在费用安排、团队方法和受薪小组诊所方面的试验被许多牙科领导者视为严重威胁。他将医疗服务扩展到服务不足社区的计划引起了怀疑。他的想法颠覆了传统的按服务收费的私人执业牙科护理。无论患者需要复杂的修复还是常规的卫生护理，舍恩小组诊所团队的成员都按人头收费提供服务。舍恩计算了成员将获得的收入的费率，计算公式考虑了服务提供者的时间成本和预计覆盖的患者群体的需求。舍恩的老同事詹姆斯·弗瑞德坐在洛杉矶家中整洁的长桌旁回忆说，舍恩希望他的模式能把激励机制从修复患病牙齿转移到疾病预防上来。

弗瑞德说："马克斯想改变牙科执业。他的按人头收费的想法与按服务收费相比，将导致牙科执业方式的改变，从而对公众的健康产生有益影响。"试点是成功的。他补充道："他们真的为这些人提供了护理，而且是优质的护理。" [190]

这些创新引起了联邦卫生官员的兴趣，他们专注于寻找扩展医疗保健资金以满足更广泛需求的方法。该项目早期政府报告的作者总结道："在小组诊所计划中，服务由数量有限的牙医及牙科专家在集体背景下提供。随着试验的进展，各种计划的弱点和优势开始显露出来，通过试验和即兴发挥，解决方案和技术不断发展。"[11]

与此同时，舍恩的工作又引起了该州保守派牙科领导者的强烈不满。"他们对他恨之入骨，称他为共产主义者。"弗瑞德回忆道。

　　舍恩继续改进他的模式。在罗得岛州文索基特和弗吉尼亚州里士满的公共卫生服务项目基础上，舍恩和同事制定了牙科计划，旨在为农场工人、学校、州政府和工会提供高效而经济实惠的护理。1965 年医疗补助计划法通过后，舍恩在洛杉矶的一个社区健康中心组织了一个牙科试点项目，为家庭提供服务。

　　他希望找到一种摆脱污名、为穷人提供护理的方法。舍恩观察到："那些久经考验的好方法，即使有变化，也不能为我们城市的下层人口提供'主流'牙科护理。"他认为一个有良好声誉的小组诊所可以吸引来自所有种族和阶层的病人。他写道："在小组诊所环境中，贫困患者也可以得到像其他人一样的治疗。"[12]

　　与舍恩的其他小组诊所项目一样，洛杉矶项目并不是基于私人牙科执业中广泛使用的服务收费模式，而是基于以固定费率（在这个案例中为每月 16.67 美元）向参与家庭提供的预付费服务。这些费用由医疗补助计划和非营利项目支付。与他的其他项目一样，牙医和团队中的其他工作人员都是领薪工作的。

　　"需要全新的方法来为解决方案奠定基础。"舍恩告诉他的同事们，他们是美国公共卫生协会牙科健康部门的成员，1969 年他们一起参加了一场会议。[13] 为了让按人头付费的小组诊所发挥作用，患者需要在诊所停留足够长的时间，以满足他们最初对昂贵的恢复性护理的需求，随着时间的推移，这类护理会被更便宜的预防和维护护理取代。

　　不过，对舍恩在南加州大学的一些校友来说，这太激进了。他们认为，这种小组诊所相当于"封闭小组"，将患者从未参与计划的牙医身边引开。表示支持的南加州大学牙科学院少数族裔教师克利夫顿·O. 达米特（Clifton O. Dummett）写道："舍恩对牙科诊所的封闭小组模式的密切认同，在南加州牙科诊所的传统主义者眼中无异于引火烧身。"[14]

当有传言称该校院长约翰·英格尔（John Ingle）计划任命舍恩为社区口腔医学教授，并让他负责一个项目，该项目旨在指导学生运作一个按人头付费的示范小组诊所，校友们变得愤怒起来。"马克斯·舍恩博士被教职员工和校友视为危险分子，"一位名叫罗伯特·韦斯特（Robert West）的校友在校友会的报纸《步登》（*Trodent*）上写道，"我只是一个年迈的、天真的个体执业者，仍然相信自由企业制度和选择的自由。"[15]

在同一期报纸中，牙科学院校友会主席尼古拉斯·切斯特（Nickolas Chester）宣布，如果该计划得以实施，校友会准备从学院撤回"金钱和道义方面的支持"。切斯特写道："我希望这个有争议的问题能尽早得到解决。"[16]不久之后，担任了八年院长的英格尔宣布辞职，成为华盛顿特区医学研究所的一名高级职员。这位前院长告诉校报，他的离职"与争议无关"。

舍恩在南加州大学担任了一年的社区口腔医学兼职教授。[17]

然后他去了东部，在纽约州立大学石溪分校教了一段时间牙科学。他于1976年回到加利福尼亚，在加州大学洛杉矶分校教授公共卫生和预防牙科，直到1987年退休。

多年来，随着预付牙科保险日益商业化，舍恩继续努力应对公共和私人牙科保险模式的挑战。他认识到，按人头付费的制度如果被滥用，可能会助长治疗不足。他组织了质量控制审查小组探访医疗服务提供者并研究患者病历，以确定患者是否接受了充分的治疗。

并非每个提供者都符合标准。各州对按人头付费的医疗补助牙科计划的试验开始出现一些患者得不到治疗的令人不安的例子。医疗服务提供者短缺也困扰着医疗补助计划。随着项目的发展，舍恩努力提高报销率，以便让更多的医疗服务提供者参与其中。然而，当保险费率提高时，最大的受益者有时会变成"医疗补助工厂"——这种做法旨在最大限度地提高保费，而不是为患者的最佳利益服务，这个问题一直存在。

"这是一场终生的斗争。"弗瑞德苦笑着回忆道。尽管如此，舍恩仍继续他的工作。"我想他觉得我们仍然可以做好。还是有机会的。"

临近退休时，舍恩满怀希望地回顾了自己的职业生涯。"我相信，我们通过针对儿童和成人的多项不同计划，再次证明了让几乎所有特定人群（无论其社会经济地位如何）定期使用预防性和治疗性牙科服务是完全可能的，在经济上也是可行的。"

193　他继续支持以行业和社区为基础的模式，支持扩大使用卫生员和其他辅助人员，以更低的成本提供更多的护理。他从不责怪穷人没能找到获得护理的途径："低使用率不是受害者的错，而是社会的错。"[18]他将自己职业的私人利益和美国人更广泛的牙科需求之间的持久紧张关系描述为"牙医的长期自由和公众公平之间的终极冲突。"[19]

他回想起很久以前的一天，作为一名年轻的牙医，他停下来思考在商业杂志上刊登的种族隔离"模范"诊所的计划。自《民权法案》签署以来，很多年已经过去了。黑白候诊室之间的墙壁不再出现在设计中。然而，护理和口腔健康方面的种族差异依然存在：

> 今天，这种公然的歧视不仅是非法的，也是不道德的。然而，它以许多微妙的方式继续存在。这一限制很容易通过拒绝接受收费表来实现。这种做法本身不是种族歧视，因为医疗补助计划覆盖了所有种族群体，而且大多数医疗补助计划患者是

白人。然而，这是文化歧视。我听到许多牙医说，他们不喜欢治疗"那种人"，尽管他们给出的理由明面是经济上的。[20]

舍恩谴责美容牙科热潮，他从未放弃对全民医保的希望。他谴责他所描述的美国"非私人执业系统"牙科。但他的同事弗瑞德认为，这些话可以说是豪言壮语。"有人说：'如果你不认为有这样一个系统，那就试着去改变它。'"弗瑞德指出，"马克斯就是这么做的。"

1994年12月9日，舍恩因心脏病发作在洛杉矶去世。在他的追悼会上，弗瑞德回忆了一个神秘犹太教的故事。

弗瑞德说："世界由36个公正之人支撑。没有人知道他们是谁，但世界依赖于他们。这36个人的作用举足轻重。当他们中的一个人死了，必须有人来代替他。我说过马克斯就是其中之一。总得有人代替马克斯。"

194

牙科小组诊所比过去更加普遍。但与内科医生不同的是，大多数牙医仍然拥有自己的诊所，并且是独资经营者。[21]牙科人力专家伊丽莎白·默茨（Elizabeth Mertz）和爱德华·奥尼尔（Edward O'Neill）在《卫生事务》（Health Affairs）杂志上评论道："牙科仍然是一个'家庭作坊式的行业'，它一直在与渗透到医疗团体的更大的管理式医疗和按人头付费的系统作斗争。"[22]

尽管如此，舍恩开创的第三方支付系统还是起到了民主化的作用，为牙科带来了质量控制措施和收费标准，并使数百万人更容易获得服务。如今，大约三分之二的美国人拥有某种牙科保险。在牙科保健市场上，他们比三分之一没有任何保险的美国人享有优势。

2015年，代表牙科保险公司的行业组织——全国牙科计划协会报告称："拥有牙科福利的美国人更有可能去看牙医，带孩子去看牙医，接受修复护理，并感受到更好的整体健康。"[23]科学界基本上也同意这一观点。医学研究所发现"强有力的证据表明，牙科保险与口腔保健的获得和使用有着积极的联系"。那些缺乏保险的人更有可能属于少数族裔。

各类计划差异很大。作为职场福利计划一部分提供的私人牙科保险在 2014 年底覆盖了大约 1.55 亿美国人。超过 5 000 万人通过公共项目获得牙科福利，包括医疗补助计划和为贫困工人子女提供的儿童健康保险项目（CHIP）。事实证明，并非所有的福利在牙科服务市场上都是同等有用的。尽管近年来一些州已经在弥补这一差距上取得了一些进展，但医疗补助计划和儿童医疗保险项目的受益人——包括许多少数族裔儿童——仍然比私人保险的受益者更有可能得不到他们所需的医疗服务。"至少在医疗保险或私人付费患者很常见的牙科市场中，仅靠医疗补助计划不足以消除牙科服务使用方面的种族差异。"一项关于牙科保险范围和牙科护理种族差异的重要研究总结道。[24]

到 2014 年底，估计有三分之一的美国人没有享受到任何类型的牙科福利。这个群体包括数百万老年医疗保险计划受益人，还包括近 6 800 万名 65 岁以下的美国人（根据美国国家牙科计划协会的数据，是该年龄段 3 200 万名未参保的美国人的两倍多）。根据美国牙科协会的数据，没有任何牙科保险的人看牙医的可能性仅为有私人保险的人的一半。[25]

虽然牙科和其他医疗保险几乎总是分开出售，但没有医疗保险的人也通常更可能没有牙科保险。但是，早期研究表明，有迹象显示，长期影响少数族裔的医疗保险缺乏问题有望在《患者保护和平价医疗法案》实施后得到解决。"2013 年，也就是该法关于补贴保险的大部分条款生效的前一年，非老年黑人没有保险的比例比白人高

47％。对于美国印第安人来说，这个数字是93％；拉美裔是120％。"[26]
这些差距已经缩小。尽管如此，事实证明，导致三分之一的美国人
无法享受牙科福利的保险缺口更难弥合。

根据2010年医疗改革法建立的医疗保险市场要求提供儿童牙科
保险，但未要求父母购买。法律并未要求提供成人牙科保险。尽管
有这些因素，美国牙科协会仍预测，通过扩大医疗补助计划和儿童
医疗保险项目，以及在医疗改革下出售私人福利，到2018年将有近
900万儿童可以获得某种牙科保险。美国牙科协会发现，成人，尤
其是年轻的职场人士，正在各州交易所购买牙科保险，尽管没人要
求他们这样做。

美国牙科协会一项研究的作者在2015年得出结论："《患者保护
和平价医疗法案》有可能改变牙科保险的承保模式。"[27]对于患者来说，
任何类型的保险都有助于支付服务费用。尽管如此，牙科保健的费用
仍然是数百万人的一个主要障碍。政府问责局在2013年向国会报告
称："根据全国调查，2008年42％有牙齿或口腔问题的成人没有去
看牙医，因为他们没有牙科保险或负担不起自付费用。2011年，
400万儿童没有获得所需的牙科护理，因为他们的家庭负担不起。"

政府问责局发现，自付费用持续上升。从1996年到2010年，
有私人牙科保险的人每年的牙科保健自付费用增加了21％，从242
美元增加到294美元。对于没有牙科保险的人来说，治疗费用上涨
了32％。1996年，没有牙科保险的人平均要自付392美元。2010
年，自付费用为518美元。[28]

牙科保险的缺乏和治疗费用的不断上涨造成了口腔健康方面的
差距。政府问责局官员凯瑟琳·伊里塔尼（Katherine Iritani）在对
调查结果的线上讨论中表示："底线是，作为一个国家，在确保美
国人获得负担得起的牙科保健和拥有健康的口腔方面，我们还没有

达到我们想要的水平。近年来，联邦政府做了大量工作，使人们开始关注获得医疗服务的问题，尤其是接受医疗补助计划和儿童医疗保险项目服务的低收入家庭儿童问题。但还有更多的工作要做。获取医疗服务的障碍很复杂，需要做的事情还有很多。"

197　　　　牙科仍然是白人占绝大多数的职业。少数族裔牙医一直不够多。这个问题也造成了护理方面的种族差异。虽然罗伯特·坦纳·弗里曼（Robert Tanner Freeman）在 1869 年成为第一个从哈佛大学牙科医学院获得牙科学位的美国黑人，但在近一个世纪里，大多数美国牙科学校和牙科协会的大门基本上不对黑人开放。美国最早接受正规培训的黑人牙医大多就读于两所学校，这两所学校是在 19 世纪晚期由两所历史悠久的黑人学院开设——华盛顿特区的霍华德大学牙科学院和纳什维尔的梅哈里医学院牙科学院。

　　但少数族裔牙医仍然很少，部分原因是许多社区的牙科护理仍然严重受限。1930 年，美国有近 1 200 万黑人，黑人牙医不到 2 000 人。[29] 由此造成的医疗服务短缺引起了 20 世纪初瑞典经济学家贡纳尔·缪达尔（Gunnar Myrdal）的注意。

　　缪达尔在其对 20 世纪 30 年代美国种族关系的具有里程碑意义的著作《美国的困境》（An American Dilemma）中写道："大量的黑人患者转向白人牙医，尽管事实上，至少在南方，他们是在种族隔离的基础上接受治疗的，用的是不同的仪器，坐在不同的椅子上。"[30] 美国种族隔离的牙科体系只是一个更大、更复杂的鸿沟的一部分，这个鸿沟造成了巨大的人员伤亡。缪达尔写道："歧视直接或间接增加了黑人的疾病和死亡，并且有意识或无意识地表现出来。"

　　许多白人牙科协会并不欢迎黑人牙医，黑人于 1913 年成立了自己的专业组织。这年 7 月的一天，来自马里兰州、哥伦比亚特区和弗吉尼亚州的约 30 名特许会员聚集在弗吉尼亚州巴克罗海滩的一家海滨酒店，举行了首次会议。在接下来的几年里，来自其他州的少数族裔牙医也加入了他们的行列。这个团体后来发展成为全国牙科协会。

在南部各州，在医生、护士和药剂师团体开始接受黑人成员之后很久，牙科协会仍然是种族隔离的。1956 年，霍华德大学医生兼研究员保罗·B. 科尼利（Paul B. Cornely）写道："所有可用信息表明，目前没有一个州或县的牙科协会对黑人牙医开放。""由于黑人护士和药剂师可以不经过当地单位就加入他们的专业协会，而且大门已经向黑人内科医生敞开，南方的黑人牙医仍是主要卫生行业中唯一被禁止加入其全国性组织——美国牙科协会的人。"[31]

1958 年，全国牙科协会开始向美国牙科协会施压，要求各州牙科协会取消具有种族限制的会员规定。[32]四年后，在 1962 年的迈阿密会议上，美国牙科协会采取行动，剥夺了 12 个继续拒绝接纳黑人牙医成为会员的州牙科协会的投票权。马里兰州牙科协会是面临被驱逐命运的 12 个协会之一。这个马里兰州的团体同意改变其做法。

尽管如此，黑人牙医在一些重要的方面仍然游离于该州体系之外。直到 1968 年，一位黑人牙医才成为马里兰州一家大都会综合医院的工作人员。[33]也是直到这一年，马里兰大学牙科学院才任命了第一位黑人教员——小哈维·韦伯（Harvey Webb Jr.）。

20 世纪 70 年代，韦伯在作品中写到了少数族裔牙医短缺对国家口腔健康的影响。1970 年，马里兰州牙科检查委员会是 30 个保持全白人的州级机构之一，其下属人际关系委员会的一份报告发现："白人和黑人中牙医与人口的比例存在很大差异。一名白人牙医只为不到 1 900 名白人患者服务，而一名黑人牙医平均要为 12 000 名黑人患者服务。"[34]

199 　　韦伯观察到，直到 20 世纪 70 年代，霍华德大学和梅哈里医学院的牙科学院都是黑人学生就读牙科学校的主流选择。韦伯写道，马里兰大学牙科学院直到 1972 年才有第一个"可确认黑人身份的"学生毕业。"消除美国人生活各个方面（包括牙科行业）根深蒂固的偏见，将是一项比大多数人意识到的更艰巨的任务，但这不是什么都不做的借口。"[35]

　　如今，在他们的行业和社区中，少数族裔牙医的人数仍远远落后。虽然美国人口中超过 12％是黑人，但美国牙医中只有 4％是黑人。2011 年美国医学研究所的报告《推进美国口腔健康》（*Advancing Oral Health in America*）的作者指出，拉美裔的情况也大致相同。

　　卫生专业人员的多样性改善了服务不足的状况，增加了少数族裔社区获得护理的机会，少数族裔服务提供者让患者感到放心，并提供具有文化敏感性的服务。报告指出，与同龄白人相比，少数族裔牙科学生更有可能渴望为少数族裔患者提供服务。

　　医学研究所指出："在 2008 年毕业的牙科学生中，80％的黑人学生和 75％的拉美裔学生预计，他们至少有四分之一的患者将来自服务短缺的族裔群体；近 37％的黑人学生和 27％的拉美裔学生预计，他们至少有一半的业务会来自这些群体。相比之下，只有 43.5％的白人学生预计，他们至少有四分之一的患者来自服务不足的族裔群体；仅 6.5％的白人学生希望他们的行业至少有一半人来自这些群体。"[36]

　　2013 年 7 月 26 日，全国牙科协会在马里兰州乔治王子县一个设备齐全的新度假胜地和会议中心聚会，庆祝该组织成立 100 周年。

现场有一个空军仪仗队在空中拉出彩色烟雾，并展示了一段介绍全国牙科协会历史的视频。

"我们的优良传统是服务、教育和公民权利。"该组织的主席爱德华·H. 查佩尔（Edward H. Chapelle）告诉挤满宴会厅的成员们。

马里兰州民主党人、非洲裔美国人、美国国会议员唐娜·爱德华兹（Donna Edwards）对这些牙医表示欢迎。她谈到了牙科保健的重要性。她谈到了迪蒙特·德里弗的死。她也谈到了自己家庭的一员。"我自己的哥哥才活了 26 岁，"她说，"牙脓肿夺走了他的生命，它在 72 小时内杀死了他。"这位国会议员敦促牙医继续他们的工作，"这样就不会有家庭遭受迪蒙特家庭所遭受的痛苦，也不会再有家庭遭受我家庭所遭受的痛苦"。

一群年轻的舞蹈演员上台表演。随后，美国前桂冠诗人玛雅·安吉洛（Maya Angelou）缓缓登上舞台。她一头银发，戴着墨镜。她出生于 1928 年，生命只剩下不到一年的时间。

她讲述了她著名的回忆录《我知道笼中鸟为何歌唱》（*I Know Why the Caged Bird Sings*）中的一个故事。这是她在阿肯色州，那个种族隔离的世界中长大的故事。这是关于一个孩子的故事，她有两颗烂牙，牙痛得厉害。她以自己在书中所写的方式讲述了这件事：她的祖母安妮如何带她去阿肯色斯坦普斯小镇看白人牙医，他们如何爬上后楼梯，以及她的祖母如何向林肯医生寻求帮助。

"安妮，你知道我不治黑人的。"牙医告诉她的祖母。

"医生，这是我的外孙女。她只是个孩子。"她的祖母说。

"我宁愿把手放在狗嘴里，也不愿放在黑鬼的嘴里。"牙医回答道。

阿肯色的特克萨卡纳有一位黑人牙医，小女孩和她的祖母最终去了那里。她们乘坐灰狗巴士走了 25 英里，拔掉了孩子两颗疼痛的牙齿。

注释

1 Bruce A. Dye，Gina Thornton Evans，and others，"Dental Caries and Tooth Loss in Adults in the United States 2011－2012," NCHS Data Brief，no. 197，Hyattsville, MD：National Center for Health Statistics，May 2015.

2 U.S. Commission on Civil Rights，"Title VI One Year After：A Survey of Desegregation of Health and Welfare Services in the South," 1966.

3 Max Schoen，"Dentist Liberty Versus Patient Equity," Third-Annual Dunning Symposium，Columbia University School of Dental and Oral Surgery and School of Public Health，New York，NY，April 1983.

4 Author interview with Marvin Marcus DDS，Professor Emeritus，University of California Los Angeles School of Dentistry，June 9，2014.

5 Associated Press，"Civil Rights Congress Hits Bridges' Judge," *Evening Independent*，St. Petersburg, FL，November 25，1949.

6 Harvey Schwartz，editor and curator of ILWU Oral History Collection，"Harry Bridges：An Oral History about Longshoring，the Origins of the ILWU and the 1934 Strike," ILWU Oral History Collection，July 27，2004，www.ilwu.org/oral-history-of-harry-bridges.

7 Hearings Before the Committee on Un-American Activities，House of Representatives，Eighty-second Congress，First Session，September 21，1951，Washington, D.C.：U.S. Government Printing Office，1951.

8 Max H. Schoen，"Response to Receiving the John W. Knutson Distinguished Service Award," *Journal of Public Health Dentistry* 51（Summer 1991）：181－183.

9 Ibid.

10 "Politics，Trends and Geography," *Journal of the Southern California State Dental Association*（September 28，1960）：269.

11 U.S. Department of Health，Education and Welfare，"Report on the Dental Program of the ILWU-PMA：the First Three Years," Washington, D.C.：U. S. Government Printing Office，1962.

12 Max H. Schoen，"Group Practice and Poor Communities," *American Journal*

of Public Health 60 (June 1970): 1125 – 1132.

13 Ibid.

14 Clifton O. Dummett, "Retrospective on Community Dentistry and Public Health at the University of California 1966 – 1976, Part 2," *Journal of the National Medical Association* 90 (May 1998): 301 – 316.

15 Robert L. West, "Dean Ingle's Plans for U.S.C. School of Dentistry," *Trodent* (Winter 1972): 1.

16 Nickolas Chester, "From Your President," *Trodent* (Winter 1972): 3 – 4.

17 "Dr. Ingle Named Officer of Academy of Sciences," *Trojan Family* (December 1972): 1.

18 Schoen, "Response to Receiving the John W. Knutson Distinguished Service Award."

19 Max Schoen, "Dentist Liberty Versus Patient Equity," Third-Annual Dunning Symposium, Columbia University School of Dental and Oral Surgery and School of Public Health, New York, NY, April 1983.

20 Ibid.

21 Albert H. Guay and others, "Evolving Trends in Size and Structure of Group Dental Practices in the United States," *Journal of Dental Education* 76 (August 2012): 1036 – 1044.

22 Elizabeth Mertz and Edward O'Neill, "The Growing Challenge of Providing Oral Health Care Services to All Americans," *Health Affairs* 21, no. 5 (2002): 65 – 77.

23 National Association of Dental Plans, "Who Has Dental Benefits?," accessed August 28, 2016. www.nadp.org/Dental _ Benefits _ Basics/Dental _ BB _ 1. aspx.

24 Jihong Liu, Janice Probst, and others, "Disparities in Dental Insurance Coverage and Dental Care Among US Children: The National Survey of Children's Health," *Pediatrics* 119 (February 2007): S12 – 21.

25 Kamyar Nasseh and Marko Vujicic, "Dental Benefits Coverage Rates Increased for Children and Young Adults in 2013," Health Policy Institute Research Brief, American Dental Association, October 2015, www.ada.org/∼/media/ADA/Science%20and%20Research/HPI/Files/HPIBrief _ 1015 _ 3.ashx.

26 Algernon Austin, "Obamacare Reduces Racial Disparities in Health Coverage," Center for Global Policy Solutions, December 16, 2015, globalpolicysolutions.

org/wp-content/uploads/2015 /12/ACA-and-Racial-Disparities.pdf.

27 Nasseh and Vujicic, "Dental Benefits Coverage Rates Increased for Children and Young Adults in 2013."

28 U.S. Government Accountability Office, "Dental Services: Information on Coverage, Payment and Fee Variation," Washington, D.C., September 2013.

29 Clifton O. Dummett and Lois Doyle Dummett, *Afro-Americans in Dentistry: Sequence and Consequence of Events*, published by the authors, 1978.

30 Gunnar Myrdal, *An American Dilemma: The Negro Problem and Modern Democracy* (New York: Harper &- Bros., 1944).

31 Paul B. Cornely, "Segregation and Discrimination in Medical Care in the United States," *American Journal of Public Health* 46 (September 1956): 1074 – 1081.

32 Clifton O. Dummett, "Homage to the NMA: The NDA Story (1895 to 1975) —Part 2," *Journal of the National Medical Association* 89 (August 1997): 555 – 563.

33 "Dentist Breaks Color Line," *Baltimore Afro-American*, November 23, 1968.

34 "Thirty State Agencies—White Only," *Baltimore Afro-American*, August 22, 1970.

35 Harvey Webb Jr., "Problems and Progress of Black Dental Professionals," *Quarterly of the National Dental Association* 34, no. 4 (1975): 147 – 154.

36 Institute of Medicine, *Advancing Oral Health in America* (Washington, D.C.: National Academies Press, 2011): 100 – 101.

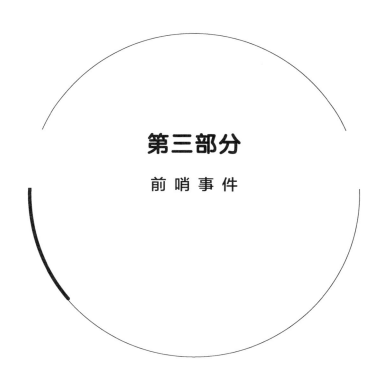

第三部分

前 哨 事 件

第十章　迪蒙特的世界

德里弗家的男孩们是参与医疗补助计划的贫困
儿童。

未经治疗的龋齿在马里兰州 50 万贫困的医疗补助计划儿童中很常见。根据马里兰大学牙科学院的一项研究，8％的儿童疼哭过，而其他遭受过痛苦的孩子则会更加平静地忍受痛苦。迪蒙特·德里弗的母亲说，他并没有抱怨自己的牙齿。也许他觉得抱怨是徒劳的。也许他认为疼痛是理所当然的。

2007 年 3 月 8 日星期四，一个寒冷的早晨，在华盛顿特区阿纳卡斯蒂亚社区的一个旧殡仪馆里。这个 12 岁孩子的尸体躺在棺材里。他的母亲和兄弟们，家庭的其他成员，学校的朋友和老师，都木然地坐在旁边。

人们记得迪蒙特小时候喜欢给他的砖瓦匠祖父帮忙。他收养了一只矮胖的流浪狗，他们叫它"黄油"，它成了家里的宠物。他的问题让每个人都抓狂，他的笑容又让每个人都开心。人们印象中的他既固执又聪明。

现在是埋葬他的时候了。

迪蒙特在贫困中长大，但同时又生活在巨大财富和权力的阴影下。他祖父母在乔治王子县红白相间的拖车房离美国国会大厦大约有十几英里。马里兰州很富有，是全国最富有的州之一。迪蒙特去世四个月前，也就是 2006 年 11 月，《乌木》（Ebony）杂志曾以"美国最富有的黑人县"为题对乔治王子县进行了浓墨重彩的报道。这个故事回溯了该县烟草种植园的过去。但它展示的主要形象则是成功的美国黑人享受游艇、高尔夫球场和封闭社区的景象。

"这个县体现了我们所有人所设想的美国梦，"一位县官员若有所思地说，"我们就是美国想要成为的样子。"像美国其他地方一样，乔治王子县也是一个不平等的地方，最明显的方面莫过于穷人的口腔。

首都环城公路穿过乔治王子县。在环城公路内，沿着哥伦比亚特区的边界，聚集着该县许多最混乱的社区，深受犯罪、不安全、失业、学校倒闭的困扰。环城公路外是该县富人的高尔夫球场和门房，是《乌木》杂志中描绘的迷人的地方。乔治王子县还有第三类地区，位于南部、离环城公路更远的农村地区。这里是由森林、休耕的烟草田、采石场和蜿蜒的双车道公路组成的更安静的地方，那里有手绘的标牌，宣传按蒲式耳出售的切萨皮克湾螃蟹。那里是乡下的布兰迪万社区①，烟草时代德里弗家庭成员的家。

---

① 位于乔治王子县东南角，其中 72％的居民为美国黑人。——编者注

迪蒙特的母亲爱丽丝·德里弗是富兰克林·T.德里弗（Franklin T. Driver）和简·德里弗（Jane Driver）的女儿，她早年在一条乡间小路上的家中度过，这条路是以他们家做礼拜的教堂——吉本斯卫理公会教堂——命名的，这个教堂由获得自由的奴隶于 1884 年建立。名字叫德里弗的奴隶被列在旧县档案中，保存在州档案中。记录还显示，爱丽丝的曾祖父母乔治·德里弗（George Driver）和莎拉·德里弗（Sarah Driver）在 1921 年以 5 美元的价格从他们的邻居斯科特家族手中购买了卫理公会教堂附近的 10 英亩土地。爱丽丝的祖父查尔斯·德里弗（Charles Driver）继承了这块土地并在此耕种。他也在别人的田里当佃农，种植烟草，长时间地工作。

"他会沿着这条路走下去。他有马。德里弗夫人和孩子们会坐在马车前面。" 74 岁的邻居约翰·布鲁克斯（John Brooks）回忆道。

这家人一直在采摘烟草，直到天空一片漆黑。"他们收割烟草到很晚，"布鲁克斯回忆道，"当查尔斯·德里弗和家人驾着他们的马车经过时，德里弗先生会喊道：'伙计！时间不早了！'"

当布鲁克斯回忆起这段往事时，他站在老吉本斯的墓地里。他凝视着那条双车道的公路，仿佛听到了马蹄声，以及查尔斯·德里弗沙哑的叫喊声："伙计！时间不早了！"

"他总是很匆忙，"布鲁克斯说，"必须这么做。"

他停了下来，仿佛在倾听那个消失的世界的最后回声。烟草田消失了，德里弗们也离开了他们的土地。这块查尔斯·德里弗以及他的儿子富兰克林·德里弗曾兢兢业业耕种过的 10 英亩土地，在 1969 年被以 10 美元的价格卖给了一家采石场。1971 年爱丽丝·德里弗出生时，她的家人只是在吉本斯教堂路租了一栋小房子。采石活动使这片土地成了废墟，一片用栅栏围起来的泥坑，并张贴了"禁止进入"的标语。由被释奴隶建造的古老的木制卫理公会教堂被一座光滑的砖砌巨型教堂所取代，可容纳 14 000 人，还有抛光石砌的卫生间。很久以前德里弗一家和邻居们吃火腿和炸鸡的白色框架的小联谊厅坍塌了，没入尘土。一根铁丝拴住了纱门。门里面，最后一件紫色的唱诗班长袍在阴影中飘荡。铁皮屋顶被掀开了，天空露了出来。

　　约翰·布鲁克斯仍然用他的拖拉机来修整墓地。他记得埋葬在那里的人们，记得他们的婚姻、家庭和故事。他照看着最古老的坟墓，惊叹于那些生命的奇异伟大，正如他所说的"离奴隶制只有一步之遥"。他记得爱丽丝·德里弗年轻的时候，在她离家出走之前的样子。爱丽丝在布兰迪万当地的学校上学，一直上到高中。她的高中位于出镇的主干道上。她擅长拼写，梦想成为一名会计，也许能加入空军预备役。但是她说妈妈打了她，所以她离开了布兰迪万。

　　爱丽丝的生活始于在环城公路上开辟新的路线。她的头两个儿子，德昂特和丹尼，是在她十几岁的时候生下的。随着孩子的成长，她会做各种各样的工作勉强维持生计：在杂货店做烘焙，看护老人。有时她会帮父亲砌砖。她很强壮。她喜欢建筑工作。克拉伦斯·亨德里克（Clarence Hendrick）也为她父亲工作。爱丽丝回忆道，亨德里克是"一个心地善良的老人"。当她 20 岁出头的时候，当德昂特和丹尼还在学前班的时候，她和克拉伦斯·亨德里克生了一个儿子。

　　迪蒙特出生于 1994 年 5 月 14 日。他是个早产儿，身形很小，体重只有 2 磅 14 盎司。但他也是一名斗士。他母亲叫他"一个小冠军"。他身上有某种古老的气质和一种超乎寻常的智慧。

　　"那个男孩曾经来过。"她说。

　　后来爱丽丝又生了两个儿子，两年后达肖恩出生，又过了五年有了唐纳尔。在他们周围，在次贷危机和大萧条之前的那些年里，乔治王子县的财富在飙升。在鼎盛时期，这个县似乎实现了许多人的梦想。

乔治王子县的风险投资家兼开发商加里·S. 默里（Gary S. Murray）在 2006 年告诉《乌木》杂志："民权运动 40 年后的今天，我们是第一代拥有这种权力的人，这是我们的时代。"文章中颂扬的乔治王子县是拥有无限潜力的黄金之地，"该县几乎每一个入口都变成了迎宾花园……在著名的华盛顿环城公路附近的一条道路中间地带有 300 多棵乔木、800 多棵灌木和 50 000 多株观赏植物。"[1]

这篇报道讲述了该县行政长官杰克·约翰逊（Jack Johnson）的成就，他推广了"美丽的乔治王子县"一说，并获得了启动资金 20 亿美元的国家港口项目——一个位于华盛顿特区波托马克河对面的度假村和会议中心。当时，该项目被誉为拉斯维加斯以外最大的酒店业项目。文章报道称："通过明智的金融投资和不断扩大的税收基础，该县有 5 000 万美元的盈余，正用于建设新学校、提高教师工资和改善县服务。"

虽然在政府和私营部门工作的富裕县民享有保险，以及选择牙科和其他医疗服务提供者的自由，但贫困家庭变得越来越边缘，获得医疗服务的机会越来越少。该县有一个新的马术中心，配有马厩和马术表演用的跑马场。但兰德公司的一份研究报告得出结论称，这里缺乏"初级保健安全网"，穷人和未参保者无法在当地获得牙科或其他医疗护理。在 2005 年和 2006 年，该县唯一有联邦资质的医疗中心仅能覆盖该县 8 万名未参保成年居民中的一小部分。兰德发现，受教育程度较低和收入较低的居民"与条件较优越的居民相比，更有可能没有保险，没有固定的医疗来源，因为费用问题而错过治疗，并且最近一次牙科检查距现在超过五年"。[2]

爱丽丝·德里弗没有一份工作是有牙科福利的。她没有接受过牙科护理，她的孩子也是如此。

208　　　　当最小的儿子唐纳尔还小的时候，爱丽丝和她的其他儿子搬来与唐纳尔的父亲住了一段时间。他们在费尔芒特高地租了一栋房子，这是乔治王子县一个历史悠久的黑人小社区，位于环城公路深处。

　　"我有一份照顾老人的兼职工作。他患有帕金森症。他去世了，"爱丽丝说，"查理先生在我手上死了。"

　　家里的气氛紧张，有对金钱的担忧，有时不时发生的暴力。"诸事不顺。"她说。但要离开也很难。县里的租金一直在上涨，可负担的住房却在减少。战后花园式公寓最初吸引了白人从华盛顿特区搬到乔治王子县，后来变成了黑人家庭的住所。现在它们无人照管，犯罪猖獗的地方正在被夷为平地。

　　2005 年 11 月，爱丽丝和她的儿子们最终住进了县紧急庇护所。那段日子并不轻松，但她和儿子们一起住在一个简单的公寓式单元中。庇护所提供社会服务，包括就业和药物滥用咨询。她把这个地方看作一个躲避紧张局势和租金焦虑的避风港。感恩节那天，克拉伦斯·亨德里克来看望她，她仍然深爱着他。

　　然而没过几个月，迪蒙特的父亲就去世了，死于癌症。

　　爱丽丝承认自己那时正在与毒瘾作斗争。2006 年初，当这家人在庇护所的收容时间到期时，她参加了一个康复项目。她的儿子被分给了德里弗大家庭的成员。她的哥哥和姐姐带走了两个大男孩。最小的儿子唐纳尔和他父亲一起回去了。迪蒙特和达肖恩与他们的祖父母一起，住在他们位于安德鲁斯联合基地附近树林里的两居室活动房屋里，那里是总统专机"空军一号"的驻地。

　　迪蒙特好奇心强，热爱数学。有人会认为他有一定程度的挑衅行为。两年来，他就读于基金会学校，这是一所非营利性治疗型学
209

校，位于环城公路外的拉戈镇。他在学校很受欢迎。这所学校以密集的强化服务和成功帮助孩子（许多来自贫困或问题家庭）在学业上取得成功而著称。

"我们有无家可归、可能需要药物治疗的孩子，我们做了很多，"学校主任吉娜·詹姆斯（Gina James）说，"我们经常为孩子们买校服。对他们的父母来说，连买衣服都太贵了。"

2006年夏天，来自总部位于巴尔的摩的非营利性公共司法中心的律师劳里·诺里斯（Laurie Norris）走进了德里弗一家的生活。诺里斯非常熟悉无家可归的家庭面临的挑战。她成功地捍卫了因无家可归而流离失所的儿童留在当地学校的权利。公共司法中心正在对无家可归的家庭进行一系列访谈，旨在考察他们在公立学校系统中的经历。7月，作为调查的一部分，诺里斯联系了德里弗一家。8月，爱丽丝给诺里斯回了电话，寻求学校注册方面的帮助。

9月，这位母亲再次打电话给诺里斯。这一次她需要帮助来解决一个更棘手的问题：为10岁的达肖恩找一位牙医。达肖恩的口腔疼痛肿胀。他的几颗牙齿已经龋坏并感染了。这位母亲说，她之前已经设法为达肖恩找到了一名牙医，但由于达肖恩在牙科椅上扭动得太厉害，这位牙医停止了治疗。牙医没有将她转给另一个牙医，爱丽丝也不知道如何找到另一位牙医。她拨打了一个免费电话，试图找到另一名属于达肖恩医疗补助管理保健计划提供者网络的牙医，但没有成功。她开始气馁了。

诺里斯说："她对马里兰州复杂的医疗补助计划系统的理解和操作能力已经达到极限。"律师和这位母亲一起寻找牙医。诺里斯很快发现自己迷失在医疗补助计划管理保健承包商和牙科分包商的令人生畏的迷宫中，而这些人是马里兰州最弱势儿童牙科保健的指定把关人和提供者。即使她有信心、受过法律培训并且得到了办公

210

室和工作人员的支持，找牙医这个项目对她来说仍是一个重大挑战。

诺里斯首先确认达肖恩已加入马里兰州医疗补助管理保健计划，其护理由联合健康保险公司提供。该公司是为马里兰州医疗补助计划受益人提供服务的管理性医疗机构之一。然后，她拨打了联合健康保险公司的客服电话，寻求牙医帮助。她被转到牙科福利提供者公司，这是一家管理该计划牙科福利的独立公司。

在牙科福利提供者公司，诺里斯联系到一位客服代表，这位代表解释道，达肖恩需要看全科牙医，然后由全科牙医转诊至能够为他提供所需治疗的口腔外科医生。客服代表还解释说，联合健康保险公司的医疗援助部分实际上被称为"美国选择"。提供护理的牙医将与美国选择而不是联合健康保险公司签订合同。这位代表搜索了她的数据库，给了诺里斯一份名单，名单上有几十名全科牙医，他们都在达肖恩祖父母的移动住所附近。诺里斯说，代表提醒她，虽然这些牙医被列入牙科福利提供者网络，因此与美国选择签了合同，但许多提供者近期已经放弃了合同。代表还警告诺里斯，要确保牙医是"通过州政府与美国选择"签订合同的医疗服务提供者，因为只有这些牙医才属于达肖恩医疗补助计划医疗服务网络的成员。

诺里斯让她的助理给名单上的牙医打电话，问他们是否"通过州政府与美国选择"签订合同的。最开始联系的26个牙医都否认了。

诺里斯决定尝试另一种方法。她致电马里兰州健康和精神卫生局医疗补助计划受益人求助热线。第一个接诺里斯电话的人说，她在电脑里找不到达肖恩的信息，因此他一定是参与了另一个名为"美国小组"的医疗补助管理保健计划，而不是美国选择。诺里斯要求和主管谈谈。主管在数据库中找到了达肖恩，并将他转交给该机构病例管理部门的一名主管护士。

诺里斯说，在接下来的五天里，州病例管理护士、乔治王子县卫生局监察员部门的一名病例管理人员和联合健康保险公司美国选择项目的一名工作人员共同努力，在达肖恩的网络中寻找一位可以为他看病的牙医。

2006 年 10 月 5 日，达肖恩终于见到了牙医亚瑟·弗里德利（Arthur Fridley），牙医为他洗了牙，拍了 X 光片，并把他转给了一位口腔外科医生。这位口腔外科医生说，他要到 11 月才能给达肖恩看病，而且只是会诊。六周后，在那次预约中，爱丽丝·德里弗说她得知达肖恩需要拔掉六颗牙。她又约了 12 月看牙医。牙科诊室打电话给她，要求将预约时间改在 2007 年 1 月 16 日。但她在 1 月 8日发现孩子的医疗补助计划已在一个月前失效，不得不取消 1 月 16日的预约。她怀疑这是一次官僚主义所致的混乱，确认他们资格的文件被寄到了无家可归者的庇护所，而他们已经不住在那里了。

就在这时，迪蒙特生病了。

2007 年 2 月 28 日，迪蒙特·德里弗的死讯出现在《华盛顿邮报》的地铁版上，标题为"因为缺少牙医：乔治王子县的男孩在细菌从牙齿扩散到大脑后死亡"。

"12 岁的迪蒙特·德里弗周日死于牙痛。

"一次 80 美元的例行拔牙本可以救他一命。

"如果他母亲有保险的话。

"如果他的家庭没有失去医疗补助计划。

"如果医疗补助计划的牙医不是那么难找的话。

212

"如果他母亲没有专注于为他有六颗烂牙的弟弟找牙医的话。

"医生说，当迪蒙特自己疼痛的牙齿引起注意时，脓肿中的细菌已经扩散到他的大脑。经过两次手术和六个多星期的住院治疗后，这个乔治王子县的男孩去世了。

"迪蒙特的死亡和他的最终治疗费用（总计可能超过 25 万美元）凸显了在全民医疗保险辩论中一个经常被忽视的话题：牙科护理。"

故事接着报道了马里兰州和大华盛顿地区的情况：该州一些贫困儿童完全没有牙科保险。其他家庭则需要步行三个小时到马里兰大学牙科学院等地，才能从愿意接受医疗补助计划患者的牙医那里接受治疗。还有一些人，比如迪蒙特的弟弟，有时能够找到常规的服务，但在更深层次的问题上就很难获得帮助了。

情况很严峻。2005 年，马里兰州医疗补助计划中接受过牙科服务的儿童不到三分之一，这是迪蒙特·德里弗去世时可获得的最近一年的数据。当年，该州只有不到 16％的医疗补助计划儿童接受了补牙等修复性手术。

"我当然希望负责确保这些孩子得到牙科护理的州级机构能注意，这样迪蒙特就不会白白死去，"劳里·诺里斯告诉该报，"他们知道有问题，但没有投入足够的资源来解决它。"

该州官员表示，自 1997 年该州出台医疗补助管理保健计划以来，以及 1998 年通过立法为该计划下的牙科保健提供资金并设定更高标准以来，基本牙科保健的提供实际上一直在改善，但依然存在严重的问题。据曾为达肖恩诊治的牙科医生、该州牙科协会前会长亚瑟·弗里德利称，在迪蒙特去世时，据报告该州只有不到 20％的牙科医生接受医疗补助计划患者。他说系统完全混乱了。

"我们拥有的系统支离破碎，"弗里德利说，"这与这些孩子能否得到护理无关。"[3]

迪蒙特·德里弗去世时，马里兰州新任州长、民主党人马丁·奥马利（Martin O'Malley）刚刚上任。奥马利在与现任共和党人小罗伯特·L. 埃利希（Robert L. Ehrlich Jr.）的竞选中艰难获胜。

在成为州长之前，奥马利担任过巴尔的摩市长，在那里他赢得了坚韧不拔的、有风度的改革者的声誉。他与困扰巴尔的摩的枪支暴力和吸毒问题的斗争为电视剧《火线》（*The Wire*）中的汤米·卡瑟提（Tommy Carcetti）市长的角色提供了灵感。奥马利是上镜的。他曾在一个凯尔特摇滚乐队中弹吉他和唱歌。他对公共管理和政策的细节也有很深的了解；他相信，如果这些系统发挥作用，政府就能发挥作用。2005 年，当奥马利 42 岁时，他被《时代》（*Time*）杂志评为美国"五大市长"之一。杂志的标题写道"政策细节钻研者和摇滚歌手"。[4]

据报道，当奥马利州长拿到那份载有因牙齿问题死亡消息的《华盛顿邮报》后，他举起报纸让他的内阁成员看。据一位知情人士透露，他问道："对此我们该怎么办呢？"

奥马利上任时并没有把重点放在马里兰州牙科疾病的流行上。但当他抵达该州首府安纳波利斯时，想到了公共卫生问题。作为州长，他的目标之一是为成千上万缺乏医疗保障的马里兰州人提供医疗保障。他已经说服了强大的医疗保险领袖约翰·科尔默斯（John Colmers）担任他的卫生部长。科尔默斯是个严肃的人，他是来自奥地利医生家庭的第一代美国人，他在成本效率和质量措施领域如鱼得水。他还对公共卫生充满热情。

在加入奥马利政府之前，科尔默斯曾担任该州最大的保险公司蓝十字公司的董事会主席。在蓝十字公司任职期间，科尔默斯曾努力恢复该组织的非营利状态，此前的董事会曾试图将其转变为一家营利公司并出售，但以失败告终。当奥马利打电话给科尔默斯说服他担任卫生部长时，科尔默斯正忙于研究一种机制，以扩大医疗补助计划的覆盖面，将更多未参保的贫困成人纳入保险范围，同时又不会使该州破产。作为卫生部长，科尔默斯将有机会向州议会推销他的医疗补助扩大计划。

然后就传来了该计划牙科危机的消息。

科尔默斯在一次采访中说："我们得到消息，一个 12 岁的男孩死于牙脓毒症。我不太记得这个消息是怎么传到我这里来的。但很明显，这件事就发生在我的眼皮底下。"在公共卫生领域，预防始终是首要重点。不过，尽管尽了最大努力，"可怕的事情还是会发生"。科尔默斯说："真正的考验是，一旦这种情况发生，你会怎么做？"

在州长的支持下，科尔默斯成立了一个特别工作组。他称之为牙科行动委员会。"这是一个有意为之的名称，"他说，"我希望'行动'成为它的中间名。"他说他不想看到一份会被束之高阁的报告。他责成该小组为该州支离破损的医疗补助牙科计划制定一份补救措施清单。这些建议必须划算并且可以实现。他确信，有些建议需要花钱。但他也确信，要触及马里兰州医疗补助计划问题的核心，需要的不仅仅是钱。

这需要牙医的参与。"这也是为了让牙科专业人士站出来，为提供医疗补助计划的治疗机会负起更大的责任。"科尔默斯要求州牙科领导、内科医生、保险业和卫生官员、儿童权益倡导者和学者在牙科行动委员会任职。马里兰大学的诺曼·蒂纳诺夫接受了任命。劳里·诺里斯也应邀任职。前州牙科主任、牙医哈里·古德曼（Harry Goodman）被提名。

来自富裕的霍华德县的牙科卫生员简·卡斯帕（Jane Casper）被任命为委员会主席。虽然她是一个沉默寡言的女人，但却以非凡的能力而闻名，她能说服牙医接受需要护理的贫困启蒙计划儿童。她还嫁给了一位在郊区成功执业的牙医，这位牙医设法为不少享受医疗补助计划的儿童看病。她将她对牙科护理多方面的见解带到了小组。她了解公共卫生提供者和私人医生所面临的压力。她了解贫困儿童和家庭，了解他们在日常生活中面临的挑战。她做了多年的牙科卫生员，也了解马里兰州牙医的感受。她认为，听到该州一名贫困的医疗补助计划儿童死亡的消息，他们颇为受伤。

"牙医真的很在乎。他们需要时间来消化这件事情，"卡斯帕说，"我想他们想要的，至少我不想说那是救赎。但这件事真的引起了重视。"

那年夏天，这个小组开始定期在巴尔的摩老旧的州卫生部门大楼的一间会议室里举行会议。

"房间里充满了怀疑的声音，"卡斯帕回忆道，"人们有点担心，不确定会被要求做什么。"几年前，卡斯帕提出了更充分地利用在学校工作的卫生员的想法。她说，这个想法遭到了牙医的强烈反对。"我认为他们害怕卫生员会独立出去。"卡斯帕说。

科尔默斯也知道牙医们很担心。他们担心卫生员们会要求更多的自主权。像美国其他地方的牙医一样，他们也很担心牙科治疗师。科尔默斯听取了牙医对医疗补助计划报销率低和烦琐文书工作的投诉，并表示他将努力解决这些问题。但他告诉牙医们，扩大该州的牙科劳动力队伍是他会考虑的另一个选择。

"我和牙医们说得很清楚，如果我们没有看到参加医疗补助计划的兄弟姐妹人数显著增加，那就别自欺欺人了。我会回过头在那种环境下更广泛地考虑执业的范围。如果你们不想参与进来，当然也可以。但你知道这会产生后果的。"

整个夏天，在巴尔的摩州办公楼的简陋会议室里举行的定期会议上，牙科行动委员会的成员们都在为完善系统和为马里兰州的贫困儿童提供口腔保健的理想而斗争。从切萨皮克湾的渔村到阿巴拉

216

契亚的煤城，在这个被称为"美国的缩影"的州，挑战是复杂的。

在某些方面，马里兰州的医疗补助牙科系统也是美国医疗补助牙科系统的缩影。它有自己的历史，但它的资金问题、参与和利用问题、欺骗和滥用问题并不那么独特。将马里兰州推上风口浪尖的是一个广为人知的死亡事件，它发生在地方、州和国家对口腔健康进行思考的关键时刻。

早在 20 世纪 60 年代，在医疗补助计划刚开始实施时，马里兰州的领导人就接受了这项计划以及为穷人提供所需牙科护理的想法。然而，几个月后，牙医们开始抱怨该计划资金不足。

马里兰州的医疗补助计划于 1966 年开始实施，提供慷慨福利的州牙科计划于 1967 年 7 月 1 日正式启动。总计拨款 65 万美元用于支付下一财年的牙科保健费用。五个月后，所有的钱都花光了。当州议会再次为 1969 财年拨款 65 万美元时，该州绝大多数牙医，也是马里兰州牙科协会的成员，宣布他们将退出医疗补助计划。

《巴尔的摩太阳报》（*Baltimore Sun*）援引了该组织主席欧文·I. 艾布拉姆森（Irving I. Abramson）写给州卫生专员信中的话："当该州试图治疗一种发病率高达 90％的疾病时，该州的牙医很难想象 65 万美元将如何为 276 831 名贫困公民提供全面的牙科保健。"[5]

《太阳报》的一名社论作者冷峻地评估了牙医们的反抗，认为这次崩溃是履行医疗补助计划与穷人社会契约的承诺方面更大问题的不祥征兆。"7 月 1 日，该州的医疗补助计划实施就将满两年。像其他大多数州的并行计划一样，它从一开始就陷入了财务困境。原因有：医疗费用快速上涨，以及对有资格享受该计划下的住院护理、医生服务和其他援助的贫困人数估计过低。"[6]

1970 年，马里兰州的牙医获准提高费率，并被重新纳入该计划。但到了 1972 年春天，不断上涨的医疗补助费用引起了州官员的警觉，并吸引了媒体的报道。迅速增长的牙科费用得到了特别关注。在一份由医院、牙医和其他医生提交的全州患者人均报销清单上，乔治王子县的几名牙医"脱颖而出"。其中一位是厄尔利·李·特里斯（Earlie Lee Trice），他治疗了 152 名患者，获得 34 700 美元，平均每位患者 228 美元。

在接受《华盛顿邮报》采访时，特里斯夸口说，医疗补助计划对他在历史悠久的格伦纳登黑人社区的工作大有裨益。这位牙医说："我就在贫民区的中间……我是乔治王子县牙医中接受医疗补助计划患者最多的——我有四个秘书。我有时会工作到午夜，周日也会工作。"文章接着写道："特里斯补充说，当医疗补助计划牙科项目在 1966 年启动时，'白人医生不希望医疗补助计划发挥作用，因为费用太低了'，并开始将患者转给他。从那时起，牙科费用不断上涨，他的医疗补助计划业务不断地'滚雪球'。"[7]

在那之后，州调查人员再次调查特里斯。在三年时间里，他向该州收取了近 20 万美元的工作费用，是同期其他医生和牙医平均索赔金额的两倍多。一些最昂贵的索赔是针对成人的治疗。最终，当局指控他欺诈。在法庭上，检察官指出，特里斯声称从一个病人的下巴上拔掉了 38 颗牙齿。一位专家证人证实，成人的牙齿很少超过 32 颗。记录显示，特里斯说自己为一名他早先声称已拔掉 35 颗牙齿的患者补了 13 颗牙齿。[8]1976 年的审判得到了媒体的广泛报道，甚至吸引了揭发丑闻的记者杰克·安德森（Jack Anderson）的注意，他关于特里斯丑闻的联合专栏以"医疗补助计划也是牙医的金矿"等标题出现在全国各地的报纸上。[9]

特里斯被判犯有 12 项以虚假借口从医疗补助计划中获取资金的罪行，并被判处四年监禁。其对马里兰州医疗补助计划牙科项目的破坏，以及带给无数受益者的痛苦，持续的时间要长得多。

　　在欺诈调查中，马里兰州州长马文·曼德尔（Marvin Mandel）提议从医疗补助计划中取消成人的常规牙科护理。有一段时间，马里兰州的牙医再次发现自己在与州政府抗争——这一次是站在医疗补助计划的一边。

　　州牙科协会主席约瑟夫·P. 卡普乔（Joseph P. Cappuccio）告诉《巴尔的摩太阳报》，他认为削减成人福利的尝试表明，官员们认为牙科保健是一种"奢侈品"。那时，马里兰已经有 42.7 万名医疗补助计划受益者。其中四分之一的人正在接受牙科服务，该州为此花费了 1 050 万美元。卡普乔称，超过一半的资金（66％）用于支付成人患者的护理费用。他认为，即便如此，牙医在照顾医疗补助计划患者时还是会有损失。[10]

　　马里兰州的立法者没有被他的论点说服。在 1976 年的立法会议上，根据一项医疗补助计划的成本控制方案，他们取消了除紧急护理外的所有贫困成人的牙科福利。[11]这些削减使成人几乎别无选择，1993 年，甚至那些选项也被取消了。当立法机构试图应对经济衰退的影响时，立法者投票决定停止报销牙医成人急诊的费用。

　　马里兰州还试图在儿童项目上缩减开支。各州不允许削减联邦政府规定有权享受医疗补助计划的儿童数量，不允许缩小联邦政府规定的，受法律保障的医疗必要福利的范围，但是可以降低支付给牙医的治疗费用报销比例。于是像其他许多州一样，马里兰州照做了。私人牙医退出了这个项目，称他们治疗贫困儿童是亏本的。与此同时，该州的公共卫生安全网络也不完善。该州只有一半的县提供公共卫生牙科服务。[12]

人们希望管理保健系统会成为一个解决方案。这项改革由马里兰州于 1997 年发起，旨在让医疗补助计划受益人能够像拥有私人保险的患者一样，购买护理服务并从参与计划的牙医处获得服务。

一旦新系统到位，一些曾为医疗补助计划儿童提供牙科护理的县卫生部门就会停止工作。当时的预期是，在管理保健系统下，更多的私人执业牙医会接受医疗补助计划儿童，因此县诊所便不再需要这样做了。乔治王子县卫生部门停止了向医疗补助计划儿童提供牙科保健。获得医疗服务的问题依然存在。一些州领导要求采取进一步的措施。州口腔健康办公室成立了。

在 2000 年，即迪蒙特·德里弗年满 6 岁那年，马里兰州公布了 220 其在为医疗补助计划儿童提供的牙科护理上不光彩的差距，其服务水平低于全国任一个州。在新生儿至 20 岁的医疗补助计划儿童中，只有 11％在当年接受过牙科服务。其他许多州的表现也很糟糕。全国平均水平为 27％。

在全国牙科协会地方分会的月度会议上，与会者情绪高涨。迪蒙特·德里弗死亡的消息对少数族裔牙医的打击尤为严重。黑兹尔·哈珀记得坐在她旁边的牙医崩溃了，啜泣着说："我们绝不会拒绝那个孩子。我们永远不会让那个男孩死的！这不应该发生。"然而，当劳里·诺里斯和她的助手为达肖恩寻找护理时，协会的一些成员接到过电话。

威廉·米尔顿三世（William Milton Ⅲ）留着长发绺，直言不讳。他并没有在乔治王子县执业，但是他站了起来，说出了很多人心中的想法。

"他们把责任归咎于我们。他们把这归咎于牙医。"和米尔顿一样，哈珀也没有在乔治王子县执业，但她住在该县一个整洁的社区里。哈珀的父亲是一名医生，而她曾是霍华德大学牙科学院的教授。

哈珀以前的一个学生贝琳达·卡弗-泰勒（Belinda Carver-Taylor）也参加了会议。卡弗-泰勒在乔治王子县离地区边界不远的地方有一间小办公室。它位于一个运营举步维艰的购物中心里，挤在一家杂货店和疼痛诊所后面，有一个店面，晚上用金属卷帘门拉上。穷人的问题对卡佛-泰勒来说并不是抽象的。她的母亲是一位单身妈妈，在田纳西州的一家鞋厂工作，艰难地养家糊口。工厂停工后，这家人搬到了马里兰州。正是凭借卡弗-泰勒那张红白相间的马里兰州医疗补助计划卡，她才找到了所需的牙科护理，减缓了疼痛，并开始了自己的事业。她上高中时，一名牙医为她拔掉了四颗严重龋坏的白齿，并为她做了一副局部假牙。

221　　她回忆道："我很高兴能吃东西了。"局部假牙不在医疗补助计划的承保范围内，但牙医十分友善。他说："在学校好好表现！收下那假牙吧。"出于感激，她开始在牙科诊所帮忙。然后她接受了牙科助理的培训。接着她去了霍华德大学的牙科学校，在那里她遇到了哈珀。

在全国牙科协会会议的热烈讨论中，这两位女士开始制定计划。孩子们不能自己去看牙医。但是也许，有了流动诊所，她们就可以给孩子们提供护理。

米尔顿说："黑兹尔和贝琳达开启了这个项目。"

爱丽丝·德里弗的孩子们接受了常规的医疗护理和入学所需的免疫接种。但事实证明，对德里弗一家来说，从医疗系统到牙科保健系统的路太远了。

迪蒙特已经去世并被埋葬了。达肖恩仍然有脓肿的牙齿。爱丽丝绝望了。随后她和劳里·诺里斯发现了巴尔的摩马里兰大学牙科学院的儿科诊所。那是蒂纳诺夫的诊所。他说他和学生们可以为达肖恩治疗。他们约好了时间。但是巴尔的摩远在 30 英里之外。爱丽丝没有车。

乘坐出租车的时间很长，到处都是弯路，这让母亲感到痛苦，对儿子来说却是令人兴奋的事。他们并没有意识到自己正在跨越历史的鸿沟，回到牙科与其他医学分道扬镳的地方。这一程花了 80 美元。

世界上第一所牙科学院现在成了一座由砖和玻璃筑成的高大建筑。它矗立在西巴尔的摩街马里兰大学医学院对面。进门后，经过签到台，靠近电梯，有一个陈列柜，里面摆满了有关学校历史的纪念品，有旧照片和古董珍珠柄牙科器械。有一本红色皮面小书，里面记录了查平·哈里斯在 1840 年给学校首届牙科学生的首场讲座。哈里斯是这样开场的："先生们，我将从描述口腔开始。" 222

这对母子找到了上楼的路。儿科诊所位于三楼，明亮的手绘壁画描绘了微笑的海洋生物，还有一排排令人愉快的蕉黄色椅子。诺曼·蒂纳诺夫和学生们在等他们。

这家诊所每年收治数千名贫困儿童。有些有医疗补助计划。有些完全没有保险。许多孩子都有严重的感染。蒂纳诺夫说，达肖恩的问题绝不稀奇。"我们会治好他的。"

对于爱丽丝·德里弗来说，这种宽慰几乎无法用语言来形容。她用一种通常只用于祈祷的口吻说道："向蒂纳诺夫博士致敬。"

注释

1 Kevin Chappell，"America's Wealthiest Black County" *Ebony* （November 2006）.

2 Nicole Lurie and others，*Assessing Health and Health Care in Prince George's County* (Santa Monica，CA：Rand Corporation，2009).

3 Mary Otto, "For Want of a Dentist," *Washington Post*, February 28, 2007.

4 Mark Thompson, "Wonk'n Roller: Martin O'Malley / Baltimore," *Time*, April 18, 2005.

5 Lowell E. Sunderland, "Dentists to Leave Medicaid, To Do Needed Work on Own," *Baltimore Sun*, May 21, 1968.

6 Editorial, "Medicaid in Trouble," *Baltimore Sun*, May 28, 1968.

7 Edward Walsh, "Costs Climb for Medicaid in Maryland," *Washington Post*, April 14, 1972.

8 Ron Davis, "Dentist Is Guilty of Fraud." *Washington Post*, August 13, 1976.

9 Jack Anderson, "Medicaid Also a Dentists' Goldmine," *Washington Post*, April 1, 1978.

10 "Medicaid Cuts Upset Dentists," *Baltimore Sun*, November 16, 1975.

11 *Maryland Register*, vol. 3, no. 16 (August 4, 1976): 862 – 865.

12 Njeri M. Thuku and others, "Breaking the Cycle in Maryland: Oral Health Policy Change in the Face of Tragedy," *Journal of Public Health Dentistry* 72 (Winter 2012): S7 – 12.

第十一章　直面流行

2007 年 2 月 28 日上午，伯顿·埃德尔斯坦（Burton Edelstein）在报纸上读到了迪蒙特·德里弗这个名字。埃德尔斯坦是一名儿科牙医，也是纽约州哥伦比亚大学的牙科和公共卫生政策教授。他当时在机场，正要飞往华盛顿特区，参加国会的一个会议。他和其他一些倡导者计划与参议院财政委员会成员提出他们的诉求。他们的议题涉及已有十年历史的国家儿童医疗保险计划（SCHIP）。

早在 1997 年，民主党总统比尔·克林顿（Bill Clinton）在普及国家医疗体系的尝试失败后，就创立了国家儿童医疗保险计划。该计划不像医疗保险计划或医疗补助计划那样雄心勃勃。它仅针对没有保险的一部分人：那些因穷忙族父母挣得太多而没

有资格参加医疗补助计划，却又没有医疗保险的儿童。到 2007 年，
已覆盖 700 万儿童的国家儿童医疗保险计划受到健康权益倡导者的
广泛赞扬。但是牙科保险不是国家儿童医疗保险计划必需的项目。
大多数州提供牙科福利，但它们不是强制性的，并且容易被削减。

　　埃德尔斯坦认为，牙科福利应该成为国家儿童医疗保险计划的
一个必要部分。他确信，让它们成为可选方案意味着国家儿童医疗
保险计划正在延续美国牙科保健和其他医疗保健之间不幸而持久的
脱节。在美国各地，公共和私人项目中的牙科护理与其他类型的医
疗护理是分开提供的。牙科保险是单独支付的。人们很难找到它。
牙医和内科医生接受的教育也是分开的。他们很少交流。病历是分
开保存的。医疗补助计划儿童很可能接受常规免疫接种，但接受常
规牙科护理的可能性要低得多。无论在私人场合还是在公共场合，
牙科护理都继续被排除在外。

　　"口腔是身体的一部分。"埃德尔斯坦喜欢这样说，常常带着一
种假装惊讶的语气。然而，他认为，这个基本事实经常被遗忘在为
口腔和身体其他部分提供护理的不同系统之间的鸿沟中。

　　埃德尔斯坦说："重新整合这两个系统是一项巨大的挑战。"然
后，他有时会以一种半开玩笑的方式把这一切都归咎于巴尔的摩。
"如果 1840 年巴尔的摩的情况没有变糟的话，我们就不必这样做了。"

　　2 月的那个早晨，在穿越机场的路上，他希望这会是一个尝试
开始纠正过去的时刻。国家儿童医疗保险计划需要重新获得授权。
埃德尔斯坦的目标是争取在国家儿童医疗保险计划重新授权的版本
中强制纳入针对贫困工人子女的牙科福利。他为实现这个目标已经
努力了十年。1997 年，他成立了一个非营利组织——儿童牙齿健康
项目——来推动这项工作。其他人也加入了这项事业。得益于 2000
年卫生部长的报告《美国的口腔健康》（埃德尔斯坦为该报告撰

稿），人们对美国口腔疾病的流行有了越来越多的认识。

尽管如此，埃德尔斯坦和他的口腔健康倡导者伙伴们在华盛顿传达他们的想法时仍面临着一场艰难的战斗。当时国会大厅里意识 225形态严重分裂。尽管距 2008 年大选还有一年多的时间，但许多人脑海中已经隐约有了想法。在白宫，小布什总统正在与反恐战争作斗争，向中东派遣了美国军队。在国内，医疗费用正在飙升。数百万美国人没有保险。民主党人谈到了重新授权国家儿童医疗保险计划的重要性。有些人甚至希望扩大这个项目，但要求牙科福利授权的希望非常渺茫。总统曾威胁要否决一切扩张国家儿童医疗保险计划的方案。

埃德尔斯坦正在为艰难的一天作准备。当他停下来擦鞋时，还一心想着国会会议。机场擦鞋匠把当天的报纸放在手边，供顾客阅读。埃德尔斯坦拿了一份。那天早上，《华盛顿邮报》的地铁版引起了他的注意。

上面有一张迪蒙特·德里弗的照片，以及关于他死亡的故事。坐在擦鞋间里，埃德尔斯坦感觉自己的战局可能要扭转了。

在迪蒙特之前就有人死于口腔感染，之后也有人因此死亡。但在国会被提及的是迪蒙特·德里弗，他在离美国国会大厦仅几英里的地方去世了。他的故事成为围绕国家儿童医疗保险计划再授权和保障 700 万贫困工薪家庭儿童牙科福利斗争的一部分。这是在一幅学校的肖像中截取的男孩形象，他的头疑惑地歪着，他的白衬衫扣子一直扣到领口，那双敏锐的眼睛从国会听证室的屏幕上向下凝视着立法者们。

他的脸成了数百万孩子的代表。迪蒙特曾是医疗补助计划儿童。该计划使远超美国儿童三分之一的 2 900 万贫困儿童有权获得牙科护理，而他们中的大多数人都没有得到应有的服务。

226　　马里兰州代表伊利亚·卡明斯（Elijah Cummings）在一次听证会上怒斥道："我们有这么多可用的资源，怎么会如此彻底地辜负了这个小男孩呢？"

　　俄亥俄州议员丹尼斯·库西尼奇（Dennis J. Kucinich）说："看看他的脸，我的意思是，他只是——他真的在问我们对此该怎么办。我们是否要表明立场，确保美国儿童获得他们有权获得的牙科服务？"

　　马里兰州参议员芭芭拉·米库尔斯基（Barbara Mikulski）接受过社会工作者的培训，她的年纪大到足以回忆起约翰逊时代医疗补助计划的开端，她会记得这个男孩是"向贫困宣战的士兵"。

　　对于那些立法者来说，男孩的死让他们想到了一些意义深远的倡议，想到了约翰逊和罗斯福的伟大演讲，想到了他们对美国的保证，即通过集体努力，美国能够以尊严和健康取代贫困带来的恐惧和痛苦。但对其他人来说，这个男孩的死只是进一步证明如此庞大的联邦项目是徒劳的。对他们来说，福利国家本身滋生并延续了耻辱和绝望。国家儿童医疗保险计划和医疗补助计划旨在确保儿童获得成长为健康和有生产力的成人所需的护理，对自由主义者来说，迪蒙特的蛀牙象征着为加强这两项计划而战的重要性。但对许多保守派来说，福利国家的耻辱依然存在。对他们来说，迪蒙特的蛀牙唤起了任何政府计划都无法拯救穷人的记忆。一颗小蛀牙造成的个人灾难成为关于国家政府规模和范围的巨大而持久辩论的一部分。

　　联邦赤字不断增长。民主党指责共和党的减税政策和战争开支。保守派将失控的国内支出归咎于自由派。2006 年的《赤字削减法》（DRA）因副总统理查德·切尼（Richard Cheney）投出打破僵

局的一票而获得通过，并由小布什总统签署，计划在未来五年内削
减近 400 亿美元的国家开支。其中一个削减数十亿美元的项目就是
医疗补助计划。

　　在迪蒙特·德里弗下葬后不到一个月的时间里，国会召开了一
系列听证会，探讨他的死因以及医疗补助牙科系统存在的广泛而长
期的问题，2007 年 3 月 27 日举行了第一次会议。在雷伯恩办公大楼
庄严的 2123 室，众议院能源和商业委员会的健康小组委员会聚集在
一起。小组委员会的成员首先陈述了自己的观点。

　　委员会主席、新泽西州民主党人小弗兰克·帕隆（Frank Pallone
Jr.）说："迪蒙特·德里弗之死真正令人恐惧的是面临类似命运的
美国儿童数量之多。统计数据显示，导致蛀牙的慢性传染病在儿童
中的患病率仍仅次于普通感冒。但与感冒不同，蛀牙不会消失。"

　　帕隆谈到了"支离破碎的卫生系统"正在让孩子们失望。他以
诺贝尔奖获得者、诗人加布丽拉·米斯特拉尔（Gabriela Mistral）
的一句话结束了他的讲话："我们需要的许多东西可以等待。孩子
不能。现在是时候了。他的骨骼正在形成，他的血液正在制造，
他的思想正在发展。对他来说，我们不能说明天。他的名字就是
今天。"

　　来自加州的学校护士、民主党众议员露易丝·卡普斯（Lois
Capps）说，她目睹了牙科疾病的流行。卡普斯说："今天教室里有
很多牙齿脓肿的'迪蒙特'们。"她说，她希望把牙科福利推到聚
光灯下，不仅仅是为了非常贫困的儿童，即医疗补助计划儿童，也
是为了有资格参与国家儿童医疗保险计划的穷忙族家庭的孩子。她
说："国家儿童医疗保险计划重新授权覆盖未保险人群是本委员会
的首要任务，我希望我们能取得进展。"

　　然而来自佐治亚州的委员会高级成员、共和党人内森·迪尔（Nathan Deal）并不赞同民主党的看法。迪尔提醒他的同事们，许多牙医对医疗补助计划持谨慎态度。他坚定地指出，他反对在国家儿童医疗保险计划中增加牙科授权。他介绍了在座的美国牙科协会成员。迪尔说，牙医宁愿免费提供医疗服务，也不愿参与繁重的公共项目。迪尔为紧缩政策的必要性辩护，并强调，允许各州决定提供哪些医疗福利的重要性。

228　　这位后来成为州长的佐治亚州众议员警告道："恐怕我们委员会中的许多人都有兴趣在国家儿童医疗保险计划中授权类似医疗补助计划中的牙科福利的项目，这将使各州更难提供适合本州需求和条件的健康保险。"

　　除了削减医疗补助计划之外，2006 年的《赤字削减法》赋予各州新的权力，以重新定义长期以来被视为医疗补助计划基本权利的福利规则。[1]迪尔说："州长们频频对医疗补助计划的僵化结构感到不满，这有助于我们在《赤字削减法》中采取措施，为医疗补助计划中的福利提供灵活性。"

　　一些州政府已经开始使用《赤字削减法》赋予的新灵活性来减少医疗补助福利。西弗吉尼亚州很快得到了联邦政府的批准，开始缩减福利，包括儿童的处方福利以及听力、视力、牙科保健的福利。在接下来的三年里，在西弗吉尼亚州，为了获得类似于旧医疗补助计划的"强化福利"套餐，父母必须签署并遵守一份个人责任合同。如果一年后州政府认定父母未能遵守筛查、健康改善计划或药物治疗的指示，或者他们错过了预约，他们或他们的孩子将面临完全失去福利的风险。（2010 年的一项联邦法规将终止这项试验。）

　　迪尔说，贫困患者需要做更多的事情来自助。他表示："公共项目充分覆盖的障碍并不一定是福利不存在。在我与牙医的交谈中，许多人提到了通过公共项目提供服务的巨大行政负担。此外，许多人没有认识到口腔健康的重要性，未能充分利用其可获得的福利。在某些时候，人们必须定期对自己的口腔健康负责。"

随后，帕隆传唤了第一个证人，伯顿·埃德尔斯坦。后来，这位儿科牙医会记住那"灵魂出窍"的一刻。拥挤的听证室里，人们都在等着他说话。就连他自己也在等待着一样。

他生命中一连串的瞬间把他带到这张椅子上，引向这个寂静之处。这个在纽约罗切斯特长大的男孩七八岁时曾坐在牙科椅上。家庭牙医给了他一点汞，他把它放在手掌中的一块棉花上。它闪烁着，颤动着，带着不安分的魔力。他将成为一名牙医，一个不安分和好奇的人。他对自己职业的困惑有时会让其他人感到不安。他会把手伸进成千上万张嘴里，琢磨健康和龋坏的奥秘。

有一刻，他作为一名陆军牙医，正在检查被空运到美国的越南战争孤儿的牙齿。他本应该弄清楚他们多大了，应该在学校上几年级，但是看到他们的口腔，他对蛀牙和牙科的看法改变了。有些孩子的蛀牙他以前从未见过。他们牙齿上的患病部位并不是柔软和褐色的。它们光滑坚硬，边界清晰。当他的牙科器械滑过坚硬的表面时，埃德尔斯坦惊叹不已。这是在其他战争中从其他孩子身上看到的东西。

龋坏被阻止了。这些孩子已经很久没尝到甜食了。他们的牙齿已经再矿化了。他想，大自然赢了。

他开始相信，牙医应该做的不仅仅是钻孔。他们需要和大自然合作，不再像外科医生那样看病，而要开始像治疗师那样看病。要跨越国界，说新的语言。他们需要共同努力，与卫生员、儿科医生、护士、营养师、父母以及孩子自己共同努力。但首先，他们需要帮助风险最大的儿童，那些甚至没有去过牙科诊所的儿童，那些

229

最贫穷、最脆弱的儿童。

230   退伍后，他学习了儿童牙科和公共卫生。他在康涅狄格州工作，并与当时在康涅狄格大学的诺曼·蒂纳诺夫一起进行研究。他们一起收集孩子们的唾液，思考蛀牙的谜题。

随后，埃德尔斯坦在康涅狄格州成功经营了一段时间的私人诊所。他不遗余力地把贫困的孩子带到他的诊所，与县启蒙中心签约，参加图书馆计划和健康博览会，发现了更多的贫困儿童。新伦敦县有这么多贫穷的孩子需要牙医，他不得不继续扩大自己的执业范围，以保持适当的医患比例。他雇用了更多的牙医，并收治了更多有私人保险的儿童来平衡这一切。有一年，他们统计，共接诊2.1万人次。他强调预防。他在办公室里制定了一个受医学启发的龋齿管理方案。

20世纪90年代，当州医疗补助计划体系转向管理式医疗时，埃德尔斯坦与其他牙医联手，成功地争取到了更好的收费计划。但是无论在康涅狄格州还是在其他地方，都没有足够的牙医为医疗补助计划儿童提供治疗。埃德尔斯坦想改革这个体系。他获得了公共政策奖学金并去了华盛顿。他想为国家变革而努力。当牙科福利被排除在国家儿童医疗保险计划之外时，他还在坚持。

这次他又来了。人们在等他出庭做证。一个男孩的死亡故事激发了公众的想象力，打开了这扇机会之窗。埃德尔斯坦深吸了一口气。

他开始说道："我的证词基于三个简单明了的事实。"

"首先，蛀牙实际上是可以预防的"，但是"它仍然是美国最常见的儿童慢性病，并且有四分之一2至5岁的儿童患有这种疾病"。

"其次，牙科护理对整体健康至关重要，但出于在生物学和政策上均不合理的原因，牙科护理已被立法规定为一项可选服务，就好像口腔不是身体的组成部分一样。

"再次，预防性护理是划得来的，但很少有儿童能获得预防疼　231
痛、感染、彻夜失眠、饮食失调和学习成绩不佳的常规护理。"

他呼吁修复医疗补助计划牙科系统的漏洞。埃德尔斯坦做证
说，各州可以让医疗补助计划为牙医和贫困儿童服务。他说，有了
联邦的领导、监督和支持创新的拨款，国会可以帮助确保医疗补助
计划得到改革。然后，他要求在国家儿童医疗保险计划中强制提供
牙科福利。

他对小组委员会说："把口腔重新放回儿童卫生保健中。"预防
性护理的成本效益远高于治疗慢性病对人体造成的灾难性影响。他
指出，两次脑部手术和数周的住院治疗未能挽救迪蒙特·德里弗的
生命，其费用高达 25 万美元。"迪蒙特本可以接受 12 年的预防性护
理。他本可以使用密封剂，他本可以补牙，他本可以进行根管治
疗，他本可以接受多种牙科治疗，其中任何一种治疗的费用都不会
超过住院费用的千分之一。"

他敦促国会议员"确保牙科保健永远不再被视为一项可有可
无、仿佛无关紧要的服务，并将口腔健康纳入每一项涉及儿童健康
和福祉的联邦计划中"。

他说："可悲的是，迪蒙特只是一个例子，说明当我们作为一
个国家不能持续关注儿童口腔健康时会发生什么。"

其他证人紧随其后。其中包括美国牙科协会主席凯瑟琳·罗斯
(Kathleen Roth)，她是来自威斯康星州西本德的执业牙医，也是一
位经验丰富的医疗补助计划护理提供者。

罗斯说："和我们所有人一样，我对 12 岁的迪蒙特·德里弗的
死感到非常震惊，他就住在离这里不远的地方，我认为我们有义务
向这个孩子和他的家人说'不会再这样了'。不会再有孩子因为原

232　本易于防治的牙病而无法正常地睡觉和吃饭，不会再有不必要的死亡，不会再有孩子无法在学校专心听课，无法微笑。如果我们现在不下定决心改革这个体系，我们就无视了这场悲剧向我们发出的警告，这个国家的儿童将继续受苦。"

　　她说她认识的每一位牙医都提供一些免费或优惠的护理。但她补充道："可悲的事实是，我们所有的志愿者和慈善工作还不够，因为慈善不是医疗保健系统。"

　　这个国家的安全保障诊所人手不足。她说，联邦和州政府低估了牙科保健。在美国超过 177 686 名牙医中，不到 1％的人在联邦《公共卫生服务法》（Public Health Service Act）资助的卫生中心工作。将私人执业牙医纳入医疗补助计划是当务之急，但是在像她所在的威斯康星州这样的州，需要解决低收费和繁文缛节的问题。

　　她说："獾州①保健（Badger Care）的报销计划是如此捉襟见肘，在大多数情况下，它甚至连牙医的日常开销都覆盖不了。文书工作繁重而令人困惑。整个过程实际上是如此令人沮丧，以至于牙医根本不愿参与。全国 90％的牙医都是私人执业。我们需要让更多的牙医，非常多的人，能够参与医疗补助计划。牙医可以做得更多，但前提是州政府和联邦政府给到我们所需的支持。"

　　在证人做证后，民主党委员会主席帕隆转向埃德尔斯坦，问他为什么认为这个制度辜负了迪蒙特·德里弗。埃德尔斯坦谈到了监管的必要性，以确保贫困儿童能够真正获得医疗服务。他谈到需要更多的医疗服务提供者。诊所、农村卫生中心和急诊室不堪重负。还有一个事实是，疾病预防的信息还没有传达到家庭。

　　他说："所有这些系统共同导致了这一巨大的失败。"

----

　　①　獾州，威斯康星州的别称。——译者注

然后轮到迪尔质询关于迪蒙特·德里弗之死的问题了。"我从 233
没有听说他的母亲或父母是让他失望的人,"这位来自佐治亚州的
共和党人指出,"如果迪蒙特在母亲在场的情况下跌倒,导致内出
血死亡,我们可能会对他母亲提起虐待儿童的诉讼,但在此,我们
指责系统。我们从未把个人责任等同看待,我认为这是一个被忽视
的重要因素。"

迪尔要求埃德尔斯坦发表评论。

埃德尔斯坦说:"我完全同意你关于父母责任的观点。这没什
么问题。问题变成了父母何时寻求护理,这可能不是我们今天要讨
论的问题,但是当父母寻求护理时,他们能够获得护理吗?答案往
往是否定的。"

在 5 月的听证会上,俄亥俄州民主党议员、监督和政府改革委
员会国内政策小组委员会主席丹尼斯·库西尼奇宣布,他已要求他
的工作人员给爱丽丝·德里弗医疗补助计划提供者名单上的牙医打
电话。库西尼奇说,在被列为参加联合健康保险的 24 名牙医中,没
有一人能够为这个家庭提供帮助。联合健康保险公司是一家为地区
医疗补助计划受益人提供服务的护理组织。这位国会议员报告说,
其中 23 人的电话号码无法接通、不正确或属于不接受医疗补助计划
患者的牙医,第 24 个电话号码是一位口腔外科医生的。

政府监管机构依赖管理式医疗组织提供的数据来评估医疗补助
计划的有效性,他们"会认为可以为迪蒙特服务的牙医有 24 人",
库西尼奇说,"但是实际数字是零。"

保险公司的一名代表很快反驳了国会议员的说法。该公司发言
人彼得·阿什肯纳兹(Peter Ashkenaz)在接受《华盛顿邮报》采 234
访时说:"我们在乔治王子县有 92 名牙医,2006 年我们对其中 78
名牙医进行了理赔。"[2]

库西尼奇支持这些调查结果。调查发现，马里兰州并不是唯一一个医疗补助计划牙科服务提供者网络不足的州。许多证人声称，保险公司和各州向牙科服务提供者提供的低费率理赔加剧了护理的短缺。许多州计划只向牙医支付其治疗医疗补助计划患者常规费用的一小部分。

来自马里兰大学的蒂纳诺夫被传唤做证。他谈到了马里兰州医疗补助计划牙医的短缺。蒂纳诺夫说，对马里兰州超过 700 名被列为医疗补助提供者的牙医进行的电话调查发现，只有 170 名牙医愿意接受新的医疗补助计划患者。蒂纳诺夫补充说，马里兰州的医疗补助计划报销率在 2004 年是全美恢复性手术报销率最低的，因此牙医无法参与该项目。这导致的结果是，在这个体系中，很少有儿童能够真正找到护理。

帮助过德里弗一家的寡言而精干的律师劳里·诺里斯也出庭做证。她告诉议员们，要找到当地的牙医，甚至开始为迪蒙特的弟弟提供护理，都需要几个月的努力。"一位母亲、一名律师、一名求助热线主管和三名医疗护理病例管理专业人员共同努力，才为一名医疗补助计划儿童寻求到了帮助。"

在国会，民主党议员坚持认为，共和党的布什政府在要求各州对其医疗补助牙科计划的绩效负责方面做得不够。

权力很大的众议院监督和政府改革委员会主席、加利福尼亚州代表亨利·瓦克斯曼（Henry Waxman）告诉一位医疗补助计划高级官员："联邦法律要求向儿童提供这些服务。如果三分之二的孩子没有得到应有的儿童牙科保健，那你的工作就做得不够好。你对此没有任何责任吗？你对修改法律有什么建议？你又有什么理由不执行法律？"

曾担任联邦医疗补助计划和州运营中心主任的丹尼斯·史密斯（Dennis Smith）说，各州有责任满足该计划的要求。

但是，立法者反驳说，提供完成这一复杂任务所需的监督和支持也是联邦机构的责任。从这个角度来看，牙科服务在这个庞大的计划中一直是被忽视的部分。

与此同时，听证会显示，用于牙科保健的资金只占州和联邦医疗补助计划在所有医疗保健服务支出的一小部分——在2002年略高于医疗补助计划总支出中1％，即27亿美元。[3]

为穷人服务的牙医的短缺比内科医生的短缺严重得多。美国牙科教育协会的弗兰克·卡塔拉诺托（Frank Catalanotto）证实，在医学领域，四分之三的内科医生接受公共项目的患者，但只有四分之一的牙医接受这类患者。[4]

尽管存在所有这些问题，立法者仍听说有几个州已经让他们的医疗补助计划牙科项目奏效了。在亚拉巴马州，一项名为"微笑亚拉巴马"的倡议通过共同努力，包括提高报销率以吸引新的牙医，并向家长、学校护士和启智中心提供新的工具来照护儿童，近年来已成功地为数万名儿童提供了护理。在北卡罗来纳州和全国各地，其他医疗服务提供者比牙医更有可能为贫困的婴儿和儿童提供诊治。在该州，内科医生和护士接受了提供牙科筛查、咨询和涂氟的培训。

2000年至2006年期间，北卡罗来纳州的医疗机构和诊所已设法为有牙病危险的儿童提供了8万次牙科检查。

当国会在联邦层面上慢慢反思这些问题时，马里兰州牙科行动委员会的成员们则一心一意要改革州立体系。在州卫生部长约翰·科尔默斯的指示下，该委员会在2007年夏季的6月、7月、8月隔周的星期二下午开一次会。

9 月，该组织提交了一份对该州医疗补助计划进行大规模重组的计划。为了简化牙科的繁文缛节，增强对马里兰州人民的责任感，委员会建议设立一个单一的行政服务机构，负责为该州 50 万名接受医疗补助计划的儿童提供医疗补助牙科护理。该组织将直接根据与州订立的合同开展工作，取代在州管理保健系统下负责提供牙科护理的零散分包商。

该组织要求公共卫生牙科卫生员能够在牙科诊所外工作，为贫困儿童提供护理。成员们还建议扩大该州的安全网诊所系统，每年花费数百万——约一半为州政府资金，一半为联邦资金——来提高参与医疗补助计划的牙医的报销率。

委员会成员、州牙科协会主席加纳·摩根（Garner Morgan）说，这些建议"是该州几年前就需要的"。这项计划得到了州长和州议会的支持。尽管资金从未达到牙科行动委员会要求的水平，但医疗补助计划的报销比例有所提高，又有数百名牙医注册了简化的医疗补助计划。此外，公共卫生员可以在没有牙医预检的情况下为学童提供护理。缺乏牙科诊所的县建立了这些诊所。一旦这些措施到位，马里兰州在将服务扩展到更多医疗补助计划儿童方面就成为其他州的榜样。

237　　其他州要做得更好，风险就更大了。国会关注的增加对全国医疗补助牙科计划的问责制和更好的表现提出了新要求。

马里兰州民主党人、美国众议员约翰·萨班斯（John Sarbanes）说："迪蒙特拉着我们的手，陪我们纵览医疗体系，指出了所有我们可以改进的地方。"越来越多的非营利组织、基层倡导者团体和慈善机构围绕牙科保健事业团结起来。他们要求更多的机会，并经州议会大厦和国会证实。

　　然而关于国家儿童医疗保险计划的战争还在继续。在国会中，马里兰州代表团领导了争取为贫困工人子女强制提供牙科福利的斗争。国会议员伊利亚·卡明斯不会就此罢休。在牙科问题上，他成了直言不讳的全国领袖。

　　卡明斯在巴尔的摩长大，家境贫寒。他说："我过去认为牙痛只是生活的一部分。"作为两位牧师的儿子，他对自己的使命有着使徒般的热情。卡明斯身材高大，肩膀宽阔，留着闪亮的光头，他告诫他的同事们要记住牙科保健的重要性。"我们想让人们永远记住那个男孩，"他说，"我们要确保他的死能带来新生。"

　　然而，在国家儿童医疗保险计划的再授权问题上并没有捷径。除了增加牙科福利外，民主党还努力将计划扩大到收入略高的其他家庭。2007 年 10 月，布什总统私下履行了他的承诺。他否决了规模扩大的国家儿童医疗保险计划法案。据美联社报道，总统认为这项立法代表了向公费医疗迈出的一步。[5] 12 月，布什再次否决了这项法案。然后，总统和国会同意了一个临时解决方案——只是为了让这个项目继续运行 18 个月的延期。

　　直到新任民主党总统贝拉克·奥巴马上任，儿童医疗保险计划才得到重新授权。扩大该项目的法案最终在 2009 年 2 月签署。新的儿童医疗保险计划要求为其覆盖的儿童提供全面的牙科福利。它还允许各州使用项目资金为医疗保险不包含牙科福利的儿童提供牙科补充保险。

　　该法案在国会中的长期拥护者卡明斯对这件事表示欢迎。"有了这项具有里程碑意义的立法，我们迈出了第一步，从而确保了所有的'迪蒙特'们都从他们无谓的痛苦中解脱出来。"

　　埃德尔斯坦称其为"口腔健康被视为整体健康的重要组成部分"道路上的一个里程碑。

2009 年秋，美国政府问责局发布了自迪蒙特·德里弗去世以来改善医疗补助牙科计划的进展报告。报告的标题简洁地总结了该机构的调查结果："医疗补助计划：州和联邦政府已经采取行动改善儿童获得牙科服务的机会，但差距仍然存在。"

作者写道："儿童获得医疗补助牙科服务是一个长期的问题。一个 12 岁的男孩因牙齿感染未经治疗导致致命的脑部感染，最终死亡，这一悲剧再次引起了人们对这个问题的关注。"

新报告引用了过去对陷入困境的医疗补助牙科系统的警告。2000 年，政府问责局的调查人员得出结论，在他们调查的 31 个州中的绝大多数州，不到四分之一的牙医诊疗了至少 100 名医疗补助计划患者。[6] 2008 年，政府问责局告知国会，美国数百万医疗补助计划儿童中的牙科疾病程度几十年来没有降低，估计数百万医疗补助计划儿童有未经治疗的蛀牙，而这些儿童通常没有接受牙科服务。[7]

2009 年报告的作者指出了持续存在的医疗服务提供者短缺问题。他们也观察到，与私人保险儿童相比，医疗补助计划儿童经受了更多的未经治疗的蛀牙之苦，得到的护理也少得多。但是，他们观察到，有一些希望的迹象。美国几乎每个州近期都采取了措施来招募新的医疗服务提供者，并改善了获取服务的途径。他们还发现，联邦医疗保险计划和医疗补助计划服务中心已经加强了对牙科服务的监督。有迹象表明，这个陷入困境的计划可能正在慢慢改善。[8]

丹尼斯·库西尼奇是对调查结果表示欢迎的国会议员之一，联邦医疗保险和医疗补助服务中心对该计划的新关注尤其让他感到振奋。

这位国会议员在评估进展的听证会上说："我相信，自从迪蒙特·德里弗去世后，联邦医疗保险和医疗补助服务中心在对儿科牙科服务的监督方面已经有所转变。但潜在问题仍十分严重，即使在今天，仍有数百万像迪蒙特一样的儿童有权接受牙科护理，但却得不到。今天在座各位的当务之急是迅速采取行动，防止他们之中再有人死于可预防的牙科疾病。"

然后，库西尼奇讲述了自己的牙痛故事。他指出："当迪蒙特的死讯首次公布时，人们问我：'你为什么这么感兴趣？这只是3亿人中的一个。你知道，这些事情常会发生。'我记得我在市中心贫民区长大。我是七个孩子中最大的。我的父母从未拥有过自己的房子，到我17岁时已经在17个不同的地方住过，包括几辆车。牙科护理也是我们没有的一样东西。我的意思是，我记得我在嚼口香糖球，结果它们就这样掉了——我的牙齿粘在了口香糖球上。我还记得我的牙齿问题很长很长一段时间都没有得到治疗。"

他说："我不想说得太生动，但对于那些小时候没有机会接受牙科护理的人来说，这是一场多么可怕的噩梦啊。迪蒙特·德里弗，那就是我，那是我小时候的样子。他的生命牺牲在一个无情的系统中。不能再有更多的迪蒙特·德里弗了。"[9]

在马里兰州的乔治王子县，官员们宣布卫生部门的牙科诊所将再次接受医疗补助计划的儿童。县卫生官员唐纳德·谢尔（Donald Shell）宣布："我们正在扩大承保范围，将医疗补助计划儿童列为患者，任何有牙科需求的孩子都不会被拒之门外。"[10]

全国牙科协会地方分会的领导人花了很长时间才为流动牙科诊所项目筹集到资金。黑兹尔·哈珀和贝琳达·卡弗-泰勒（Belinda Carver-Taylor）一直在努力。

哈珀在自己的牙科和公共卫生研究以及霍华德大学的教学经历中，对医疗补助计划进行了大量思考。有一次，当她还是学生的时候，她穿着破旧的衣服，显然一副穷人装扮，试图寻找护理。对她来说，这是一次新的体验，作为医生的女儿长大的她当时感觉自己像个系统的局外人。

哈珀与县学校系统达成一项谅解协议，允许流动诊所为学校提供牙科服务。她感到羞愧，恳求同事们做志愿者。她召集了 47 名"行动中的牙医"，他们同意在流动诊所轮班，提供筛查、清洁、密封剂和氟化物治疗，并在诊所为需要补牙和进行其他更复杂手术的儿童提供护理。她缩减了在华盛顿特区的私人诊所规模，努力争取 4 万美元的年薪。

学校护士和辅导员团队聚集在一起，与乔治王子县 20 所最贫困学校的家长合作，以获取同意书，并帮助确保需要后续护理的儿童真正得到护理。与此同时，哈珀以前的学生卡弗-泰勒利用自己在乔治王子县一个艰苦地区运营牙科诊所的空余时间争取筹款，甚至召集了一支当地的玫琳凯化妆品代理队伍，为这项事业销售口红。

最终，在 2010 年 11 月的一个寒冷的早晨，新的迪蒙特·德里弗牙科项目流动诊所首次亮相。这辆闪闪发光的车比校车还大，以热带色彩装饰，配备了三把牙科椅，停在了它的第一所学校前面。这是迪蒙特曾经就读的基金会赞助学校。

"这就是我的梦想。"卡弗-泰勒在寂静中等待第一批孩子爬上车时说道。她背负着自己童年痛苦的记忆和经历。她在十几岁时就因病失去了四颗臼齿。一名参与医疗补助计划的牙医帮助了她，她自己也成了一名牙医。

"我们正在创造历史。"她对另一位当地牙医弗雷德·克拉克（Fred Clark）说，他曾是她牙科学校的同学，也是黑兹尔·哈珀的学生。克拉克笑着表示同意。

"没有比这更好的了。"

流动诊所的折叠台阶放了下来，项目经理贝蒂·托马斯（Betty Thomas）把身子探出门外，对着等待的孩子们微笑："你们准备好了吗？"

四个穿着卡其色裤子和马球衫的小男孩一起进来了，害羞地挤在一起。不久，诊所里就挤满了孩子。托马斯在巴士前部对孩子们进行口腔健康教育，孩子们正等在驾驶座位后面的小长椅上。"我们一天刷几次牙？"

第一个爬到卡弗-泰勒椅子上的男孩安静而有礼貌，他有四颗蛀牙。第二个女孩在她的小镜子里端详自己。"嘿，我有鼻毛！"

另一个男孩起初拒绝张嘴。他说："你不会得到我的牙齿的！"

卡弗-泰勒并没有被吓倒。"我们就数一数吧。"她哄着他说。他就让她检查自己的牙齿了。"你的牙齿很好看。"

巴士前面的一个小女孩开始玩拍手游戏。"他们拿走了我最喜欢的玩具，现在我和愚蠢的男孩一起玩！"当她坐到椅子上时，她扭动着身子想逃跑。

"我很焦虑。"她承认道。不过卡弗-泰勒再次施展了咒语。"往后退。我们要数数你的牙齿。你会得到一张贴纸。"

工作进展缓慢。有 50 个孩子报名，卡弗-泰勒和克拉克在第一个小时只看了大约七个孩子。第三个自愿报名的牙医没有出现。他们继续工作。

坐在前排长椅上的一个男孩警告另一个男孩："他们会把你的牙齿拔掉，还会给你的牙龈来上一大针。"另一个小男孩用巨大的牙刷给狮子玩偶刷牙。还有一个小男孩戴着他的粉红色围嘴，试图逃离这辆巴士，但很快被拦了回来。

"每次转身，我都会看到另一个孩子，"克拉克说，"他们不断冒出来！"

242

一辆餐车开了过去，又饿又热又累的克拉克匆匆赶到流动诊所前，想去弄点吃的。卡弗-泰勒待在她的椅子上。

"没有蛀牙，"她告诉一个女孩，"你去拿个贴纸！"

上午晚些时候，一个身材高大、牙疼的 16 岁男孩进来了。马库斯·约翰逊（Marcus Johnson）说，疼痛感觉就像"一根针刺进了我的牙齿"。男孩的情况被判定为牙科急症。有人打电话给他的母亲，他被立即送到附近一家指定的"行动中的牙医"诊所接受紧急治疗。第五十个孩子是位和迪蒙特年龄相仿的女孩。她很漂亮，有一双忧郁的眼睛和七颗蛀牙。然后马库斯·约翰逊笑着回来了，他完成了第一阶段的紧急根管治疗，并安排了另一次预约。

贝蒂·托马斯说："知道某个牙疼的孩子摆脱了痛苦，这一切都值得了。"突然间，流动诊所安静下来，空中响起了一阵铃声。一天的工作结束了。下午的放学铃响了，大家开始收拾东西。停车场里停满了黄色的校车。五颜六色的流动诊所就像一群鸭子中的孔雀。

校车司机旺达·纽曼（Wanda Newman）来到流动诊所门口。她问道："你们有什么是免费的东西吗？治牙痛的？"[11]

243　　秋天和冬天过去了。乔治王子县迎来了一个充满暴力的春天。当流动诊所在 4 月到达麻烦不断的迪斯特里克特高地社区时，该县在新的一年里已经发生了 23 起凶杀案。迪斯特里克特高地小学也在苦苦挣扎。州测试显示，学生在阅读和数学方面未能取得足够的年度进步。

那个 4 月的早上，第一个爬上流动诊所的孩子是名叫塔萨拉·塔维亚·莫顿·多德森（Tashara Tavia Morton Dodson）的托儿所小朋友。她梳着复杂的长辫子，眼神严肃认真。在她蓝色校服的左胸上，戴着一枚像军功章一样的大徽章。上面有一张年轻黑人男子的层压照片，刻着"安息吧，爸爸"。卡弗-泰勒没有对徽章发表评论。她给孩子戴上纸围嘴，检查了一下，注意到她一些乳牙上的钢牙冠。她给塔萨拉看了她安在钻牙器末端用来清洁牙齿的小刷子。每把刷子都有柔软的刷毛，形状像一只小动物。

"快看！我们抓到长颈鹿了！张大嘴，张大，张大！"当塔萨拉完成检查后，她选择了一张写着"棒极了"的贴纸，贴在她的制服上，旁边是"安息吧，爸爸"。

货车前面的长椅上坐满了等着看牙医的孩子。塔萨拉在地板上找了个位置坐下，等着和她的同学们一起回学校。她解释了那枚有父亲头像徽章的事情。

"警察杀了他五次。"她的父亲名叫特雷冯·多德森（Trayvon Dodson）。警方说，3月7日，当他们在一个公园向他开枪时，他身上有武器，可能还吸了毒。

该是学龄前儿童重返校园的时候了。塔萨拉和其他人聚集在一起准备离开。他们走过一排水仙花，穿过凹陷的金属门，回到了他们的学校。大一点的孩子来了，比预期的多。卡弗-泰勒一直在工作，检查完了四年级，然后是五年级，和他们聊天、开玩笑。

"张大嘴。"她对一个戴着串珠和棕色眼镜的女孩说。

卡弗-泰勒说："哦，上帝啊，我记得五年级的时候，我有了第一个男朋友。你有男朋友吗？很好。等到下一年级吧。他给了我一个小小情人节和一切。" 244

他们的一天开始时，名单上有70多个孩子，但来了100个孩子。项目经理托马斯有点狂躁地解释说，有些父母没有在同意书上签字，但却打电话来，希望他们的孩子能看上牙医。

"来吧！别浪费时间！"她转向长凳上的下一组人，"好了，让我们谈谈正确的刷牙方法。"

　　流动诊所驶过了数英里，并在许多学校停留。卡弗-泰勒和她的同事们见到了成千上万颗牙齿：健康的牙齿、龋齿和有脓肿的牙齿。牙齿中间夹着奥利奥。孩子们在笑，孩子们在恐惧中哭泣。她们给孩子们涂氟和保护性密封剂，转诊到牙科诊所，填写病历，给家长打电话。贝蒂·托马斯挥舞着她的巨型牙刷，向无数的孩子展示了如何清洁这个咧着嘴笑的狮子玩偶的牙齿。

　　在迪蒙特去世后的几个月里，爱丽丝·德里弗继续努力克服无家可归的状况，重建她的生活。后来，在劳里·诺里斯和她的公共司法中心募集的捐款的帮助下，爱丽丝租了一栋小房子，在那里，她得以和儿子们及父母一起生活。生活仍然不容易。她在找工作，她在设法支付账单。她担心家里的电被切断。她害怕黑暗。

　　但这家人挺过来了。爱丽丝·德里弗的父亲仍然在做他的建筑工作。她的母亲在疗养院工作。她的大儿子在一家日托中心工作。爱丽丝开始做牙科助理，有时在卡弗-泰勒的诊所，有时在流动诊所。

　　在 2012 年 2 月 25 日那个寒冷的夜晚，也就是迪蒙特五周年的忌日，爱丽丝·德里弗在基金会学校的台阶上组织了一次悼念守夜活动。寒风刺骨。一小群家人和朋友聚集在一起。州牙科主任哈里·古德曼也在场，他一直在监督该州医疗补助计划牙科系统的改革，他把帽子拉下来盖住了耳朵。劳里·诺里斯律师目前正在全国范围内开展工作，作为医疗保险计划和医疗补助计划服务中心的高级政策顾问，她负责监督各州的医疗补助牙科计划。她从汽车后备厢拿出一个盒子，分发白色蜡烛。歌声缭绕，逆风飘荡。蜡烛很难一直亮着。但随着天色变暗，一弯细长的新月出现了，同时出现的还有金星和木星。这些天体挂在那里闪闪发光，在深蓝色中形成了一个三角形。

在一个工作日的早上，乔治王子县卫生部门也通过演讲和自助早餐来纪念迪蒙特·德里弗去世五周年。国会议员伊利亚·卡明斯也在那里。他引用先知耶利米的话。

"我的儿子死了。"他站在迪蒙特的一张大照片旁边开始说。观众中有爱丽丝·德里弗，她穿着手术服，眼里含着泪水。

迪蒙特·德里弗牙科项目的流动诊所就停在外面，它正在供政要参观并为学童提供护理。爱丽丝从自助餐台上拿了一些水果，爬上了车。她悄悄地来到志愿牙医麦冯·乌莫伦身边工作。爱丽丝逐一引导孩子们回到牙科椅上，摘下他们的毛线帽，擦去他们流下的鼻涕，把纸围嘴掖在他们下巴底下，安慰那些受到惊吓的孩子。她拿起剪贴板，上面有每个孩子的纸质表格。当乌莫伦检查每颗牙齿并提供评估时，她都听着，用红笔在病历表上标出患病部位。

在爱丽丝周围，以她儿子的名字命名的流动诊所是一个小小的、平凡的、明亮的世界，就像显微镜载玻片上的一滴水。不管什么时候，里面都有十几个人：咯咯笑着或者呜咽着的孩子，乌莫伦、卡弗-泰勒和贝蒂·托马斯，以及县和州的访问官员。仪器嗡嗡作响、振动不息，在它们的声音下，是为车辆提供动力的发电机的嗡嗡声，是与疾病作斗争的嗡嗡声。这场健康之战普普通通，在无声的流行病的中心，一颗一颗牙齿地战斗着。

注释

1 Sara Rosenbaum and Paul Wise, "Crossing the Medicaid-Private Insurance Divide: the Case of EPSDT," *Health Affairs* 26 (March and April 2007): 382–393.

2 Mary Otto, "Health on Boy's Death Shows Little Dental Care for the Poor," *Washington Post*, May 3, 2007.

3 Statement of the American Dental Education Association, "One Year Later: Medicaid's Response to Systemic Problems Revealed by the Death of Deamonte Driver," Before U.S. House Oversight and Government Reform Subcommittee on Domestic Policy, February 14, 2008.

4 Statement of Frank Catalanotto, American Dental Education Association, Before U. S. House Oversight and Government Reform Subcommittee on Domestic Policy, October 7, 2009.

5 Jennifer Loven, "Bush Vetoes Child Health Plan," Associated Press, October 3, 2007.

6 U.S. General Accounting Office, "Oral Health Factors Contributing to Low Use of Dental Services by Low-Income Populations," GAO – 00 – 149, Washington, D.C., September 2000.

7 U.S. Government Accountability Office, "Medicaid: Extent of Dental Disease in Children Has Not Increased and Millions Are Estimated to Have Untreated Tooth Decay," GAO – 08 – 1121, Washington, D.C., September 2008.

8 U.S. Government Accountability Office, "Medicaid: State and Federal Actions Have Been Taken to Improve Children's Access to Dental Services but Gaps Remain," GAO – 09 – 723, Washington, D.C., September 2009.

9 Dennis Kucinich, "Opening Statement: Medicaid's Efforts to Reform Since the Preventable Death of Deamonte Driver," Before U. S. House Oversight and Government Reform Subcommittee on Domestic Policy, October 7, 2009.

10 Mary Otto, "For Too Many Maryland Children, Too Few Trips to the Dentist," *Washington Post*, December 27, 2007.

11 Mary Otto, "Smile! Four Years After a 12-Year-Old Boy Died from an Untreated Tooth Abscess, a Mobile Clinic Named in His Memory Brings Volunteers to Help Prince George's County Children," *Washington Post*, February 22, 2011.

第十二章　查平·哈里斯的后继者

10月的一个阳光明媚的下午，在巴尔的摩，世
界上最古老的牙科学院最新一届的学员们列队走进
马里兰州大学医学院校园历史悠久的戴维吉大厅。
在古老的半圆形演讲厅的暗处，他们找到了自己的
位置。在古代医者白色半身像的注视下，他们聆听
着演讲。然后，当接到指示时，他们一起从阶梯木
椅上站了起来。

他们异口同声说出的不是希波克拉底誓言，但
其中的承诺不谋而合：承诺维护职业伦理和诚信原
则，将患者的健康和福祉置于首位。他们说："我
将为有需要的人提供公正的服务，大声反对不公，
从而促进我所在社区的福祉。我意识到牙科的崇高
声望来自社会对执业医师的信任，我不会辜负这种

信任。"

　　然后，他们穿上了白大褂。他们现在是专业人士了。他们离开
247　戴维吉，走了一小段路就到了他们自己的学校——马里兰大学牙科
学院。许多人在门口停下来，独自一人或成群结队地在写着"世界
第一所牙科学院"的历史标记牌旁摆拍穿白大褂的照片。

　　"这是我梦想中的学校。"贾斯敏·沃特斯（Jasmine Waters）
说。这位乔治王子县人说，拥有美丽笑容的重要性让她投身于牙科事
业。"我经历了一个尴尬的阶段，"她说，"我的微笑总是给我信心。"

　　她的新同学贝纳姆·马吉德（Behnam Majd）从伊朗来到美国，
他说他希望把自己未来的牙科事业奉献给贫困的美国人。他说：
"我想我应该回报这里的社区。"然后他们消失在人群中，等待他们
的是迎新会和四年的牙科教育。

　　自从查平·哈里斯和霍勒斯·海登从戴维吉大厅开始他们自己
的短暂旅程，从零开始创建一个行业以来，已经过了 175 年多一点
的时间，他们第一次讲课不是在弥漫着尸体恶臭、有穿堂风的、昏
暗的、充满新发现的医学院圆顶解剖剧场中，而是在卡尔弗特街的
浸信会教堂里。当时的大多数人，包括许多内科医生，都认为牙医
是出卖手艺的卑微商人，往好了说是拔牙工人，往坏了说是江湖骗
子，而哈里斯坚信牙科是一个崇高的行业。虽然不是每个人都欣赏
它的复杂性，它强烈的美感，它在人类健康中不可或缺的作用，但
哈里斯坚持认为牙科值得尊重。

　　他写道："许多人认为这仅仅是一种机械的职业，并相信任何
有一点点心灵手巧的人都可以从事。但这是对这个专业的误解。
今天的牙科是一门科学，涉及医学、外科和手工艺；从事这一工作
的人，应该对所有这些分支都有所了解，并拥有一颗天生热爱研究

的心。"

鉴于对牙医进行正规教育的必要性，哈里斯已下定决心，想办法开设一门课程。但他似乎并不太关心学校是独立于医学院还是属于医学院的一部分。

哈里斯指出："我认为，我们很有可能建立一所为这一职业培养人才的学院，而且它会很好地维持下去。同样的目标也可以通过在医学院设立牙科教授职位来实现——可以教授牙科教育所需的所有学科。"[1]

哈里斯和海登创建的独立牙科学院将与医学院分开。此后开办的几乎每所美国牙科学校都是如此。牙科和其他医学的专业将沿着不同的道路发展。尽管医学将在治疗方法上拓展到手术之外，但牙科仍将主要集中在治疗疾病症状的外科手术上。

美国的牙科保健系统中获利丰厚的仍是外科手术，而非预防。这一事实及其对牙医看待和处理口腔疾病方式的持久影响，是少数"循证牙科霸主"聚集在美国牙科协会 2015 年年会的会前会议上讨论的话题。讨论的主题是牙科密封剂。他们发现，使用小注射器或刷子涂敷在儿童新萌出恒磨牙咬合面上的涂层能非常有效地防止龋齿。研究还发现，如果在病程的早期将密封剂应用于"非空化病变"或牙釉质中的软点，可以有效地延迟或阻止龋齿的发展。

即使美国牙科协会科学事务委员会于 2008 年发布了一项临床建议，支持该疗法对儿童、青少年和成人的有效性，牙医们也迟迟不接受这种做法。[2]2011 年的一项研究发现，接受调查的牙医中只有不到 40％的人接受了这项建议。[3]许多牙医不愿意在牙齿的脱矿区域使用密封剂。他们仍然更倾向于钻孔。

蒙大拿州牙医兼研究人员简·吉列（Jane Gillette）说："这是

一种心理障碍，牙医想拿起钻牙器并在牙齿上钻孔。有时更保守的治疗对患者更友好。"但是保守治疗对牙医的世界观构成了挑战。"我们是外科医生。我们接受的是钻牙的训练。非手术方法对我们来说是一种思想冲击。"

伊利诺伊大学口腔医学兼职副教授、牙医埃利奥特·阿布特（Elliot Abt）在一份演示文稿中更直白地阐述了这一冲突。"你把这个从执业者的手中拿走，"他说着，展示了一张钻牙器的幻灯片，"你就是从他的口袋里拿走了这个，"他补充道，展示了一叠钱。

多年来，一些人一直在争论戴维吉的医生是否真的拒绝了哈里斯和海登在医学院教授牙科的计划。一些人质疑，医务人员是否带着"牙科这门课无关紧要"的傲慢警告打发牙医离开。然而，"历史性拒绝"的故事流传了下来。它已被用来解释牙科的孤立，批评牙科，也为它辩护。

J. 本·罗宾逊是一名南方邦联内战老兵的儿子，他 1914 年毕业于牙科学院，在那里担任了近 30 年的院长。这个故事被作为对牙科独立性的热烈赞歌。罗宾逊坚持说，医生们从未将海登和哈里斯赶走。他说，牙科从一开始就是自主选择分离的。这个行业本质上仍然是独立的。

罗宾逊写道："我知道，独立的巴尔的摩口腔外科学院的成立并不像人们所说的那样，是创始人在要求将牙科教学纳入医学院组织的请求被拒绝后采取的另一种选择。"

罗宾逊在《美国牙科协会杂志》上发表的一篇文章中称："相反，成立独立学院是一项深思熟虑的举措，旨在建立一个独立的牙科教育体系，为有自治权的牙科专业的特殊需求服务。我知道牙科史的事实证实了这样一种观点，即尽管牙科和传统医学'植根于同一种生物土壤',但真正意义上的牙科技艺从未成为传统医学技艺的组成部分。"

"我知道,这两种技艺自然分离的主要原因是:牙科疾病、缺陷和紊乱不像人体系统其他部分那样可以自我修复,因此,不能通过使用由传统医学从业者通常使用或开出的治疗剂来治愈或纠正。"[4]

罗宾逊在这个行业里广为人知,备受尊敬。他曾担任美国牙科协会主席。1964 年文章发表时,他已经 80 岁了。这篇文章出现在牙医团体面对的一个紧张时刻,当时联邦官员正在推进针对老年人的国家医疗保健计划。联邦医疗保险计划于次年签署成为法律。像罗宾逊一样,庞大的联邦医疗保险计划的设计者们在其他医疗护理和牙科护理间划出了清晰的界限。医疗保险计划将为几代美国老年人提供全套医疗服务,但无法满足他们的牙科需求。而亡羊补牢的是将在医疗补助计划中增加一项针对儿童的牙科保健权利。

我们很难不去想,如果哈里斯和海登留在戴维吉并在医学院内设立牙科系,如果牙医从一开始就与其他医疗保健提供者一起接受常规教育,如果他们进入这个世界时与医学界和更大的医疗保健系统有更密切的联系,美国的医疗保健系统及美国人的口腔健康状况是否会有所不同。如果走了这条路,更多的牙科护理可能会像大通布莱克斯顿健康服务公司经营的诊所那样提供。这家公司是一家获得联邦认证的健康中心,总部位于巴尔的摩市中心一座经过修复的镀金时代的保险大楼内。

大通布莱克斯顿成立于 30 年前,起初是一家为应对艾滋病危机而由志愿者经营的同性恋健康诊所,现在则为更广泛的社区提供护理。它每年为超过 3 万名患者提供服务。其"医疗之家模式"代表了医疗保健设计的一种日益增长的趋势。在大通布莱克斯顿,牙科服务与其他医疗和精神健康护理处于同一屋檐下。医生、护士和牙医相互交流。他们真的可以把病人带到彼此身边。研究人员表示，这种面对面的转诊，有时被称为"热情的交接"，有望解决数百万美国人在寻求牙科治疗时经历的一些恐惧和焦虑。牙科病历也与其他医疗和精神健康病历相结合，帮助医疗服务提供者将患者视为一个完整的人。

"我们一直在努力改进将牙科保健纳入基础医学的方式。这在任何地方都从未真正做好过。"牙科主任布鲁克斯·伍德沃德（Brooks Woodward）说，他自己也是世界上最古老的牙科学院的毕业生。"我们是一个罕见的机构，在这里你可以乘上电梯，在墙上的同一个标牌上看到基础医学、妇产科、行为健康和牙科。"

病人并不总是在诊所接受牙科护理。大通布莱克斯顿公共卫生牙科卫生员深入实地，巡视了县营养中心和学校，为新手妈妈、婴儿和儿童提供预防服务和口腔健康教育。这是卫生部长大卫·萨彻在《美国的口腔健康》中认可的方法，他将口腔疾病重新定义为一个公共卫生问题，通过预防、基于社区的干预和跨学科团队来解决。

自从 2000 年卫生部长的报告发布以来，从人类口腔微生物组研究的突破，到新的联邦、州和非营利健康倡议等因素都在不断挑战牙科的孤立传统。他们进一步研究了口腔和全身疾病之间的联系，支持社区卫生诊所更广泛的牙科服务，并推动牙科劳动力的创新。

许多专家认为，龋齿可通过口腔卫生、教育和饮食改变来预防，而医生、护士、牙科卫生员、社会工作者、营养师，以及健康促进者之类的非专业卫生工作者可以传授这些技能。有了新技能的武装，像塔米·伯德这样接受过使用微创技术修复龋齿训练的卫生员可能会继续挑战执业范围的界限，在学校、疗养院和贫困社区中预防和治疗疾病。阿拉斯加的牙科健康辅助治疗师在几代人都没有常规牙科护理的村庄里钻孔和补牙。但是现在为 4 万名阿拉斯加原住民提供护理的牙科健康辅助治疗师也在做预防工作，他们用聚维酮碘擦拭口腔，涂抹密封剂，并为学童提供含氟漱口水。治疗师也在华盛顿州和俄勒冈州的部落土地上接受考验。牙科治疗师模式的一种变体现在正在明尼苏达州发挥作用。尽管牙医团体仍反对这种模式，但其已在缅因州和佛蒙特州获得批准，其他州也在积极讨论中。少数倡导者正在低调讨论发起一项将牙科治疗师引入马里兰州的尝试。马里兰州在扩大医疗保健方面取得了进展。但是他们说，州政府可以做得更好。

截至 2015 年 8 月，超过 1 385 名牙医加入了马里兰州的医疗补助牙科计划——"马里兰健康微笑"，高于 2009 年 8 月的 649 名。根据 2015 年秋季提交给州议会的报告中所载的最新数据，超过 54％的马里兰州儿童在 2014 财年参加了医疗补助计划，并至少接受了一次牙科服务。尽管近年来参加该州医疗补助计划的儿童数量急剧增加，但利用率也在持续攀升。[5]

并非所有牙科服务都是由牙医提供的。马里兰州和全国各地的医疗补助计划儿童更可能看到内科医生或护士，而不是牙医。与其他一些州一样，马里兰州现在正在对医疗服务提供者进行培训和提供报销，从而为婴幼儿提供预防性涂氟处理。截至 2015 年 6 月，这些医疗服务提供者已对马里兰州的贫困儿童进行了近 14.4 万次涂氟处理。此外，针对贫困社区学校的校园牙科密封剂项目已在全州 14 个县启动。

尽管采取了预防措施，但医疗费用一直在上升。诺曼·蒂纳诺夫坐在世界上最古老的牙科学院的办公室里，举起一张纸。"这是我的罗塞塔石碑。"他说，并展示了一张图表，上面显示医疗补助计划牙科服务支出急剧稳定增长。2007 年，即迪蒙特·德里弗去世的那一年，该州在医疗补助计划牙科保健上花费了 4 300 万美元。到 2011 年，该项目的支出已经上升到 1.53 亿美元。而到 2014 年，这项费用高达 1.59 亿美元。密封剂、含氟涂料和常规牙科检查仍未惠及马里兰州的数千名儿童。蒂纳诺夫说，不断增长的疾病治疗费用是不可持续的。

2016 年，在全国范围内，牙科领导者们称联邦数据中反映的这一发现是个好消息，即在 2000 年至 2012 年期间，接受至少一次牙科服务的医疗补助计划儿童的比例从 29％攀升至 48％。但是，2012 年有一半以上——大约 1 800 万儿童——没有得到护理，该系统仍然无法惠及数百万贫困儿童，他们也是患病风险最高的儿童。

在巴尔的摩的费尔斯角地区，一个查平·哈里斯时代的造船中心，现在停泊着游艇。在曾经瘟疫肆虐的水边低地，公寓项目正在拔地而起。这座城市已不再是昔日的镀金圣地了。但是新移民仍然像 19 世纪时那样不断到来，并且为获得立足之地而奋斗。

牙科学院教授克莱门西亚·瓦格斯一直带着她讲西班牙语的牙科学生到费尔斯角，为那些可能得不到护理的儿童提供牙科护理。在一所名为沃尔夫学院的学校里，在瓦格斯的密切注视下，5 名穿着彩色手术服、戴着蓝色手套、拿着木制压舌板的年轻女性正在努力工作，她们跨坐在学校自助餐厅的两条长木凳上，一次检查几个孩子。

"张开，张开。"牙科学生说，戴着手套的手指轻轻抚过孩子们的牙齿和牙龈，有些牙像珍珠一样完美，有些牙则有软烂的地方。对一些孩子来说，这是他们一生中第一次接受牙科服务。检查结束后，他们小心翼翼地带走了他们的新红蓝牙刷。

牙齿是我们赖以生存的工具。我们用它们吃饭、说话，甚至自卫。它们的矿物之美是一种礼物。它们以不可思议的方式成为我们的一部分。它们的离开让我们不安。

婴儿期的出牙疼痛预示着乳牙的出现。它们的脱落和替换是我们从童年到青春期的一部分。第三磨牙，即智齿的萌出，标志着成年时代的到来。随着时间的推移，我们的衰老反映在我们的牙齿上。它们会磨损变暗。牙龈会萎缩，我们的牙齿会"变长"。时间和疾病会造成伤害。

在我们的生活中，牙齿的牙釉质会有规律地周期性脱矿和再矿化。它们被唾液洗涤和清洁。当我们刷牙时，我们清除了它们上面的牙菌斑。氟化物有助于强化牙齿。我们吃的和喝的东西会让它们更容易腐烂。不注意保护牙齿也会导致这样的后果。缺乏专业护理也是如此。一旦感染占了上风，超过某一限度，牙齿就无法修复了。

无论方式大小，牙齿都在召唤我们回归自我。它们召唤我们回归苦难，回归美丽，回归我们在地球上的时光。

在作为美国马里兰小姐一年里，玛梅·阿吉经历了许多事。她走遍全州，与学童交谈，并在慈善活动中微笑。在当年年初的洛杉矶之行中，她在全美超级模特新秀大赛中获得了第二名。7月，她前往路易斯安那州的巴吞鲁日，角逐 2015 年美国小姐的头衔，并借此机会争夺环球小姐的桂冠。

随后，总统候选人、环球小姐组织的老板唐纳德·特朗普为这场竞争蒙上了的阴影。美国小姐的长期转播商——美国全国广播公司搁置了该节目的播出计划。原定的主持人、评委和音乐表演者纷纷退出，以抗议特朗普在竞选时发表的反移民言论。尽管有争议，阿吉还是参加了比赛。她穿着一件大胆的深黑色礼服，昂首阔步地走上 T 台，进入了全国比赛的最后一轮。她获得了第四名。

2015 年秋天，她回到了郊区的舞厅，一年前，她在这里开始了美国马里兰小姐的选美生涯。她感谢她的经理和教练，感谢她的朋友和亲戚。她感谢那些让她笑得更灿烂的牙医。她感谢全能的上帝指引她的旅程。她也对这个州表示了感谢。

"马里兰，我很荣幸成为你的女王，"她说，"上帝保佑你。"全场起立为她鼓掌。选美比赛结束后，阿吉摆好姿势，微笑着与其他参赛者、获胜者和失败者以及追星的小女孩合影。当宴会厅里的椅子叠起来，人群逐渐散去时，她仍然微笑着。

从本质上来说，马里兰州的成人医疗补助体系还没有从 20 世纪 70 年代的厄尔利·特里斯欺诈丑闻中恢复过来。2016 年，马里兰州仍然是全国仅有的几个在医疗补助计划下不提供成人牙科福利的州之一。在该州的西部，林登·B. 约翰逊总统发表"向贫困宣战"演说的地方，阿巴拉契亚人民仍然贫穷。他们的牙齿仍在讲着故事。

在阿勒格尼县集市上的一个免费周末牙科诊所，低矮的山脉在阳光下变成了黄褐色；展厅里，饱受病痛的病人们在一排排折叠椅上等待着。多年缺乏日常护理让许多人陷入深深的恐惧。对许多人来说，与牙医的罕见会面变得很糟糕。

"这有点可怕，你的牙龈被切开，牙齿脱落。你下巴发出的碎裂声令人恐惧。"32 岁的建筑工人亚伦·斯拉舍（Aaron Thrasher）说。

不远处，一名年轻女子无言地弯下身子。在白色隔帘后面，事情对她来说很艰难。她需要拔更多的牙，她的伴侣、55 岁的木匠基思·兰伯特（Keith Lambert）解释说，他自己已经没有牙齿可以掉了。"我已经装假牙了。"他说。

在附近的一张桌子上，志愿牙科技术人员正在为在免费诊所拔掉的牙齿制作替代品。他们工作时，本生灯燃烧着，固化锅冒着热气，做工精巧的白色假牙等着被安到患者的上下牙床上。

兰伯特悲伤地、静静地看着他们。"我希望我的旧牙还在。"

与此同时，山区社区的地方健康倡导者继续努力灌输口腔健康知识，并提供更多预防措施。非营利组织"阿勒格尼健康权利"申请拨款，以便支付当地牙医为贫困成人提供门诊服务的费用。该组织雇用了一名社区卫生工作者，为日间项目和就业中心的残疾人和失业工人提供口腔健康教育。这些尝试可能正在产生影响。与美国其他许多地方不同，阿勒格尼县的急诊室就诊率有所下降。

马里兰州西部健康教育中心执行主任苏珊·斯图尔特（Susan Stewart）说："这是一小群试图改变口腔健康文化的人。"她帮助组织了免费诊所，预计将有多达 400 名患者就诊。她并不认为一家诊所就能满足需求。"在拥有完善的医疗补助计划之前，这只是一种权宜之计。"

斯图尔特并不是唯一主张马里兰州恢复成人医疗补助计划牙科福利的人。2016 年初，马里兰州牙科行动联盟的领导前往安纳波利斯的州议会大厦，该组织由被任命改革该州儿童计划的委员会演变而来。他们告诉立法者，由于迪蒙特·德里弗去世后实施的改革，马里兰州已经成为全国医疗补助计划儿童牙科保健的榜样。然后，他们要求资助成人的医疗补助计划福利。

他们满怀希望地离开了房间。但他们知道未来还有更多工作要做。"这是开场的一脚凌空抽射。"马里兰州牙科行动联盟董事会主席萨利恩·阿尔伯恩（Salliann Alborn）预言。

无论在马里兰州，还是在全国各地，迪蒙特·德里弗的故事仍在流传。它已经成为一场持续运动的一部分，一个更宏大的叙述的一部分。

就在迪蒙特·德里弗在马里兰州死亡的同一个星期，密西西比州格尔夫波特农村的一辆校车上，一名 6 岁的孩子倒下了。这件事发生在利萨纳小学下课铃响几分钟后，当时校车正沿着一条乡间小路行驶。司机停下了校车。一名高年级的学生试图让小亚历山大·卡伦德（Alexander Callender）醒过来，但没有成功。警察和医护人员被叫来。然后学校的工作人员收到了通知。

"他们把我叫到办公室，问我班级里有没有一个叫亚历山大的小男孩，有没有什么办法可以联系上他的母亲，"男孩班的助教阿曼达·奈特（Amanda Knight）回忆说，"我记得我调出了他的档案。"

那天那个男孩看起来很好。他曾是她喜欢的孩子之一。她帮助他使用剪刀。他是左撇子。他们聊着天，咯咯地笑着。她回忆道："白天没有任何事情让我觉得有什么不对劲。"接到电话后，奈特急忙沿着路向校车停靠的地方走去。救护车已经把孩子带走了。

"他已经走了。"奈特回忆道。

他最近拔了两颗牙，但牙齿仍在感染。哈里森县验尸官发现，病毒已经扩散到他的大脑。"脓毒症。是的。脓毒症。"奈特说。

坐在小学外面，奈特望向草坪的一处，那里有一个小板凳，作为对他的纪念。她并没有发现这场悲剧中包含的广泛的公共卫生教训。对她来说，这是关于上帝之手在那天如何莫名其妙地动了动，以及她的心在那天是如何破碎的。在她所接受的训练中，没有什么能让她为这样的事情，为一个孩子的死亡作好准备。

"他们教你如何去爱他们。他们教你如何照顾他们。他们教你如何让他们微笑，如何让他们学会东西。但我向你保证，在任何一节课上，在任何一本书中，没有一次提到当你教的一个孩子去世时，你应该做什么。"

纪念长凳修好后，男孩的母亲搬走了。我们无法联系到她，让她再谈儿子的事。但是密西西比州牙科卫生员玛莎·帕克（Marsha Parker）一直在谈论亚历山大·卡伦德。她在河堤上穿梭，在林间的静寂小路和州际公路上行驶，车后座上放着一个破旧的修补过的教学玩偶和一些故事书。她在仪表盘上放了几包饼干和一台 GPS 导航。当她的 GPS 找不到方向时，她会觉得是一个好兆头。这意味着她会将口腔健康信息带给那些本来可能听不到这些信息的人。

她说："我要去找本来无法联系到的人。"在一个乡村启智项目中，在离公路不远的一间小校舍旁，她下了车。她把她的一袋补给品拖进了学校。孩子们聚在一起，听她读一本关于护理牙齿的故事书。当她拿出她的玩偶查理时，孩子们急切地排起队，轮流拿着大牙刷帮它刷牙。

她对玩偶说："你真幸运，查理，有这些男孩和女孩帮你刷牙。"

几英里外，玛莎·帕克带着一张小亚历山大·卡伦德的学校照片，照片上的他有一头乱蓬蓬的金发，面带微笑。她把它放在一个塑料笔记本保护套里，旁边还有一张迪蒙特·德里弗的照片。她向怀孕的年轻妇女和正在讨论氟化水的市政官员讲述了两个男孩的故事。她给任何愿意听的人讲这些故事。然后，她拿出塑料笔记本供众人传阅，上面有那两个失去生命的孩子的面孔。

爱丽丝·德里弗把她死去儿子的照片放在客厅里。它被放在一个特殊的架子上。迪蒙特的头歪向一边。他的眼睛在寻找，在质疑。他 12 岁了。他的兄弟们在成长。他的大哥丹尼有了一个自己的孩子——一个卷发男婴，他被人传来传去，被搂着抱着。男婴的名字叫迪蒙特。

注释

1 Chapin A. Harris, "Observations," *American Journal of Dental Science* 1 (no. 3, 1840): 49 – 57.

2 American Dental Association Council on Scientific Affairs, "Evidence-Based Clinical Recommendations for the Use of Pit-and-Fissure Sealants: A Report of the American Dental Association's Council on Scientific Affairs," *Journal of the American Dental Association* 139 (March 2008): 257 – 286.

3 M. Tellez and others, "Sealants and Dental Caries: Dentists Perspectives on Evidence-Based Recommendations," *Journal of the American Dental Association* 142 (September 2011): 1033 – 1044.

4 J. Ben Robinson, "This I Know: A Rejoinder," *Journal of the American Dental Association* 68 (April 1964): 613 – 616.

5 Maryland State Department of Health and Mental Hygiene, "Maryland's 2015 Annual Oral Health Legislative Report," October 30, 2015.

致　谢

如果没有诸君的善意与耐心，这本书是绝无可能写成的。那些提供背景资料的人和书中提到的各位都慷慨地分享了他们的知识、观点、经验、智慧和故事。奈特科学新闻奖学金让我有机会在哈佛大学牙科医学与公共卫生学院完成了一学年的课程，这为本书的报道提供了不可估量的帮助。丹尼斯·A. 亨特（Dennis A. Hunt）健康新闻基金和奈特奖学金一样，在报道和旅行费用上为我提供了指导和帮助。包括国家医学图书馆、国家档案馆和国会图书馆在内的机构的工作人员也曾为研究助力。拉里·阿基（Larry Akey）提供了宝贵的技术支持和知识。在本书推进的不同阶段，文学经纪人阿尔伯特·拉法基（Albert LaFarge）同切斯特·道格拉斯（Chester

262 Douglass）、佩吉·加洛斯（Peggy Gallos）、罗伯特·哈珀（Roberta Haber）、凯西·金凯德（Kathy Kincade）一道承担了阅读手稿的任务，并提供了让它更上一层楼的深刻见解。在新出版社（New Press），才华横溢的马克·法夫罗（Marc Favreau）让这个项目从无到有，并一路悉心扶持，直到完成。非常感谢整个新出版社团队，他们有黛安·瓦赫特尔（Diare Wachtell）、梅勒迪斯·谢里丹（Maredith Sheridan）、朱莉·麦卡洛尔（Julie McCarroll）、莎朗·斯瓦多斯（Sharon Swados）、艾米莉·阿尔巴里罗（Emily Albarillo）和萨拉·谢菲尔（Sarah Scheffel）。还要把谢意和爱献给杰弗里·弗雷（Jeffrey Frey），以及我们的儿子，哈里·弗雷（Harry Frey），他已从小男孩成长为男子汉，在这项工作中给予我灵感并鼓舞着我。

索 引

（索引中的页码为原书页码，即本书页边码）

图书在版编目（CIP）数据

牙齿的困境：美国牙科问题纪实 /（美）玛丽·奥
托著；陈璐译. — 上海：上海教育出版社，2024.9.
ISBN 978-7-5720-2803-8

Ⅰ . R78

中国国家版本馆CIP数据核字第20244BV508号

上海市版权局著作权合同登记号：图字09-2019-397号

TEETH: The Story of Beauty, Inequality, and the Struggle for Oral Health in America
©2017 by Mary Otto
Published by arrangement with The New Press, New York
through the Bardon-Chinese Agency

策　　划　孙三吉

责任编辑　余　璇　林凡凡

设 计 师　那　轶

Yachi de kunjing: Meiguo Yake Wenti Jishi
牙齿的困境：美国牙科问题纪实
[美] 玛丽·奥托　著
陈　璐　译

出版发行　**上海教育出版社有限公司**
官　　网　www.seph.com.cn
地　　址　上海市闵行区号景路159弄C座
邮　　编　201101
印　　刷　上海昌鑫龙印务有限公司
开　　本　890×1240　1/32　印张 9.75　插页 2
字　　数　236 千字
版　　次　2024年9月第1版
印　　次　2024年9月第1次印刷
书　　号　ISBN 978-7-5720-2803-8/C·0015
定　　价　68.00 元

如发现质量问题，读者可向本社调换　　电话：021-64373213